TRAITÉ

DE LA

DYSURIE SÉNILE

ET DE SES DIVERSES COMPLICATIONS

PAR

VICTOR ROCHET

CHIRURGIEN DE L'ANTIQUAILLE

PROFESSEUR AGRÉGÉ DE L'UNIVERSITÉ DE LYON

Avec 58 Figures

PARIS

G. STEINHEIL, ÉDITEUR

2, RUE CASIMIR-DELAVIGNE, 2

1899

TRAITÉ

DE LA

DYSURIE SÉNILE

TRAITÉ

DE LA

DYSURIE SÉNILE

ET DE SES DIVERSES COMPLICATIONS

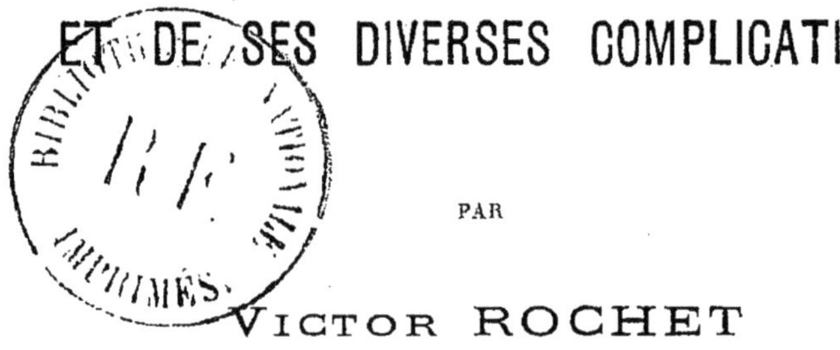

PAR

Victor ROCHET

CHIRURGIEN DE L'ANTIQUAILLE

PROFESSEUR AGRÉGÉ DE L'UNIVERSITÉ DE LYON

Avec 58 Figures

PARIS

G. STEINHEIL, ÉDITEUR

2, RUE CASIMIR-DELAVIGNE, 2

1899

INTRODUCTION

Nous entendons sous le nom général de Dysurie des vieux, *les troubles mictionnels qui s'installent chez l'homme parvenu à une période un peu avancée de sa vie, et qui, indépendants de toute autre cause particulière précise, ne reconnaissent que l'âge pour première origine.*

Ces troubles sont d'aspect varié ; ils sont aussi de gravité bien différente suivant les cas, suivant surtout qu'ils existent seuls ou au contraire qu'ils sont associés à d'autres complications venues se surajouter à eux. La maladie ne reste pas toujours limitée en effet à la dysurie, à la gêne dans l'émission urinaire. A un certain moment, elle peut se compliquer de toute une série d'accidents, inflammatoires et infectieux notamment, du côté des voies d'excrétion et aussi de sécrétion urinaire, du côté de l'appareil génital lui-même ; enfin, des accidents généraux viennent encore charger le tableau primitif. Et alors, ces complications de divers ordres, générales et locales, peuvent arriver à prendre un intérêt clinique capital, et à effacer même, derrière leur importance, les troubles dysuriques proprement dits.

La maladie dont nous allons tracer l'histoire entière, et que nous allons apprendre à traiter dans ses différentes formes et dans ses diverses complications, a été longtemps étudiée dans les livres classiques sous la *rubrique d'*Hypertrophie prostatique. *Plus n'est besoin, à l'heure actuelle, de faire remarquer combien cette façon simpliste d'envisager la dysurie sénile est incomplète et erronée, surtout si on veut l'appliquer à tous les cas de la maladie urinaire des vieux. Nous verrons que plusieurs d'entr'eux, nettement dysuriques cependant, ne présentent précisément pas d'hypertrophie notable ; nous verrons, d'autre part, que quelques-uns, atteints de cette hypertrophie, ne sont pas ou ne sont que très peu dysuriques.*

M. Guyon a trouvé pour la maladie qui nous occupe la désignation heureuse de prostatisme, *mettant là en relief une sorte d'état général derrière la lésion locale. L'expression de « prostatisme » est d'un caractère beaucoup plus compréhensif que celle « d'hypertrophie prostatique », et montre que derrière cette lésion il y a tout un ensemble d'altérations générales, beaucoup plus importantes souvent que l'hypertrophie elle-même, et qui groupe tous les vieux dysuriques en un faisceau commun, depuis celui qui n'a qu'une grosse prostate, jusqu'à celui qui présente des altérations séniles diffusées à l'arbre urinaire tout entier.*

Mais, ces mots de « prostatisme », de « prostatiques » précisent peut-être encore trop, et font encore trop penser à une influence prépondérante et constante de la glande dans la genèse des accidents qui vont nous occuper.

Le mot de sclérose vésico-prostatique, *employé par Desnos*[1]*, et mettant bien en valeur l'influence vésicale à côté de l'influence prostatique, est encore très bon. Il*

[1] *Traité élémentaire des maladies des voies urinaires.* O. Doin, Paris, 1898.

consacre toutefois une théorie, que nous croyons vraie pour notre part, mais qui peut être discutée, et qui n'est pas encore admise par tous.

Pour ne rien préjuger des conceptions diverses qu'on peut se faire de la maladie en question, pour rester simplement sur le terrain des troubles mictionnels qui sont « la constante » de cette maladie, et pour garder à son appellation le caractère très général et très compréhensif qu'elle doit avoir pour s'appliquer à tous les malades qui relèvent d'elle, nous croyons qu'il faut peut-être préférer le terme qui fait le titre de cet ouvrage. On pourrait encore, aussi bien que Dysurie des vieux, *dire* Maladie urinaire des vieux. *Cette dernière expression serait encore plus générale ; elle fait, en effet, prévoir des lésions étendues à l'appareil urinaire tout entier. Au cours de l'ouvrage, nous l'emploierons souvent comme synonyme de la première.*

En écrivant ce livre, nous avons pensé que le moment était venu de présenter l'étude synthétique et complète d'une question sur laquelle les documents un peu détaillés n'existent qu'à l'état épars pour ainsi dire, et d'exposer successivement les conceptions pathogéniques diverses, les découvertes anatomo-pathologiques, les tentatives thérapeutiques enfin que le siècle qui va finir a vu naître sur un sujet qui nous intéresse tous à un si haut degré.

Cet intérêt s'explique bien aisément pour le médecin, praticien ou savant, par le nombre si considérable des malades qui font appel aux soins médicaux pour l'affection qui nous occupe, par la diversité de ses formes cliniques, par la multiplicité des complications qui s'y rattachent et qui créent souvent autant de maladies distinctes de la maladie originelle. L'inconnu qui existe encore sur les influences précises qui favorisent le développement des formes malignes, les incertitudes qui nous environnent encore sur les moyens propres à enrayer ce développement, notre pauvreté de ressources vraiment actives pour combattre les accidents graves une fois installés chez le malade par sa faute ou malgré lui, doivent même stimuler l'esprit inventif du médecin ou du chirurgien pour tâcher de soulager tant de malades, et si cruellement atteints.

Il y a des raisons égoïstes aussi à cet intérêt. Il ne faut pas oublier, en effet, nous hommes, *que c'est là le danger qui nous guette. Nous n'en mourrons pas tous, mais bien peu de nous n'en ressentiront pas quelques atteintes. C'est une mauvaise rencontre qu'il faut s'attendre à faire vers les derniers tournants du chemin de la vie. Heureux ceux qui auront la chance de passer à côté sans la trouver, ou qui, la rencontrant, sauront s'en défendre ou vivre en bonne intelligence avec elle !*

Je tiens à remercier, en terminant, mon éditeur, M. G. Steinheil, du soin qu'il a mis à l'exécution de ce livre.

Lyon, 15 août 1898.

Victor ROCHET.

CHAPITRE PREMIER

Lésions prostatiques et vésicales de la maladie urinaire.

---

§ Ier. — Anatomie pathologique macroscopique de l'hypertrophie prostatique.

A. — Hypertrophies généralisées et hypertrophies partielles.

Tous les auteurs ont étudié la morphologie en quelque sorte de l'hypertrophie prostatique, soit générale et frappant tous les lobes de la glande à la fois, soit partielle ou tout au moins prédominante sur tel ou tel lobe.

La prostate se compose de trois lobes dans sa portion rétro et latéro-uréthrale, le lobe moyen et les deux lobes latéraux. La portion anté-uréthrale ne joue pas pour la plupart des auteurs, un grand rôle dans le développement sénile de l'organe, et on ne lui attribue pas une grande importance pathologique. Mercier lui refuse même toute importance de ce genre.

« En avant de la prostate, dit-il, il n'existe que du tissu commun des tissus fibreux, il n'y a pas de granulations, pas de grains glandulaires ».

Guyon[1] ne fait aucune mention du rôle pathologique de la prostate antérieure.

[1] *Leç. Cliniques sur les Affections chirurg. de la vessie et de la prostate.* Paris, 1888.

On trouve cependant, nettement notée, l'hypertrophie de la prostate antérieure dans un certain nombre d'observations et même de statistiques.

Tous les auteurs d'anatomie se sont occupés de cette question, et voici les principales opinions émises sur l'importance, la forme, etc., de la prostate antérieure normale.

Voici d'abord ce que dit Cruveilhier[1] :

« Tantôt l'urèthre n'est entouré par la glande que dans les trois quarts postérieurs de sa circonférence, en sorte que, le tissu de la glande manquant antérieurement, celle-ci représente une gouttière plutôt qu'un conduit; tantôt la prostate forme autour du canal un cylindre creux complet. Il n'arrive presque jamais que la partie de la prostate située au devant du canal ait plus d'épaisseur que la portion située en arrière. Dans quelques cas, cependant, on a vu l'urèthre occuper la partie postérieure de la prostate, et n'être séparé du rectum que par une couche très mince de tissu. Entourée et traversée par des fibres musculaires, la portion glandulaire a une forme qui rappelle celle du cartilage cricoïde, c'est-à-dire la forme d'un anneau large en arrière, étroit en avant, où elle présente quelquefois une solution de continuité, comblée par la substance musculaire. *Souvent même toute la portion antérieure de l'anneau fait défaut* ».

Sappey s'exprime ainsi[2] : « Plusieurs anatomistes pensent encore il est vrai que dans quelques cas, on ne trouve pas de glandules dans la paroi antérieure, et d'autres qu'on n'en trouve jamais. La prostate formerait

1 CRUVEILHIER, *Anatomie descriptive*, 5e édition, t. II, 1874.

2 SAPPEY, *Anat. descript.*, 4e édition, t. IV, 1889.

pour eux une gouttière ouverte en avant. L'observation donne le plus complet démenti à cette opinion, admise seulement par les auteurs qui n'ont étudié la prostate qu'à l'aide de la dissection. Mais ces procédés sont ici insuffisants. Pour distinguer les glandules logées dans l'épaisseur des faisceaux musculaires à fibres lisses, il faut faire appel aux réactifs appropriés à l'examen microscopique ».

D'autre part voici les termes de Testut[1] : « Le canal de l'urèthre et l'axe de la prostate se croisent en X à la partie inférieure de la glande sous un angle de 15 à 20°, de façon que la partie supérieure de l'urèthre est plus rapprochée de la face antérieure de la glande, et sa partie inférieure plus rapprochée de la face postérieure de ce même organe. C'est dans la portion située en avant de l'urèthre qu'on trouve le moins d'éléments glandulaires ; ils sont toujours de très petites dimensions, font parfois défaut et dans ce dernier cas on peut dire que l'urèthre ne forme qu'une simple gouttière sur la face antérieure de la prostate ».

Voici encore ce que dit Charpy[2] : « On discute pour savoir si les lobes latéraux se rejoignent à la partie antérieure et si la prostate est un anneau complet périuréthral ou simplement une gouttière. Si par prostate on entend la partie glandulaire, il est certain qu'elle manque souvent en avant de l'urèthre, et qu'à l'état habituel elle ne constitue qu'un isthme étroit comparable à l'isthme thyroïdien ; mais si on tient compte du stroma musculaire, la prostate est toujours fermée sur toute sa hauteur en avant par des bandes de fibres lisses, renforcées du

[1] Testut, *Anatomie desc.*, IIIe édit.

[2] Charpy, *Org. génito-urinaires*, 1890.

sphincter strié de l'urèthre dont les fibres font corps avec la prostate. En tous cas, l'hypertrophie pathologique de la partie antérieure est rare et ne peut guère s'observer que dans les hypertrophies générales en collier ».

Terminons par la description due à Albarran[1]. « Les deux agglomérations principales des glandes prostatiques se développent d'abord en arrière de l'urèthre, et finissent peu à peu par entourer complètement le canal. Chez l'adulte, les glandes forment toujours un cercle complet, mais seulement dans une portion de la région prostatique. En avant, juste en arrière du sphincter membraneux, les glandes ne forment qu'une demi-gouttière; de même en arrière, au niveau du col vésical, la prostate constitue une gouttière ouverte en avant; entre ces deux points les glandes entourent complètement l'urèthre. Le sphincter strié continue le sphincter membraneux, et les glandes sont toujours au-dessous de lui le pénétrant quelquefois par leurs culs-de-sac ».

Nous avons eu l'occasion d'observer nous-même deux cas très nets d'hypertrophies anté-uréthrales et que nous figurons plus loin. L'une de ces prostates est en outre très remarquable par la présence de gros fibromes encapsulés et prêts à s'énucléer.

Outre ces cas où l'hypertrophie paraît se faire presque *exclusivement* à la partie antérieure et qui sont rares en somme, il en est d'autres, beaucoup plus fréquents où l'hypertrophie antérieure n'est qu'un point particulier de l'hypertrophie totale ; il y a en arrière de l'urèthre par exemple des masses aussi et même plus volumineuses que les masses situées au devant de lui. Cette dernière

[1] ALBARRAN, 2e *Congrès d'Urologie.* Paris, octobre 1897.

catégorie de cas nous l'avons rencontrée assez fréquemment en examinant des prostates à l'amphithéâtre. Il n'est donc pas exact de dire, comme les anciens, que la glande anté-uréthrale ne joue pas de rôle dans l'hyperthrophie sénile.

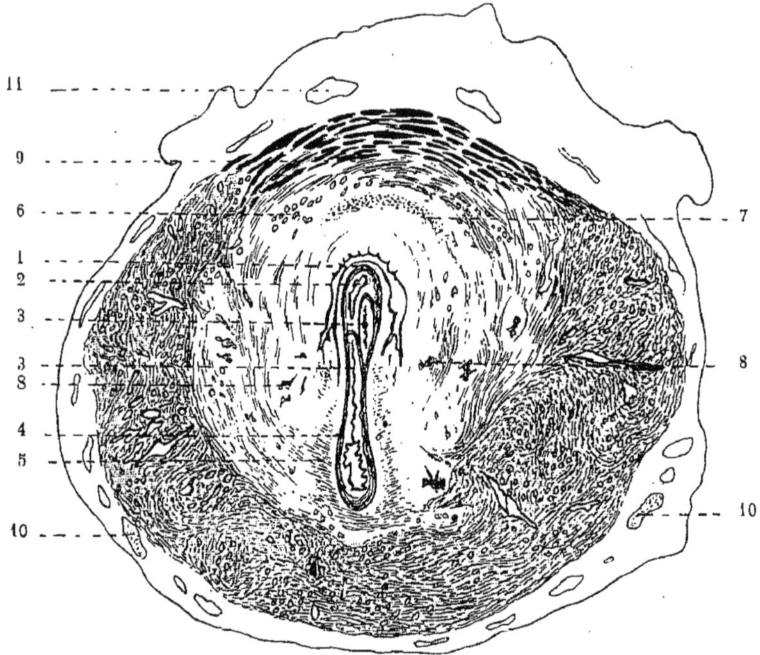

Fig. 1. — Coupe transversale de la prostate d'un nouveau-né vers la partie moyenne de la masse uréthro-prostatique. — On voit derrière la coupe du muscle strié antérieur un tout petit groupe de glandules antérieures (empruntée à Alb. Hogge, *Association française d'Urologie.* Paris, 1897).

1, urèthre ; 2, utricule prostatique ; 3, canaux éjaculateurs ; 4, gaine de fibres lisses longitudinales ; 5, fibres lisses circulaires ; 6, glandes intérieures ; 7, fibres longitudinales lisses de l'urèthre ; 8, canal excréteur prostatique ; 9, muscle strié ; 10, ganglions nerveux ; 11, espaces veineux (grossissement de 7 à 8 diam.).

Il y a cependant une cause d'erreur à éviter à propos de ces hypertrophies siégeant au-devant de l'urèthre, c'est la suivante. Les masses hypertrophiées anté-uréthrales viennent-elles bien des granulations glandulaires de la partie de la prostate située normalement au-devant du canal ? Les lobes latéraux très hypertrophiés ne peuvent-ils pas déborder l'urèthre à sa partie antérieure et, en se rejoignant de chaque côté au-devant de lui, ne peuvent-ils pas arriver à simuler une hypertrophie née dans la prostate antérieure elle-même ? La question est bien difficile à trancher, car nous ne croyons pas qu'on ait trouvé encore d'hypertrophie limitée exactement à cette portion anté-uréthrale et sans hypertrophie concomitante plus ou moins accusée des lobes latéraux eux-mêmes.

Classiquement on divise, pour la commodité de la description, l'hypertrophie prostatique de la façon suivante :

1° *L'hypertrophie générale de la glande ;*

2° *Les hypertrophies partielles.*

L'hypertrophie générale se subdivise elle-même en deux catégories : 1° L'hypertrophie générale et *régulière*, à peu près également répartie sur tous les lobes de la glande ; 2° l'hypertrophie générale *irrégulière,* dans laquelle, sur une glande généralement hypertrophiée, se détachent un ou deux lobes plus saillants, plus développés que les autres.

L'hypertrophie générale ne revêt que très rarement une régularité et une égalité absolue pour tous les lobes. En pratique, sur les hypertrophies générales on voit toujours un ou deux lobes plus saillants, plus hypertrophiés que les autres.

De même, les hypertrophies dites partielles limitées à un seul lobe par exemple ne se voient guère, n'existent même pas en réalité, car à côté de ce lobe hypertrophié les autres le sont aussi mais ils le sont moins, ou plutôt affectent une forme moins saillante. Toutes ces divisions ont donc quelque chose d'un peu artificiel et ne sont bonnes que pour l'étude. En réalité, il n'y a que ceci d'exact, c'est que, presque toujours l'hypertrophie porte sur toute la glande, mais, suivant les cas, c'est tel ou tel lobe qui est le plus hypertrophié ou bien ils sont tous hypertrophiés à peu près d'égale façon.

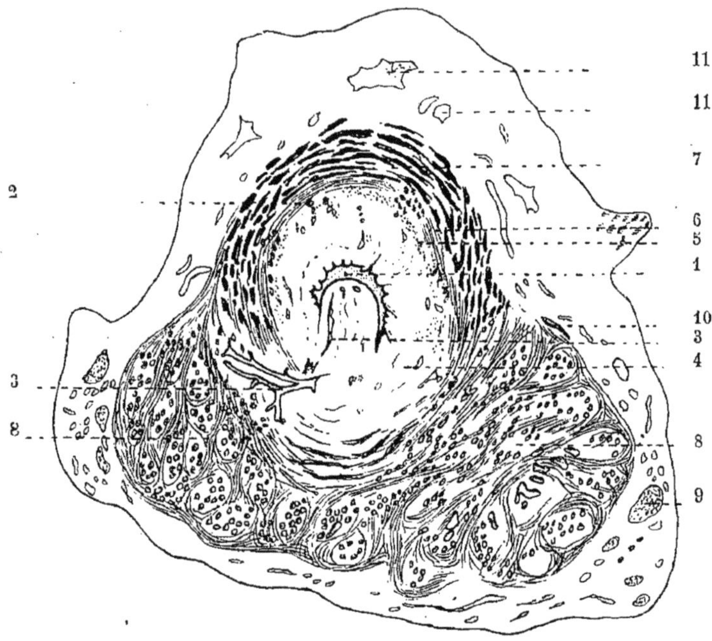

Fig. 2. — Coupe transversale au-dessous de la région moyenne de la masse uréthro-prostatique. — On voit encore quelques glandes antérieures; mais le croissant formé par les lobes postérieur et latéraux est beaucoup moins étendu déjà, et se rapproche beaucoup moins de l'anneau complet que celui de la figure 1 (empruntée à A. Hogge).

1, urèthre; 2, glandes antérieures; 3, canaux excréteurs de la prostate; 4, les mêmes, coupés transversalement; 5, fibres musculaires lisses longitudinales; 6, fibres musculaires circulaires; 7, muscle strié; 8, prostate; 9, ganglions nerveux; 10, nerfs et vaisseaux; 11, veines de Santorini.

Il y a cependant des cas où l'hypertrophie des autres lobes paraissant à peu près nulle, celle d'un ou de deux lobes isolés a seule de l'importance pathologique. Cette réserve faite pour des cas bien rares, il faut donc établir qu'il n'y a pas d'hypertrophies vraiment *partielles*. Il n'y a que des hypertrophies *prédominantes* sur tel ou tel lobe.

Voici, du reste, un tableau statistique emprunté à Desnos[1] et fait avec les pièces des principaux musées :

LOCALISATION DE L'HYPERTROPHIE.	THOMPSON.	MUSÉE Dupuytren.	MUSÉE Civiale.	TOTAL.
Hypertrophie générale de tous les lobes	74	7	9	91
Hypertrophie dominante du lobe moyen	79	8	6	33
Hypertrophie des lobes latéraux	5	5	7	17
Hypertrophie générale avec prédominance du lobe droit	8	1	2	11
Hypertrophie générale avec prédominance du lobe gauche	11	1	3	15
Commissure antérieure seule hypertrophiée	3	»	»	3
Lobes latéraux et commissure antérieure hypertrophiée, mais non la portion médiane	3	»	»	3
TOTAL DES PIÈCES...	123	22	28	173

Ce tableau est instructif en montrant, non pas la fréquence relative de l'hypertrophie de telle ou telle partie de la prostate, puisque les chiffres de Thomson et ceux des musées de Paris sont parfois en opposition directe, mais la difficulté qu'il y a à tirer des conclusions tant soit peu précises de faits recueillis, somme toute, en trop petit nombre, pour pouvoir fournir des documents définitifs.

B. — Schémas des déformations produites sur le col par l'hypertrophie.

I. Déformations dues à l'hypertrophie générale. — L'hypertrophie générale et à peu près réguliè-

[1] *Traité élémentaire des maladies des voies urinaires.* Paris, O. Doin, 1898.

rement égale sur tous les lobes de la glande, a le triple effet suivant :

1° L'allongement de la portion prostatique de l'urèthre ; de 3 centimètres environ de longueur qu'il a normalement, il peut monter à 5, 6, 7 centimètres.

2° L'aplatissement du canal dans le sens transversal.

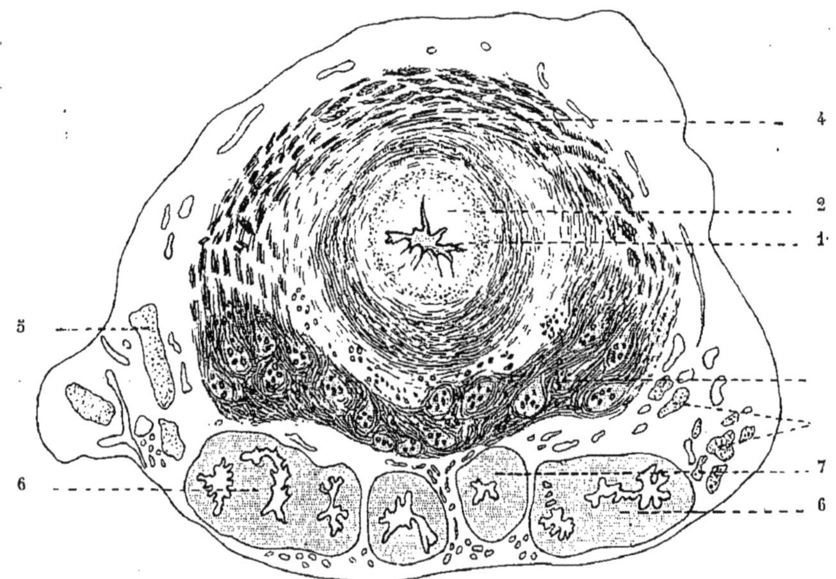

Fig. 3. — Coupe transversale de la prostate d'un nouveau-né, au niveau de l'*ostium vesicale*. — On ne voit plus de glandes anté-uréthrales ; sur les parties latérales, la prostate manque également (empruntée à A. Hogge).

1, *ostium vesicale* ; 2, fibres lisses longitudinales ; 3, prostate ; 4. fibres musculaires de la vessie ; 5, ganglions nerveux ; 6, vésicules séminales ; 7, canal déférent.

Au lieu de se présenter à la coupe sous forme d'un orifice presque circulaire, il apparaît comme une fente antéro-postérieure. Il y a augmentation manifeste de diamètre antéro-postérieur, recto-pubien, de l'urèthre.

3° Le changement de direction du canal prostatique qui tend à devenir franchement vertical ou même oblique de bas en haut et d'arrière en avant. L'hypertrophie qui porte en effet exclusivement (ou surtout) sur la glande rétro-uréthrale repousse le canal en avant et rend sa courbure beaucoup plus accentuée.

Dans les formes irrégulières, tantôt c'est un lobe latéral qui est plus développé ; tantôt plus fréquemment, ce sont les lobes latéraux qui sont surtout hypertrophiés ; tantôt enfin c'est le lobe moyen qui est prédominant.

II. Déformations produites par les hypertrophies partielles. — Dans les hypertrophies partielles on peut faire rentrer, au point de vue des effets déformants, l'hypertrophie générale irrégulière.

Voyons donc les déformations qu'entraînent pour le canal et l'orifice urétro-vésical toutes ces hypertrophies irrégulières, partielles, ou prédominantes sur tel ou tel lobe.

L'hypertrophie des *deux lobes latéraux* développée assez symétriquement détermine des déformations, dans le sens vertical et dans le sens transversal, assez semblables à celles que nous avons notées pour l'hypertrophie générale régulière. Le canal prostatique est augmenté de longueur et de hauteur ; d'autre part il est resserré dans le sens transversal, et sa coupe prend la forme d'une fente antéro-postérieure souvent très allongée parce que le lobe moyen est très peu développé ; pour la même raison, la partie postérieure de cette fente n'est pas beaucoup plus large que la partie antérieure, et la coupe prend la forme d'un triangle étroit (fig. 5) Quand le lobe moyen est en même temps assez développé, comme nous l'avons vu dans l'hypertrophie généralisée uniforme, la coupe représente un triangle à base postérieure très large (fig. 8).

Voilà ce qui se passe dans l'hypertrophie latérale *plate*, celle dans laquelle les faces internes des lobes latéraux adossés sont peu saillantes, ou un peu arrondies seulement. Si au contraire on a affaire à des hypertrophies *acuminées*, dans lesquelles les faces internes des lobes font un angle saillant plus ou moins brusque, on a des déformations différentes. Tantôt les deux sommets viennent s'adosser l'un contre l'autre sur la ligne médiane. Tantôt leurs sommets chevauchent au contraire l'un en arrière de l'autre.

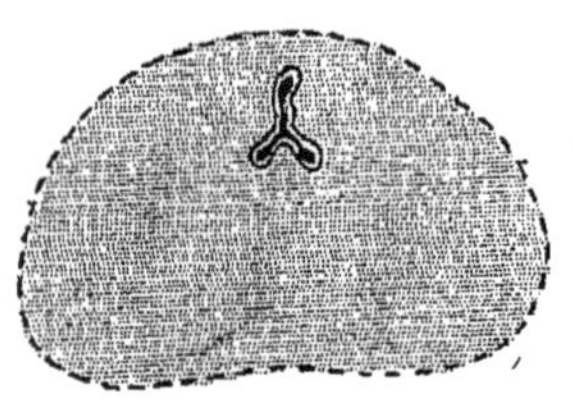

Fig. 4. — Aspect ordinaire de la coupe uréthrale dans l'hypertrophie à peu près régulière de tous les lobes.

Nous verrons, en étudiant les mictions involontaires des vieillards prostatiques, que ces formes saillantes de l'hypertrophie latérale, quand elles s'associent de certaine façon à une hypertrophie notable du lobe moyen, peuvent créer de véritables « fuites » au niveau du col de la vessie et amener l'incontinence d'urine.

L'hypertrophie isolée, ou prédominante, sur *un seul lobe latéral*, refoule devant elle la paroi de l'autre lobe qui lui fait vis-à-vis. Dans ce cas, la coupe transversale du canal affecte la forme d'un croissant dont la concavité embrasse la saillie hypertrophique (fig. 6). La coupe verticale du canal montre encore la même déviation latérale, la coudure que présente l'urèthre dans sa portion prostatique, et parfois cette coudure, quand elle est accentuée et brusque, peut conduire à une forme occlusive de l'hypertrophie (fig. 7).

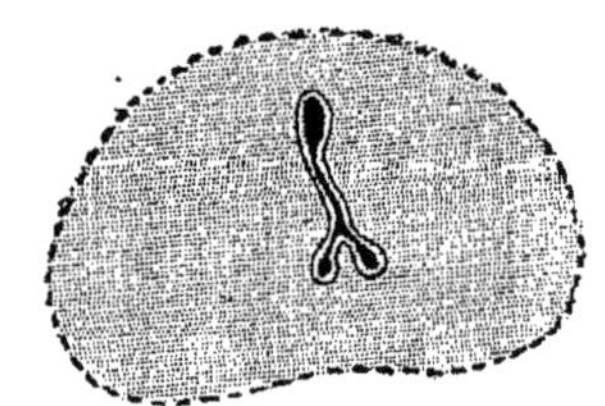

Fig. 5. — Grosse hypertrophie étalée *plate* des lobes latéraux ; allongement considérable de la branche de l'Y.

L'hypertrophie prédominante du *lobe moyen* est la plus fréquente des hypertrophies partielles. Mais les statistiques varient encore dans d'assez larges limites sur cette fréquence.

B. Motz ne trouve d'hypertrophie notable du lobe moyen que dans 1/3 des cas environ d'hypertrophie

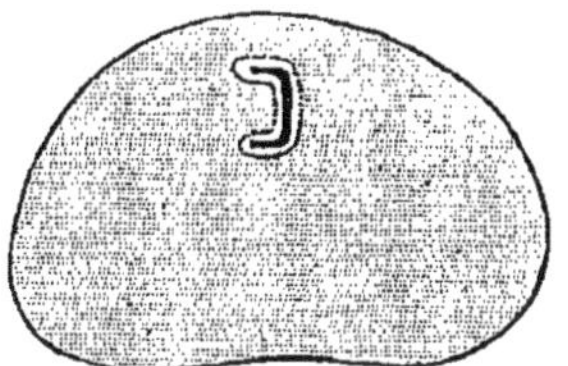

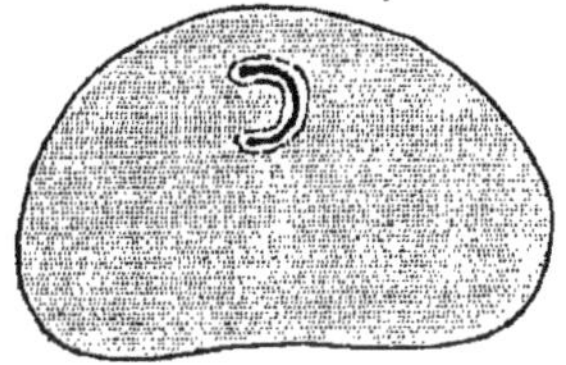

Fig. 6. — Schémas de la déformation produite par une hypertrophie d'un seul lobe latéral.

prostatique. Thompson au contraire avait trouvé 91 0/0. Ces résultats contradictoires ne permettent guère au chirurgien qui se décide à ouvrir la vessie de savoir s'il aura la chance de faire une prostatectomie heureuse.

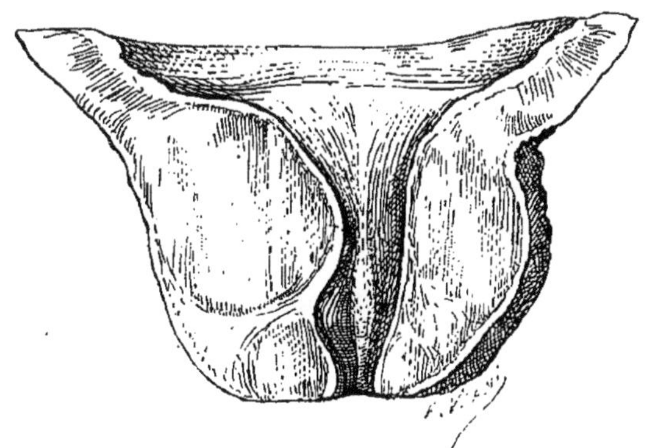

Fig. 7. — Coudure latérale brusque produite dans l'urèthre par la saillie d'un lobe latéral.

Ses effets se traduisent, soit du côté du canal uréthral lui-même, soit du côté de l'orifice vésico-uréthral, soit du côté de la vessie elle-même[1].

[1] Comme l'ont fait observer certains anatomistes, le lobe moyen hypertro-

Du côté du canal, son premier effet, dans le sens vertical, est de porter en avant la partie postérieure de l'orifice urethro-vésical et de couder en avant aussi et plus ou moins brusquement, la portion originelle du canal prostatique. On peut avoir ainsi une déviation « à pic » de cette portion qui surplombe alors véritablement la partie sous-jacente du canal.

Dans le sens transversal, le canal prend la forme d'un V à concavité postérieure ; la concavité embrasse le lobe moyen hypertrophié les branches latérales représentant les lobes latéraux écartés par le lobe moyen qui s'est inséré comme un coin entre eux. Ce coin, vu par en haut du côté de l'orifice uréthro-vésical, ressemble assez à un *éperon* de cuirassé.

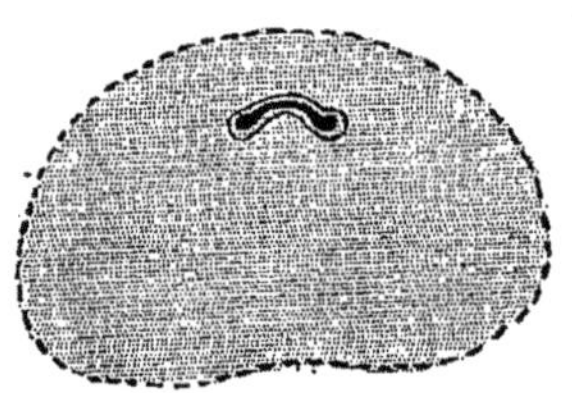

Fig. 8. — Lobe moyen formant une hypertrophie très étalée en arrière du canal, et transformant la coupe de celui-ci en fente presque transversale.

Du côté de l'orifice uréthro-vésical, on n'observe généralement rien de particulier et de bien différent de ce que nous venons de décrire. La forme de l'orifice se présente comme celle du canal qui est en dessous.

Dans d'autres cas, l'hypertrophie revêt des formes un peu spéciales. Elle peut d'abord se faire sous forme de *lame*, assez large mais peu haute, qui s'avance au niveau de l'orifice uréthro-vésical jusqu'à boucher la moitié ou les trois quarts postérieurs de cet orifice. C'est la forme d'hypertrophie dite « en barre ».

phié arrive à soulever la muqueuse et à déformer le canal de très bonne heure, car il y a des lobules glandulaires accessoires assez nombreux entre le sphincter et la muqueuse, et leur hypertrophie devient de suite très sensible du côté de la cavité vésico-uréthrale.

Ou bien la saillie hypertrophique est plus ramassée dans le sens latéral et se borne à un opercule plus ou moins étroit qui se rabat plus ou moins complètement sur l'orifice ; c'est l'hypertrophie en « soupape ».

Ou bien encore la saillie est tout à fait étroite ; c'est la pointe du lobe moyen insinué entre les bords latéraux de l'orifice qui est devenu plus ou moins mobile et vient flotter entre les lèvres du col et c'est alors « la luette vésicale[1] ».

Du côté de la cavité vésicale elle-même, l'hypertrophie du lobe moyen se traduit parfois par des *tumeurs* plus ou moins saillantes. sessiles ou pédiculées.

Souvent l'hypertrophie prostatique apparait, vue du côté de la vessie, comme une sorte de « gros col utérin » saillant dans la vessie, et surélevé au-dessus de tout ce qui l'entoure comme un col de matrice au fond du vagin. Mais alors ce n'est pas seulement le lobe moyen qui contribue à former cette saillie générale ; tous les lobes y participent. L'hypertrophie du lobe moyen du côté de la vessie se présente parfois sous forme de masse un peu effilée à sa partie supérieure, légèrement aplatie d'avant en arrière, et qui ressemble à un « croupion de poulet ».

D'autres fois, c'est une saillie arrondie plus ou moins volumineuse, sessile ou pédiculée, ressemblant par sa

[1] L'expression *de valvules*, dont parlaient si souvent les anciens écrits n'est plus guère employée aujourd'hui. Elle ne semble du reste pas avoir même pour les vieux auteurs, une signification bien précise ou tout au moins toujours identique. Tantôt on l'applique à des tumeurs plus ou moins limitées, bouchant le canal ou l'orifice du col, et formées évidemment par des saillies hypertrophiques des lobes latéraux ou moyen. Tantôt ce sont de simples replis *membraneux*, formés par le plissement ou le glissement des tuniques du canal au devant de l'hypertrophie sous-jacente d'un lobe, ou au niveau d'un angle, d'une coudure brusque du canal, etc., etc.

rondeur générale, sa dureté, parfois même ses bosselures à une sorte de « fibrome ». Il peut y avoir plusieurs de ces saillies au-dessus du col, et il faut savoir, du reste, que les lobes latéraux pouvent donner lieu à ces productions du côté de la cavité vésicale tout aussi bien que le lobe moyen.

La saillie (croupion, fibrome, etc.) est parfois un peu pédiculée, parfois même très mobile sur un pédicule étroit. De chaque côté du pédicule, ou de l'insertion rétrécie de la tumeur sur l'orifice uréthro-vésical ou dans l'urèthre (car le point de départ de la saillie hypertrophique peut être aussi bien dans le canal prostatique que sur le col proprement dit), on note ordinairement un sillon, une « rigole » ; quand la surface de la tumeur hypertrophique est elle-même sillonnée « cannelée » pour ainsi dire, on a le type d'hypertrophie dit *en éventail*.

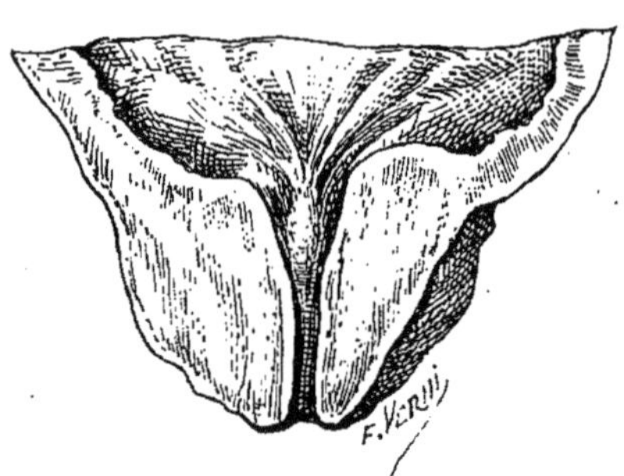

Fig. 9. — Type d'hypertrophie en *éventail*.

Certaines de ces tumeurs vésicales, qui généralement sont du volume d'une noisette, d'une amande, etc., peuvent acquérir un très grand développement, et on en a vu avoir le volume d'une noix, d'un œuf, d'une pomme même ; ce sont là cependant, somme toutes, des cas très exceptionnels.

Ces saillies sessiles ou pédiculées s'observent surtout au niveau du lobe moyen, mais nous avons dit qu'on peut les trouver également au niveau des lobes latéraux. Mercier en a rapporté plusieurs exemples. Dans un cas (cas de Cruveilhier) c'était une saillie pédiculée grosse comme une noix qui surmontait le lobe gauche. Dans un autre, il s'agissait de quatre tumeurs analogues, mais moins grosses cependant, surplombant l'orifice uréthro-vésical et se soutenant graduellement au-dessus de lui ; les deux postérieures appartenaient au lobe moyen ; les deux latérales étaient implantées sur les lobes latéraux.

C. — Des formes d'hypertrophie capables par elles-mêmes, et sans aucun adjuvant, de former obstacle.

Chez un sujet dont le muscle vésical est resté vigoureux, et en dehors des influences momentanées du spasme ou de la congestion, l'hypertrophie prostatique doit affecter une *forme,* une *consistance* particulières pour produire les accidents graves de dysurie et conduire à la rétention.

Mercier avait beaucoup exagéré, et surtout trop généralisé, l'influence de l'hypertrophie prostatique dans les accidents de dysurie sénile, mais c'est encore à lui qu'on doit l'étude la plus précise sur le rôle des différentes variétés d'hypertrophie et sur le mécanisme qu'elles empruntent pour amener la rétention[1]. Voici nos idées personnelles :

Quelle que soit la variété d'hypertrophie, il est certain que, pour créer un obstacle à l'émission de l'urine, elle ne peut agir que de deux façons :

1° Ou bien par *compression et resserrement* du canal qui la traverse (formes *constrictives* de l'hypertrophie) ;

2° Ou bien par la formation de saillies dans l'intérieur

[1] Mercier, *Maladies des organes urinaires et génitaux*, Paris 1841.

du canal et l'obstruant (formes *occlusives* de l'hypertrophie).

Et d'abord, étudions l'influence du volume.

Le *volume général* de la glande hypertrophiée n'a aucun rapport avec le degré de dysurie; telle prostate très volumineuse, très saillante du côté du rectum, par exemple, peut fort bien n'entraîner aucune gêne du côté du canal uréthral. Telle autre, petite, ramassée sur elle-même, presque pas appréciable extérieurement, va déformer ou resserrer l'urèthre au plus haut point.

La *consistance* de la glande, sans avoir toujours une influence capitale, est cependant bien plus importante à considérer que le volume. Les anciens auteurs avaient déjà bien remarqué que les prostates molles, « succulentes », étaient moins dangereuses, moins favorables à la rétention que les glandes dures, fibreuses. Ces dernières sont *enserrantes;* elles rétrécissent concentriquement le canal prostatique au fur et à mesure de leur développement; en tous cas elles font perdre rapidement à ses parois la souplesse nécessaire au bon fonctionnement d'un conduit membraneux, sans même qu'il y ait de rétrécissement à proprement parler.

La *forme* des hypertrophies générales ou partielles, voilà le facteur important à apprécier et à étudier dans les troubles de la miction chez le vieillard.

Desnos[1] fait également bien ressortir ce fait que *la forme* de l'hypertrophie a beaucoup plus d'influence sur la production de la rétention que le *volume* de cette hypertrophie; ce sont les formes à saillies, à obstacles plus ou moins circonscrits au niveau de l'orifice uréthro-vésical ou du canal prostatique (les formes que nous

[1] *Congrès d'Urologie*, Paris, 1897.

appelons *occlusives*), qui entraînent surtout la rétention. « Chez presque tous les malades dont la rétention est prononcée et surtout précoce, chez les prostatiques jeunes, en un mot, il est rare qu'on ne trouve pas une saillie latérale ou médiane ». Desnos a reconnu le fait aux autopsies et nous l'avons vérifié nous-même.

L'hypertrophie générale de la glande, celle dans laquelle tous les lobes sont augmentés à peu près uniformément de volume, sans qu'aucun d'entre eux prenne notablement le pas sur les autres, est la moins occlusive des hypertrophies ; souvent même on trouve, quand on examine de pareilles prostates à l'amphithéâtre, que l'urèthre prostatique et l'orifice uréthro-vésical sont plus larges qu'à l'état normal et dilatés en quelque sorte. C'est à cette forme qu'appartiennent surtout les déformations classiques : 1° l'allongement typique de l'urèthre prostatique ; 2° son changement de direction qui le rejette en avant vers la symphyse. Ces déformations sont assez importantes à connaître pour le cathétérisme, mais elles n'entraînent pas par elles-mêmes des troubles de la miction proprement dits, elles ne sont pas enserrantes et ne créent guère non plus de saillies brusques qui viennent boucher le canal sur un point donné.

L'hypertrophie des deux lobes latéraux seuls, sans le lobe moyen (ou plutôt l'hypertrophie frappant beaucoup plus les lobes latéraux que le lobe moyen) peut conduire aux déformations suivantes auxquelles se rattachent des troubles mictionnels réels. Tantôt ils se développent de façon à s'adosser sur la ligne médiane par une surface convexe de plus ou moins grande courbure. Ils produisent alors du côté du canal, une sorte de rétrécissement « en sablier ».

Tantôt les deux surfaces saillantes de ces lobes hypertrophiés ne s'adossent pas exactement par les sommets de leur convexité ; ces sommets chevauchent l'un en arrière de l'autre en reproduisant le type de la *déviation alterne* de Voillemier.

D'autres fois, le développement de ces lobes n'affecte pas cette forme plus ou moins régulièrement arrondie de deux grosses amygdales. Les lobes forment deux tranchées rectilignes, épaisses, limitant un couloir resserré qui représente le canal prostatique (fig. 22). Ce dernier est sur toute son étendue, et pas seulement sur un point limité comme dans l'hypertrophie en sablier, passé *à la filière*.

En résumé, l'hypertrophie simultanée des deux lobes latéraux, dans sa forme en sablier, agit en rétrécissant l'urèthre prostatique sur une étendue assez limitée ; dans l'hypertrophie en filière, ils le resserrent dans la totalité de son parcours. Ils agissent, en somme, par *rétrécissement* et non par *soupape,* par *valvule*, comme disaient les anciens auteurs, pour caractériser un autre mécanisme d'occlusion de l'urèthre sur laquelle nous allons bientôt insister.

Il faut cependant préciser davantage ce mécanisme du rétrécissement, et sortir un peu de la conception trop simpliste qu'on s'en fait généralement. Pour que le vrai rétrécissement clinique existe, il ne suffit pas d'une diminution du diamètre général du conduit en un point donné ; et, inversement, le rétrécissement clinique peut exister avec tous ses signes, alors que le diamètre du canal paraît être resté uniforme dans tout son trajet. *Ce qui crée, en réalité le rétrécissement, c'est l'induration, c'est la perte de souplesse des parois du conduit.* Voilà la lésion primordiale, essentielle, sur laquelle viennent se greffer, plus tard, pour l'aggraver et l'accentuer, les complications de *congestion* ou de *spasme*. Ce dernier surtout joue un rôle énorme dans la traduction clinique des rétrécissements de tous les conduits naturels à paroi musculaires.

L'hypertrophie localisée (ou prédominante) *sur un seul lobe latéral* entraîne surtout une *déviation* du canal prostatique au point de l'hypertrophie. Généralement, voici ce qui se passe : le lobe hypertrophié pousse une pointe plus ou moins saillante sur un des côtés du canal qui refoule devant elle la paroi uréthrale et le lobe opposés, de telle sorte que le conduit forme à cet endroit un coude latéral parfois très accentué. Quand cette déformation « en baïonnette » est très marquée, on conçoit qu'elle puisse apporter une gêne à l'émission de l'urine ; mais encore doit-on rentrer dans les conditions que nous venons de signaler brièvement, à propos de l'hypertrophie des deux lobes latéraux, et faut-il que les parois uréthrales aient perdu leur souplesse en même temps qu'elles se sont déviées. Dans les hypertrophies restées molles la dysurie n'est pas fatale avec ces déviations latérales ; elles sont plutôt importantes à connaître pour le chirurgien qui passe la sonde (car elles peuvent changer la direction de celle-ci), que graves pour la miction elle-même.

L'hypertrophie prédominante du lobe moyen, voilà la forme qu'on peut opposer directement à l'hypertrophie des deux lobes latéraux : celle-ci était la forme à *rétrécissement*, celle-là est la forme à *occlusion*[1].

[1] C'est l'hypertrophie de ce lobe moyen que Mac Gill accuse surtout dans l'obstacle prostatique. Dittel au contraire incrimine plus volontiers les lobes

Nous ne voulons pas étudier en détail les différentes formes d'hypertrophie de ce lobe, limitée à ce lobe ou combinée à celle des lobes latéraux ; elles sont très diverses et peuvent, par des mécanismes variés, créer des rétentions ou même l'incontinence ; nous y reviendrons à propos de cette dernière. Pour le moment nous rappellerons seulement que la variété d'hypertrophie qui nous intéresse surtout, c'est l'hypertrophie de la portion qui limite en arrière l'orifice uréthro-vésical. Cette hypertrophie peut se faire sous deux formes : 1° une bride plus ou moins saillante au-dessus de l'orifice, mais peu mobile, sessile (la barre des anciens) ; 2° une sorte d'opercule plus ou moins large mais mobile, parfois même avec un pédicule, et venant se rabattre sur l'orifice uréthro-vésical, ou flotter dans son intérieur (le clapet).

Ces hypertrophies en soupape sont les vrais obstacles prostatiques à la miction. *On peut même ajouter que ce sont les seules qui, par elles-mêmes, sans le secours des conditions adjuvantes (congestion, spasme, inertie vésicale, etc., etc.), peuvent produire la dysurie grave et la rétention chez le vieillard.*

Dans la dysurie d'origine prostatique pure, elles tiennent la première place, et peut-être l'unique place ; chez un prostatique possesseur d'un muscle vésical encore solide, qui, d'ailleurs, n'a aucune raison d'avoir de la congestion ou du spasme, elle amène à elle seule toute la série des accidents du prostatisme ; inversement beaucoup d'hypertrophies d'autres catégories, même si on a

latéraux. Ils ont raison tous deux ; nous venons de voir pourquoi. L'hypertrophie des lobes latéraux peut, tout comme celle du lobe moyen, produire l'obstacle réel, mais dans le premier cas, c'est généralement une *constriction*, dans le second, c'est plutôt une *obstruction*.

affaire à des formes un peu dures et enserrantes, peuvent rester silencieuses ou, au moins, ne connaître jamais les accidents rapidement graves de l'hypertrophie en soupape, si leur muscle vésical fonctionne encore bien, et s'ils suivent une bonne hygiène et savent éviter les influences irritatives dont procèdent ensuite la congestion et le spasme.

Il y aurait une dernière variété à étudier, mais elle est plus rare que les précédentes et rentre aussi dans le mécanisme de l'obstruction par soupape.

Ce n'est pas, du reste, une forme pure ; elle se trouve surajoutée parfois aux formes typiques que nous venons de décrire.

Elle consiste dans des *saillies polypiformes* de dimensions variées, souvent multiples, détachées de la masse générale d'un lobe et venant encombrer l'intérieur de l'urèthre prostatique, ou bien s'élevant du côté de la vessie et formant une série de végétations au-dessus de l'orifice uréthro-vésical. Ce sont les « caroncules » des anciens auteurs. On conçoit aisément que lorsque cette disposition pathologique existe (elle est exceptionnelle, heureusement), elle puisse conduire aussi par elle-même à une obstruction rapide de la voie urinaire, et cela en dehors de toute condition adjuvante.

Nous nous résumerons et dirons :

1° Il y a des hypertrophies prostatiques qui ne sont pas des hypertrophies *dysurigènes*, pour ainsi dire. Elles pourront entraîner, comme nous le verrons plus tard, certains troubles fonctionnels légers (un peu de pollakiurie et quelques signes d'hypéresthésie de l'urèthre profond) dûs au travail sourd d'hypergénèse qui se produit, dans la glande, mais elles n'aboutiront jamais par elles-mêmes à la dysurie grave, à la rétention qui en est le dernier terme ; pour y arriver il faudra qu'elles soient spécialement aidées par d'autres facteurs : 1° la congestion et le spasme qui produiront les accidents temporaires ; 2° l'atonie du muscle vésical qui conduira à la rétention définitive.

Telles sont les hypertrophies de la prostate dans lesquelles le *développement est excentrique*, en quelque sorte, dans lesquelles l'hypertrophie ne s'avance pas pour ainsi dire vers l'intérieur du canal et reste plutôt dans les couches moyennes et externes de la glande. Le canal qui passe au milieu d'elles sera allongé, modifié aussi dans sa direction générale, mais ne sera pas rétréci, ni bouché. Généralement ce sont des formes molles, exubérantes extérieurement, à l'inverse des formes ramassées, enserrantes ;

2° Il y a des hypertrophies qui, de même encore que les précédentes, ne sont pas capables par elles-mêmes et sans l'intervention d'autres facteurs pathologiques, d'obstruer le canal et d'assurer la rétention ; mais, avec elles la part à faire à ces facteurs dans la production des accidents de dysurie grave est déjà beaucoup moindre ; leur influence est beaucoup plus sensible aussi. Qu'une légère congestion survienne, qu'un peu de contracture se surajoute, et voilà la porte vite fermée.

D'ailleurs, en dehors des accidents de rétention proprement dite, et pour ce qui est des troubles mictionnels moins graves (lenteur de la miction, diminution de vigueur du jet, etc.), les hypertrophies de cette deuxième catégorie peuvent les produire sans l'intervention d'autres influences pathologiques.

A ces hypertrophies de la deuxième catégorie appartiennent les hypertrophies frappant simultanément les deux lobes latéraux, qui se portent l'un au devant de l'autre du côté de l'urèthre, en l'encaissant dans l'étroit défilé. Ce sont encore les coudes formés par l'hypertrophie d'un lobe repoussant la paroi uréthrale correspondante contre le lobe opposé et formant un angle plus ou moins saillant dans le canal prostatique, ce qui le rétrécit d'autant à ce niveau. *Plus la trame de l'hypertrophie prostatique sera dure, dans les cas dont nous parlons, plus les signes du rétrécissement seront accentués.*

3° Il y a enfin des hypertrophies qui, à elles seules et sans aucunes influences étrangères, sont capables, non seulement d'amener de la gêne ou de la difficulté dans la miction, mais de conduire rapidement aux accidents de la rétention absolue. L'obstacle qu'elles créent n'est pas un obstacle passager ou susceptible de s'améliorer, comme ceux qui dépendent de la congestion et du spasme, c'est une barrière permanente qui ne peut que grandir avec le temps, et contre laquelle il ne faut rien espérer des traitements palliatifs et *adoucissants*, comme disent les malades, traitements qui réussissent souvent si bien, momentanément tout au moins, dans les formes précédentes. Ce n'est plus un *rétrécissement* susceptible de se modifier dans certaines conditions et sous certaines influences, c'est une *occlusion* qui agit mécaniquement et brutalement, sans rémission.

Nous avons étudié comme appartenant à cette catégorie, les barres et les soupapes formées à l'orifice uréthro-vésical par le lobe moyen ; de même aussi les végétations polypiformes qui peuvent se détacher des différents lobes prostatiques pour venir obstruer le col vésical

D. — Transformations des types les uns dans les autres

Dans ces formes que nous avons passées en revue, y en a-t-il qui restent fixes, invariables, ou au contraire peuvent-elles se transformer les unes dans les autres ? En d'autres termes, y a-t-il des cas qui ne s'accompagneront jamais d'accidents dysuriques graves, ou bien n'est-ce qu'une affaire de temps ou de circonstances pour transformer une prostate non occlusive en une prostate vraiment obstruante ? C'est ce que nous allons maintenant examiner.

La plupart des formes que nous venons de décrire ne restent pas immuables ; à mesure que la prostate hypertrophiée avance encore en âge, elles peuvent considérablement varier ; sur une prostate généralement et uniformément hypertrophiée, par exemple, peut fort bien se détacher, à un moment donné, un lobe ou un lobule qui devient plus proéminent que les autres et transforme, par suite, les conditions du passage de l'urine.

Notre intention n'est pas d'étudier ici, en détail, les transformations qui peuvent s'opérer de la sorte, nous ne ferons que signaler certains cas de rétention qui se transforment, peu à peu, en incontinence vraie, parce que, par exemple, à une hypertrophie serrée des lobes latéraux qui resserraient le canal, est venu s'ajouter un développement rapide du lobe moyen qui s'interpose comme un coin entre les lobes latéraux, les écarte et dilate en même temps l'orifice uréthro-vésical, et produit l'incontinence vraie.

Les faits inverses s'observent aussi et s'expliquent de même par les variations que fait subir à la morphologie générale de l'hypertrophie l'évolution même de cette dernière. Et, à ce point de vue, on pourrait bien dire que la plupart des divisions que nous avons données et décrites plus haut ne sont strictement exactes que pour un temps donné.

Cela paraît encore bien plus vrai si l'on considère non plus les changements dans la *forme* et la configuration générale des lobes hypertrophiés, mais les changements dans la *consistance* de ces lobes, et nous avons vu de quelle importance est cette dernière considération dans le mécanisme des rétrécissements proprement dits. Or, nous verrons que cette consistance peut *changer*, et même *doit beaucoup changer* avec l'âge de la prostate hypertrophiée que la sclérose pure envahit progressivement à mesure qu'elle vieillit davantage.

Donc, plus la prostate hypertrophiée avancera en âge, plus elle deviendra dure, plus elle risquera de devenir enserrante, et telle forme d'hypertrophie qui, au début, n'était pas constrictive pour le canal, le devient à un moment donné par ce simple changement de consistance du tissu hyperplasié.

En théorie, les divisions susdites ne sont donc exactes et justes que pour un certain temps et elles ne sont pas immuables. *En pratique*, elles sont cependant très utiles à conserver, et restent vraies pour beaucoup de sujets chez lesquels les changements dans la forme typique de l'hypertrophie ne se produisent pas du tout, ou chez lesquels cette forme change si peu qu'elle ne retentit nullement sur la fonction urinaire.

Les *changements de consistance* paraissent plus obligés, cependant ils s'opèrent parfois avec une telle lenteur que le malade a le temps de mourir d'extrême vieillesse avant qu'ils aient pu modifier le type primitif d'hypertrophie. Les prostatiques dont la glande varie rapidement de forme, de consistance, ceux dont l'hypertrophie suractive, toujours en variation, produit des poussées rapides, deci delà, en sautant d'un lobe à un autre, sont l'exception.

Enfin il y a *des types primitifs qui sont moins susceptibles de varier que d'autres, toutes choses égales d'ailleurs, dans leurs formes et dans leurs effets.*

Ceux qui varient plutôt, ce sont les types d'hypertrophie rétrécissante d'un lobe latéral ou des lobes latéraux.

Ceux qui varient le moins, ce sont d'abord les types d'hypertrophie générale avec tendance excentrique, ceux dans lesquels le travail hyperplasique ne se fait guère que dans les parties périphériques de la glande sans comprimer le canal prostatique et en l'élargissant plutôt. Ces types n'ont pas de tendance à devenir constrictifs. Si l'hypertrophie est active chez eux, elle se traduira par de grosses lobulations extérieures, par ces grosses prostates qui arrivent à remplir une bonne partie du petit bassin, et à effacer presque la lumière du rectum par compression. Beaucoup de ces sujets que l'on sonde surprennent par la facilité avec laquelle le cathétérisme se fait chez eux. Ce sont ensuite les types correspondant aux *barres* et aux *valvules* des anciens, et qui ont pour origine le développement sus-montanal du lobe moyen ; ceux-là sont occlusifs d'emblée et le restent ; ils ne se transforment pas et ne s'améliorent pas spontanément ; parfois la soupape ou la saillie polypeuse qui bouche l'orifice uréthro-vésical s'ulcère sous l'influence d'une sonde à demeure, par exemple, ou se pédiculise progressivement au point de tomber et de dégager le col vésical ; mais alors ce n'est plus une transformation, c'est une suppression accidentelle.

§ II. — **Anatomie microscopique de l'hypertrophie prostatique. Conceptions diverses de sa nature.**

Les recherches classiques de Launois avaient établi les points suivants au sujet des modifications intimes imprimés par l'âge à la glande prostatique [1].

Chez l'enfant on ne trouve presque que des tissus glanduleux.

Chez l'adolescent, le tissu glandulaire prédomine encore notablement ; le tissu conjonctif est peu serré et souple. Au commencement de l'âge mûr, déjà vers 35 ans, on voit se dessiner dans la glande des travées conjonctives plus serrées, formant dans leurs intervalles comme des alvéoles qui emprisonnent les culs-de-sac glandulaires par groupes plus ou moins volumineux. Ainsi se détermine déjà un commencement de *lobulation* qui n'existe pas du tout dans la prostate du très jeune sujet. A la périphérie, les fibres sont tassées sous forme de véritables capsules.

A la coupe de ces prostates de l'âge mûr on voit apparaître ce que Launois appelle les *fibromes glandulaires*, sortes de grains se détachant nettement sur la coupe et ainsi formés : à leur périphérie, on trouve une gangue corticale formée de fibres conjonctives et musculaires ; au centre, ce sont des amas de culs-de-sac glandulaires plus ou

[1] Launois, *De l'appareil urinaire des vieillards*. G. Steinheil, éditeur. Paris, 1885.

moins dilatés. C'est de la capsule périphérique que partent les fibres qui vont circonscrire les fibromes (fig. 10).

A mesure que la prostate avance en âge, ces fibromes glandulaires deviennent plus marqués, plus nets. Ils font une saillie parfois très accusée sur la coupe du tissu prostatique ; souvent ils sont *énucléables*. Leur volume varie d'un grain de chénevis à celui d'une noisette; il en est de plus gros encore.

Leur forme ordinaire est ovoïde, leur coloration est plutôt jaunâtre.

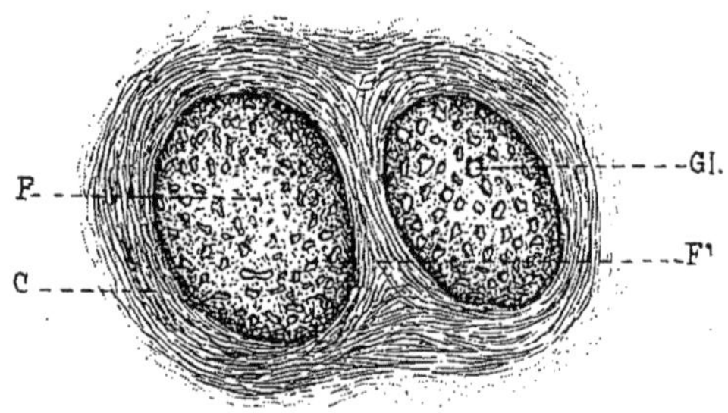

FIG. 10. — Fibrome glandulaire type (d'après LAUNOIS).

Sur les très vieilles prostates, on ne trouve plus que de *la sclérose*. Un tissu fibreux dense et parfois très dur a tout envahi, au détriment des culs-de-sac glandulaires qui finissent par disparaître en presque totalité, avec les fibromes qui les renferment, de telle sorte qu'il ne faut pas s'attendre à trouver ces fibromes sur toutes les prostates et surtout compter sur leur ablation au point de vue thérapeutique.

Se basant sur leur forme arrondie, sur leur encapsulement si net, sur la possibilité de les énucléer dans la plupart des cas, sur la richesse en fibres musculaires du cercle fibreux qui les entoure, on a voulu (Velpeau, Thompson) assimiler ces fibromes prostatiques aux fibromes utérins.

Certains d'entr'eux qui évoluent du côté de la cavité vésicale, se pédiculisent même peu à peu comme les corps fibreux utérins, se coiffent de la muqueuse vésicale et deviennent de véritables polypes vésicaux. Il est arrivé enfin à quelques opérateurs heureux de pouvoir, au cours d'une intervention sur la prostate, énucléer une ou plusieurs de ces masses et de pratiquer alors une sorte d'énucléation intra-glandulaire, analogue à celle qu'on pratique précisément pour certains corps fibreux de l'utérus, ou pour certains goîtres. D'où l'espoir d'arriver, peut être un jour, à traiter de la sorte chirurgicalement l'hypertrophie prostatique.

Quelques auteurs soutiennent encore ces idées.

Pour Ewing Mears[1], l'hypertrophie prostatique est un véritable myôme diffus; c'est l'élément musculaire de la prostate qui se développe exclusivement; il n'y a pas de proliférations glandulaires.

Pour White, l'analogie entre le fibro-myôme utérin et le fibrome glandulaire de la prostate hypertrophiée est absolue. La tumeur utérine renferme beaucoup de tissu musculaire, parce que l'utérus est un organe surtout musculaire. La tumeur prostatique renferme du tissu glandulaire en grande quantité, parce que la prostate est surtout un organe glandulaire. Le fibro-myôme utérin apparaît de bonne heure, dit-on ; l'hypertrophie prostatique appartient au déclin de la vie, mais nombreux sont les cas de fibro-myôme commençant tardivement et se développant à un âge avancé, et, inversement, l'hypertrophie prostatique frappe souvent des sujets jeunes encore.

[1] *The New-York Med. Journ.*, février 1895.

Le parallèle est séduisant, mais il ne peut pas être poussé à fond. Les masses énucléables de l'hypertrophie prostatique sont composées en partie de tissu fibro-musculaire, c'est vrai ; mais leur véritable noyau est du tissu glandulaire (Launois). Leur origine n'est pas dans la formation de tumeurs fibro-musculaires au milieu du tissu glandulaire, mais tout au contraire dans la formation d'îlots glandulaires emprisonnés et séquestrés par une

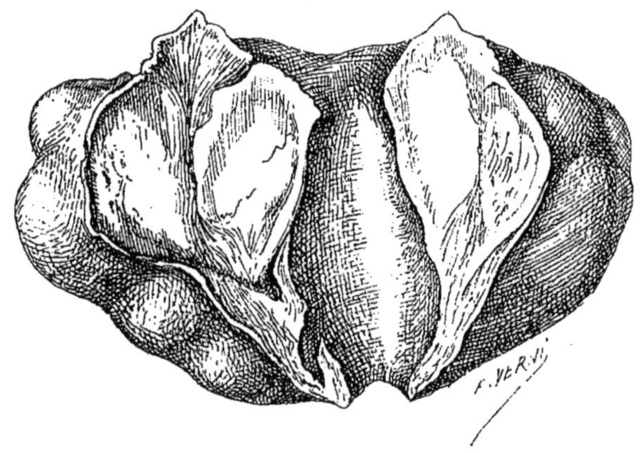

FIG. 11. — Grosse prostate (homme de 66 ans), bourrée de fibromes, qui bossèlent sa surface et montrent, à la coupe, leurs masses encapsulées.

sclérose pénétrant l'organe et morcellant le tissu glandulaire.

Quant au processus scléreux, il a, pour Launois, son point de départ dans les vaisseaux. Les artères, les veines sont les premières atteintes par l'artério ou la phlébo-sclérose séniles, et c'est de là que rayonne l'inflammation interstitielle chronique qui va, peu à peu, envahir et étouffer l'élément glandulaire.

C'est la sclérose qui lobule et déforme la prostate et change les conditions de perméabilité du canal qui la traverse. C'est encore elle qui infiltre petit à petit les fibres musculaires de la vessie, et de poche contractile en fait une outre inerte et toute préparée à la distension progressive.

L'étude anatomo-pathologique de la prostate hypertrophiée, a été reprise ces derniers temps et a montré que dans certains cas la théorie de l'artério-sclérose, comme cause unique de l'hypertrophie, était un peu trop schématique.

Griffiths avait déjà montré que la sclérose était tardive dans l'hypertrophie, n'était pas le phénomène initial ; il décrit deux stades dans l'hypertrophie prostatique : 1° la stade glandulaire avec prolifération des acini et des culs-de-sac de la prostate, sans que l'élément congestif ait encore beaucoup réagi ; 2° le stade fibreux.

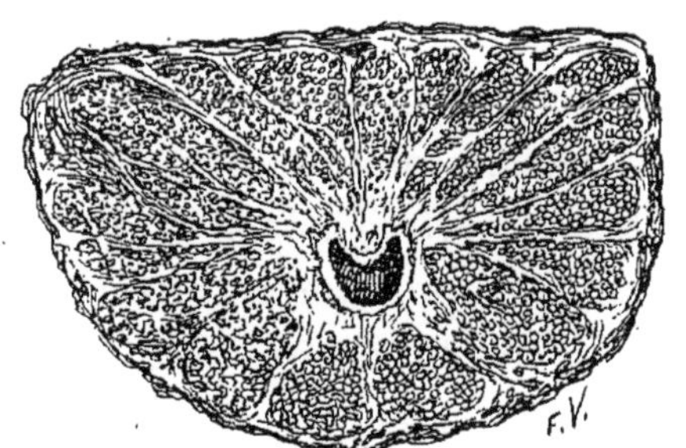

Fig. 12. — Prostate du premier type. Type glandulaire surtout, avec cloisons fibreuses irradiées.

Motz[1] a étudié récemment et avec soin l'histologie de l'hypertrophie prostatique. Ses recherches ne semblent pas corroborer en tous points les idées qui avaient généralement cours depuis les travaux de Launois, et ne confirment pas les modifications un peu trop schématiques que nous avons exposées à propos de l'évolution en âge de la glande prostatique.

Dans la catégorie des prostates manifestement hypertrophiées, il admet 63 °/₀ environ de cas dans lesquels le tissu glandulaire est resté abondant ; 33 °/₀ dans lesquels

1 Motz, *Contribution à l'étude de la structure histologique de l'hypertrophie de la prostate*. Thèse Paris. 1896.

le tissu est devenu rare et 35 % dans lesquels il a complètement disparu.

Une grande partie de ce tissu glandulaire est disposée sous forme de corps sphéroïdes, mais, contrairement à l'opinion généralement adoptée de Voillemier et Le Dentu, Launois, etc., cette disposition en fibromes glandulaires plus ou moins encapsulés n'est pas constante ; on trouve aussi plusieurs points de la coupe où ces éléments glandulaires sont irrégulièrement disséminés. L'apparition des corps sphéroïdes ne peut donc pas être considérée comme une lésion spécifique de l'hypertrophie.

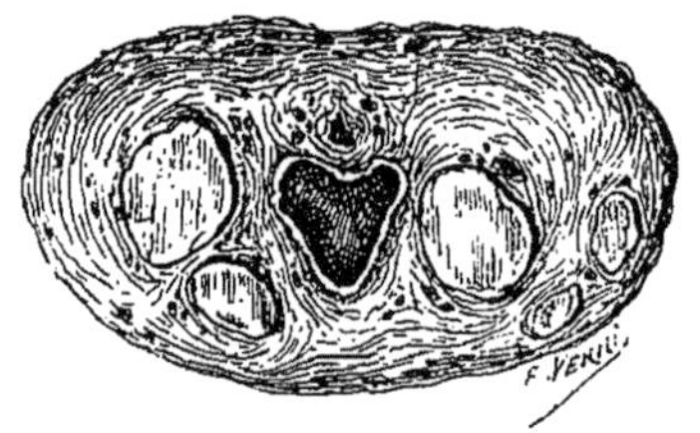

Fig. 13. — Prostate du deuxième type. Formation *fibromateuse* dans l'épaisseur de la glande.

Dans la moitié des prostates hypertrophiées, le revêtement épithélial est altéré ; il y a prolifération plus ou moins abondante de l'épithélium cylindrique qui se dispose en assises de couches polygonales.

La *cavité des culs-de-sac glandulaires* est remplie d'un exsudat amorphe mélangé de débris épithéliaux et de concrétions phosphatiques ; celles-ci ne paraissent pas avoir une influence bien nette sur l'état des culs-de-sac.

Cela est à noter, soit dit en passant, contre la théorie qui voulait attribuer à la formation de concrétions calculeuses dans la prostate une influence prépondérante, et une action irritative spéciale sur la mise en train de l'hypertrophie prostatique.

Le *stroma* des prostates hypertrophiées renferme presque constamment une grande quantité de fibres musculaires lisses ; ce tissu musculaire paraît en rapport direct de richesse avec celle du tissu glandulaire lui-même ; partout où ce dernier est très développé, les fibres lisses sont très abondantes. Le tissu conjonctif est jeune ordinairement et présente souvent de nombreuses plaques d'infiltration embryonnaire.

Les *lésions vasculaires* sont les plus intéressantes à signaler, et Motz fait à leur sujet des remarques inattendues, en contradiction avec les données classiquement connues. Sur la moitié des hypertrophies examinées par lui, il a trouvé les vaisseaux intra-glandulaires complètement normaux, pas même congestionnés.

Dans quelques cas il y avait de la congestion simple de ces vaisseaux, sans lésion de tissu. Dans le reste des cas, les vaisseaux étaient très multipliés comme nombre, et atteints en outre d'endo et de péri-artérite.

Les lésions vasculaires n'existent guère que dans les cas où le tissu glandulaire a presque complètement disparu ; elles manquent non seulement dans ceux où le tissu glandulaire est resté abondant à la coupe, mais dans ceux aussi où ce tissu est mélangé à une assez forte proportion de tissu conjonctif. On ne les trouve que si le tissu glandulaire occupe les 2/3 au plus des coupes.

Il est donc difficile d'admettre que l'artério-sclérose soit une cause principale de l'hypertrophie prostatique.

La proportion des vaisseaux altérés est très irrégulière du reste. Sur la même coupe, on peut trouver vaisseaux normaux et vaisseaux enflammés mélangés ou juxtaposés. Très souvent, on ne trouve que quelques corps sphéroïdes dans les vaisseaux enflammés.

Aussi, c'est pour ces formes à *hypertrophie glandulaire* qu'Albarran et Motz ont cherché à démontrer que le volume de l'hypertrophie prostatique était en rapport avec celui de l'appareil génital externe, des testicules en particulier. Et pour eux cette hypertrophie (qu'ils distinguent de la *prostate scléreuse sénile*), la vraie, n'est qu'une *évolution normale, mais prolongée de la glande, évolution qui dépend de la vitalité plus grande de l'appareil génito-prostatique.*

Ils admettent, du reste, des exceptions à cette règle, mais c'est qu'alors peut-être il y a, malgré le volume des testicules, des altérations épididymaires ou déférentielles, accidentelles ou spontanées.

Ces assertions sont exactes pour beaucoup de cas ; mais nous ne pensons pas qu'on puisse les ériger en règles. Que de vieillards, en effet, porteurs de testicules de volume moyen, plutôt petits parfois, et cependant atteints de grosses prostates !

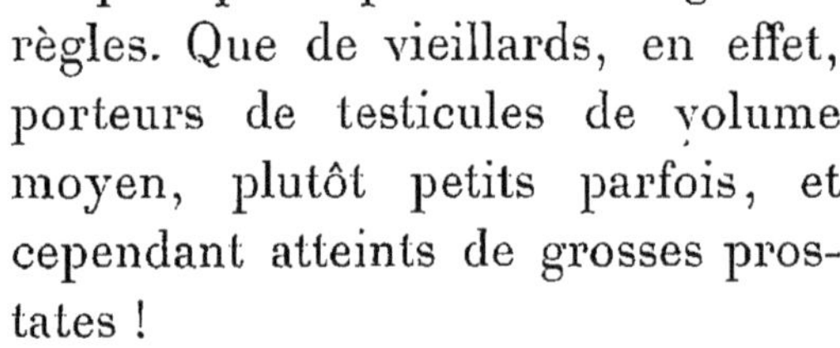

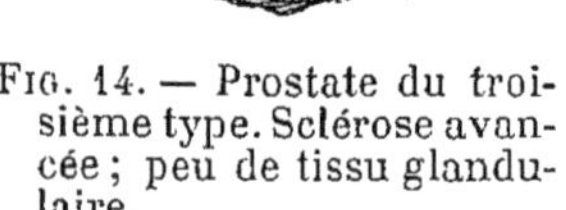

Fig. 14. — Prostate du troisième type. Sclérose avancée ; peu de tissu glandulaire.

Les congestions répétées, ou fixées de façon chronique pour ainsi dire sur l'appareil urinaire inférieur et la prostate, jouent certainement un rôle pathogénique important dans le développement du prostatisme. Or, la congestion est facilement appelée du côté du col vésical et de la prostate ; le sommeil, le décubitus dorsal, la station assise prolongée, les rapports sexuels, etc., l'y attirent, et la sclérose vasculaire chez l'homme âgé la retient aisément dans des vaisseaux dilatés et ayant perdu l'élasticité qui pourrait leur permettre de se débarrasser rapidement de l'afflux congestif.

Une fois installée, fixée sur un appareil ou un viscère quel qu'il soit, la congestion provoque, on le sait, petit à petit une prolifération conjonctive autour d'elle, une sorte de *cirrhose* qui enserre et finit par atrophier les éléments nobles de l'organe. C'est l'histoire de la cirrhose veineuse du foie d'origine cardiaque ; c'est l'histoire aussi de certaines scléroses du rein. Dans la prostate elle entraîne de même la sclérose progressive de la glande, la *prostate sénile* proprement dite, qui déforme irrégulièrement la glande et qui enserre le canal prostatique.

Dans la vessie, où elle se cantonne aussi bien que dans la prostate, elle finit par amener la transformation fibreuse de la fibre musculaire et l'affaiblissement de la contractilité du viscère, dont les effets se superposent à ceux de l'obstacle prostatique, quand celui-ci existe vraiment.

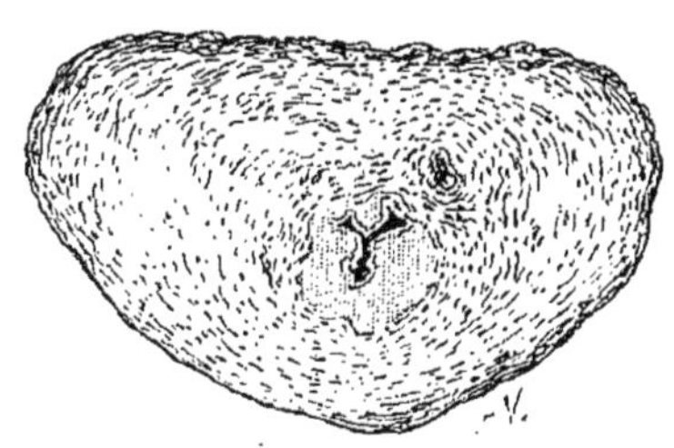

Fig. 15. — Prostate du type scléreux très marqué ; prostate entièrement fibreuse.

Les désordres séniles de la prostate et de la vessie sont donc bien, en dernière analyse, sous la dépendance de la dégénérescence fibreuse de la sclérose, comme M. Guyon l'a bien établi le premier ; mais ce n'est peut-être pas de l'artério-phlébo-sclérose *primitive* des vaisseaux vésicaux et prostatiques que part cette dégénérescence ; le facteur primordial, essentiel, c'est la congestion répétée, et c'est elle qui engendre le travail irritatif sourd aboutissant aux formations fibreuses qui détruisent peu à peu l'organe et sa fonction[1].

Il paraîtrait y avoir en somme deux sortes de prostates chez le vieillard.

[1] Il est vraisemblable qu'un des facteurs actifs du travail scléreux est le suivant : la stagnation du sang veineux qui commence par les plexus péri-prostatiques et péri-vésicaux, entrave peu à peu la circulation en retour de la glande elle-même ou des parois vésicales, et accumule des poisons, des produits de déchet qui devraient être rapidement éliminés. Ces produits agissent alors comme agents irritants des tissus où ils sont retenus.

1° *La prostate hypertrophiée proprement dite.* — Dans celle-ci, qui peut être très volumineuse, ce sont surtout des éléments glandulaires accrus, hypertrophiés, qui dominent dans la structure histologique ; ce sont en général des prostates largement bosselées, lobulées, plutôt molles. Ce sont celles qui sont dues à l'activité exagérée, ou prolongée, de l'appareil génito-prostatique.

2° *La prostate sénile.* — Dans celle-là, c'est le tissu fibreux qui a envahi l'organe, qui a étouffé la plupart des éléments glandulaires qu'on retrouve seulement çà et là irrégulièrement disséminés ; ce sont les prostates plutôt petites, dures, enserrantes pour l'urèthre prostatique. Ce sont celles qui sont envahies par la cirrhose atrophique d'origine congestive.

Ce sont là évidemment des différences exactes et, dans beaucoup de cas, les caractères que nous venons d'esquisser, s'opposent vigoureusement. Mais il ne faudrait pas trop insister sur ces divisions tranchées et arriver à faire avec elle des catégories trop séparées de malades. Il y a de nombreuses formes intermédiaires ; il y a de nombreux cas où les deux lésions se combinent, se succèdent même, la forme scléreuse envahissant et transformant peu à peu la forme glandulaire. Et enfin toutes deux ces formes concourent à former l'obstacle prostatique du vieillard.

Tout ce qu'on peut dire c'est que :

1° La forme *molle glandulaire,* liée à l'activité sexuelle prolongée, se trouve de préférence chez de plus jeunes sujets que l'autre ; elle est plutôt l'apanage des jeunes prostatiques, tandis que la forme *scléreuse* est plutôt celle du véritable vieillard ;

2° La forme molle est plus volontiers occlusive, l'autre

plus généralement enserrante, constrictive. Ce sont des distinctions que nous avons déjà longuement établies.

Les idées qu'il faut se faire en somme sur la nature intime et les variétés anatomo-pathologiques de l'hypertrophie prostatique, peuvent être ainsi résumées.

De même que toute lésion d'organe ou de tissu, l'hypertrophie prostatique peut être considérée :

1° Soit comme une *tumeur ;*

2° Soit comme une *dégénérescence ;*

3° Soit comme une *inflammation.*

Nous avons vu que certains y avaient cherché une sorte de *néoplasme,* plus ou moins comparable à celle des fibromes utérins par exemple.

D'autres y voient une *dégénérescence sénile* pure et simple, sous la dépendance de l'artério-sclérose générale et progressive du vieillard ; elle pénètre l'appareil urinaire comme elle envahit tous ses organes. La sclérose prostatique n'est qu'un cas particulier de la déchéance fibreuse totale de l'organisme.

La sclérose vasculaire primitive n'explique pas cependant toutes les hypertrophies prostatiques ; nous l'avons vu avec le travail de Motz, qui a montré que cette sclérose n'existe pas dans les formes nombreuses d'hypertrophie avec augmentation du tissu glandulaire dans l'épaisseur de la glande. Cette sclérose peut bien, comme nous le verrons, être l'aboutissant ultime de toutes les formes d'hypertrophie, mais le point de départ initial n'est pas toujours en elle, elle n'est pas toujours la cause primitive de l'évolution anormale de la glande, et la transformation pathologique que celle-ci subit, à un certain moment de la vie, peut être mise en train par d'autres causes, causes premières de l'affection, alors que la sclérose n'est que leur traduction plus ou moins tardive.

D'autres enfin pencheraient plutôt vers une *inflammation* portant, suivant les cas, soit sur le tissu glandulaire lui-même, soit sur le tissu conjonctif. Les formes glandulaires seraient dues à une prolifération irritative de l'épithélium des canaux et des culs-de-sac glandulaires sous l'influence d'une activité sexuelle prolongée. Les formes fibreuses seraient le résultat de la vasculo-sclérose d'origine congestive.

Il est bien difficile de se faire une opinion tranchée au milieu de toutes ces divergences de vue. Là n'est peut-être pas la vérité du reste, et, au lieu de s'attarder à des discussions purement spéculatives sur l'origine réelle de l'hypertrophie prostatique, il est d'un intérêt plus pratique de se rappeler simplement qu'elle peut se présenter avec des types anatomiques très divers qui ont conduit les auteurs à édifier telle ou telle théorie, suivant que tel ou tel d'entr'eux était rencontré par eux avec plus de fréquence, ou mis plus particulièrement en relief dans leur description.

Les principaux types que nous avons notés dans nos nombreuses coupes de prostate à l'amphithéâtre, sont les suivants :

On trouve d'abord des prostates, à la coupe transversale desquelles on ne voit aucune trace d'organisation en îlôts, en fibromes, et où apparaissent surtout des *granulations glandulaires, non groupées, diffuses*, séparées seulement de distance en distance par des tractus fibreux peu épais, disposés généralement en traînées stellaires, irradiantes, comme l'indique la figure vue plus haut (fig. 12), avec çà et là la coupe de vaisseaux à lumière plus ou moins large, mais toujours assez gros.

Puis, d'autres prostates où les éléments glandulaires semblent de plus en plus rares, où *la trame est serrée, et semble faite presque uniquement de bandes fibreuses épaissies,* affectant souvent une forme plutôt circulaire, mais tassées étroitement les unes contre les autres, et formant des anneaux concentriques, de plus en plus nets et serrés à mesure qu'on se rapproche du canal de l'urèthre. Dans ces glandes, les vaisseaux coupés en travers paraissent peu nombreux et de lumière étroite (fig. 14 et 15).

D'autres encore montrent sur la coupe un nombre plus ou moins considérable de ces *petits fibromes glandulaires*, bien décrits par Launois et formant des ilôts plus ou moins arrondis ou ovalaires, tranchant nettement sur le reste du parenchyme (fig. 13), mais toujours petits, et conservant autour d'eux, et même dans leur intérieur, des granulations glandulaires assez abondantes.

Enfin, dans quelques formes beaucoup plus rares que les précédentes, *les fibromes ont atteint un volume considérable*, forment de grosses masses dures, disséminées dans le parenchyme, souvent encapsulées, prêtes mêmes à s'énucléer, et semblant faites uniquement de tissu fibreux ou fibro-musculaire. C'est dans des prostates énormes de volume, très lobulées, et irrégulières de surface, que nous avons rencontré ces fibromes-types pour ainsi dire (fig. 11 et 21) et qui seraient la véritable indication à des énucléations thérapeutiques, dans les cas où on pourrait les diagnostiquer.

§ III. — Anatomie pathologique (macroscopique et microscopique) de la vessie chez les vieux.

A. — Aspect général des parois et de la cavité.

L'aspect général des parois et de la cavité de la vessie sénile est trop connu pour que nous y insistions longuement. Cette description a été faite déjà par les plus anciens anatomistes et complétée par tous les auteurs qui se sont occupés de pathologie vésicale ; nous pourrions les citer tous, nous ne rappellerons que les noms de Petit, Civiale, Guyon et ses élèves, Launois en particulier.

La vessie sénile a le plus généralement ses parois *épaisses,* nettement hypertrophiées ; parfois au contraire elle présente des parois *amincies,* présentant à peine çà et là quelques vestiges de la couche musculeuse. Ces vessies amincies représentent un degré de sénilité plus avancé que les précédentes ; ce sont des vessies où la sclérose a remplacé presque partout le fibre musculaire, et dans lesquelle la distension est survenue et est restée permanente.

Dans la vessie à parois épaisses, il y a véritablement hypertrophie des fibres musculaires qui augmentent de volume et de nombre ; mais, dit Launois, leur force n'est pas en rapport avec cet accroissement. Les éléments contractiles se trouvent en effet englobés dans une gaîne de tissu conjonctif dense et serré qui gêne leur action d'abord, et plus tard, par son développement, finit par la supprimer complètement. C'est l'hypertrophie des fibres musculaires du plan interne qui dessine les *colonnes* classiques du côté de la cavité vésicale.

Au niveau de chaque colonne, la couche sous-muqueuse lâche a disparu, ou plutôt s'est fusionnée avec la muqueuse qui recouvre immédiatement les faisceaux musculaires.

Dans l'intervalle des colonnes, la paroi musculaire est réduite au minimum ; elle n'est composée que de faisceaux épars, séparés par un peu de tissu cellulaire (Launois). C'est à ces points faibles que se font de véritables hernies de la muqueuse, que nous étudierons bientôt sous le nom de *cellules.*

Les vessies minces sont toujours dilatées, à l'état de grandes poches, plus ou moins lobées et flasques. Les vessies hypertrophiées et épaisses sont souvent aussi distendues. Mais, dans quelques cas, on trouve des vessies à parois très épaissies pouvant atteindre 1 cent. 1/2 de hauteur, et petites, ramassées en quelque sorte sur elles-mêmes. C'est ce que Civiale avait décrit sous le nom de *racornissement de la vessie.*

La cavité vésicale vide, peut être très petite dans ces cas ; on l'a vu devenir du volume d'une petite orange.

B. — Le bas-fond vésical.

Il est rare de trouver une vessie d'homme âgé qui ne se déprime pas en cul-de-sac plus ou moins profond, en arrière du triangle de Lieutaud, qui n'ait pas ce qu'on a appelé dans tous les livres d'anatomie : *le bas-fond vésical.*

I. **Son mode de formation.** — Les auteurs d'anatomie donnent tous à peu près le même avis sur la constitution du bas-fond vésical.

Dans les premières années de la vie, non seulement il n'y a pas de bas-fond, mais il n'y a pas même de base, de plancher vésical à proprement parler ; la vessie est fusiforme, et sa face inférieure n'existe pas.

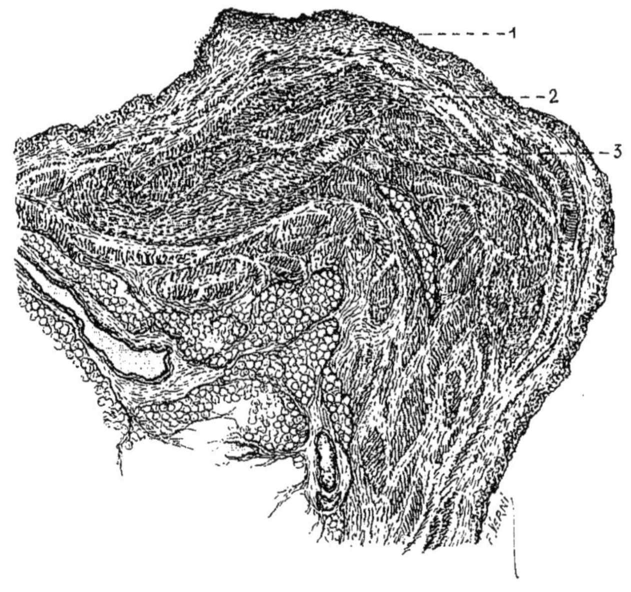

Fig. 16. — Coupe d'une paroi vésicale de jeune sujet, prise vers les parties supérieures de la vessie. Tissu musculaire sensiblement moins abondant que celui de la figure 19.

1, Surface muqueuse ; 2, Tissu conjonctif interstitiel ; 3, Tissu musculaire.

Plus tard, cette face inférieure apparaît nettement avec le développement de la prostate qui lui sert pour ainsi dire d'assise. Mais aucun bas-fond n'existe encore, c'est-à-dire qu'il n'y a encore aucune dépression de la paroi vésicale en arrière du trigone ; le trigone et le reste de la paroi inférieure qui est en arrière de lui sont sur le même plan horizontal.

Mais, à mesure que le sujet avance en âge, la partie de la paroi inférieure, qui est en arrière de la base du trigone et qui n'est pas soutenue par la prostate, se creuse en fosse ellipsoïde à grand diamètre transversal. C'est cette fosse qui, en se creusant toujours davantage, arrive à former un bas-fond plus ou moins descendant derrière la prostate.

Avec l'âge, dit Testut[1], le bourrelet inter-uretérique qui délimite la fosse en avant, s'accuse et augmente de hauteur. C'est là encore une raison pour augmenter la profondeur, apparente tout au moins, de cette fosse.

Il faut, du reste, bien s'entendre sur la signification précise du mot bas-fond ; le bas-fond, tel qu'on doit le comprendre chez les vieux prostatiques, à l'état pathologique en un mot, constitue une dépression, une fosse *permanente* en arrière du trigone, *persistant* même à l'état de vacuité de l'organe. En dehors des cas pathologiques, et quand la vessie est simplement distendue par l'urine, il arrive souvent que la portion de la paroi vésicale qui est en arrière du trigone se déprime plus ou moins et descend au-dessous du niveau de l'orifice uréthral ; mais quand cette excavation est temporaire et disparaît avec la vacuité de la vessie, elle n'a rien à faire avec le bas-fond que nous étudions, et ne mérite pas ce nom.

Si on prend les idées généralement admises et ci-devant exposées sur la formation du bas-fond, au pied de la lettre, on voit que, primitivement tout au moins, le bas-fond vésical n'est pas une véritable dépression, un enfoncement du côté du périnée ; il n'existe en quelque

[1] TESTUT, *Anat. humaine*, T. III, p. 882.

sorte que *relativement* au reste du col vésical qui s'est élevé au-dessus de lui. Plus tard, quand la dépression est formée, est amorcée pour ainsi dire, elle ne fait que s'accroître, car l'urine tend à s'y accumuler et la pesanteur agit constamment pour l'accentuer.

Cette conception n'est peut-être pas entièrement

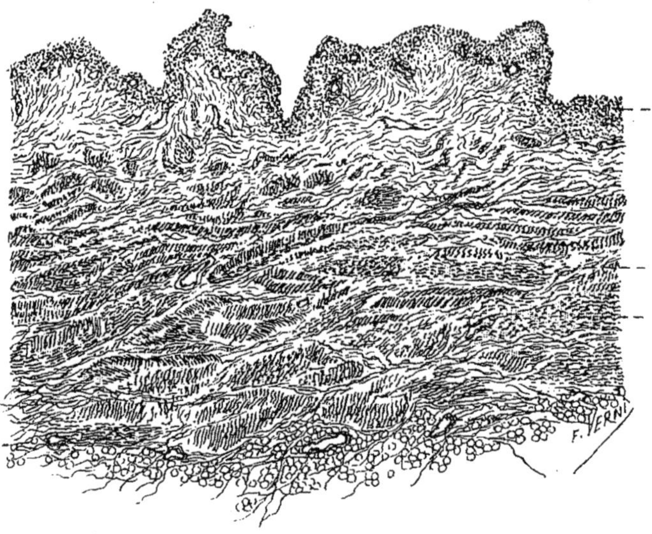

Fig. 17. — Coupe d'une paroi vésicale de vieux, prise vers les parties supérieures de la vessie. Tissu musculaire peu épais, et étouffé d'ailleurs par de la sclérose.

exacte, et la formation du bas-fond vésical chez le vieux n'est peut-être pas aussi simple qu'on le suppose partout. Nous pensons, pour notre compte, que le bas-fond peut se dessiner peut-être indépendamment du développement en hauteur de la glande prostatique, et que sa formation peut s'expliquer par la sclérose sénile de la paroi musculaire de la vessie, en dehors de toute influence due à une surélévation de la prostate. Sans doute, cette influence de niveau tenant à la prostate est très importante, et, ajoutée aux autres, ne fait que l'accuser davantage ; mais elle n'est pas nécessaire à son développement.

Et d'abord, le bas-fond peut apparaître avant l'hypertrophie prostatique proprement dite. Il suffit pour s'en convaincre, de regarder à l'amphithéâtre, comme nous l'avons fait sur beaucoup de sujets, toute une série de vessies appartenant à des sujets simplement arrivés à l'âge mûr[1].

Chez la plupart d'entre eux, la prostate n'est nullement saillante du côté de la vessie, et n'est même nulle part sensiblement hypertrophiée ; il n'y a pas de bas-fond non plus. Mais chez quelques-uns cependant celui-ci existe déjà, comme si ce bas-fond se développait pour son propre compte, en dehors d'une influence bien nette venue de la prostate. Quelques sujets, âgés seulement de 45 ans environ, nous ont présenté un bas-fond déjà bien marqué, sans aucune hypertrophie prostatique.

Du reste il ne semble pas que la vessie soit, à l'état normal, *musculairement* plus faible sur sa partie inférieure qu'ailleurs. Voici ce que dit notamment Charpy[2]. « La couche musculaire est toujours bien marquée vers la paroi inférieure, où elle a à lutter contre une pression plus forte de l'urine, et elle se continue vers l'orifice uréthral avec le sphincter lisse de la vessie ». Dans une étude récente et très complète sur la musculature vésicale[3], Riccardo Versari ne signale pas non plus de points spécialement faibles sur le plancher vésical, au niveau de l'endroit où se forme le bas-fond. Nous avons

[1] La plupart de ces recherches ont été faites par M. Hugot, interne des hôpitaux.

[2] *Leçons sur les organes génito-urinaires*, 1890.

[3] *Ann. gén. urinaires*, octobre 1897.

nous-même pu constater au contraire histologiquement la richesse en fibres musculaires de la paroi vésicale au niveau du plancher. On voit, quand on compare cette paroi postéro-inférieure avec les autres points de la

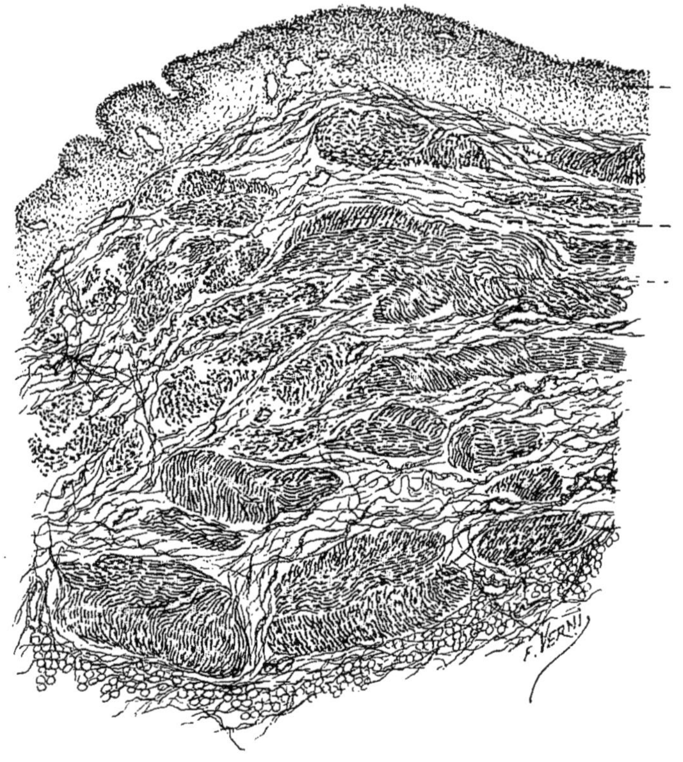

Fig. 18. — Coupe d'une paroi vésicale de vieux prise près de la face inférieure de l'organe. Tissu musculaire très épais et hypertrophié par places, mais dissocié en plusieurs points par l'infiltration conjonctive.

vessie, que c'est certainement sur elle que les fibres musculaires lisses sont les plus développées. Les figures 16, 17, 18, 19, représentant des coupes faites comparativement sur cette paroi et sur la paroi supérieure de l'organe, ne laissent aucun doute à ce sujet. Les coupes ont été faites par notre collègue et ami M. Paviot, attaché au laboratoire d'anatomie pathologique de la Faculté.

Le plancher est donc bien organisé pour lutter contre le poids de l'urine.

Mais avec l'âge cette musculature vigoureuse s'affaiblit parce qu'elle se laisse pénétrer par l'infiltration conjonctive. La coupe de la fig. 18, empruntée à un vieux prostatique, porteur d'un bas-fond bien accentué, montre bien le fait. La sclérose y est considérable, et les fibres musculaires, quoique volumineuses et épaisses, y sont dissociées et pénétrées par elle.

Chez la plupart des sujets, cette sclérose se fait tardivement, à un âge avancé, en même temps que l'hypertrophie prostatique, et il y a là une double condition favorable à la formation du bas-fond.

Chez d'autres, jeunes encore, l'hypertrophie prostatique peut ne pas exister encore (quoique nous ayons vu qu'elle peut se montrer très précoce chez certains malades) mais une dégénérescence musculaire hâtive a déjà envahi la vessie, et la paroi inférieure du réservoir va commencer à se laisser déprimer par le poids de l'urine ; cette dépression se fait en arrière de la portion prostatique du plancher, qui ne peut pas lui, se laisser déprimer, car il repose sur l'assise solide de la prostate[1].

[1] On pourra objecter ceci. Les femmes ne présentent pas de bas-fond vésical ; quand il existe, il est à l'état tout à fait rudimentaire ; et cependant la sclérose sénile de la vessie doit exister chez elles comme chez l'homme, et la paroi inférieure de leur vessie devrait céder, avec l'âge, comme chez l'homme. Cela est vrai, mais on ne tient pas compte de l'absence chez elles, de la portion du plancher vésical soutenu par la prostate ; la paroi inférieure de la vessie se déprime beaucoup et souvent chez elles, et la cystocèle vaginale en est la preuve, mais c'est *une dépression en bloc de toute cette face inférieure* qui ne ressemble nullement au bas-fond de l'homme, qu'accuse si nettement la portion prostatique du plancher, surélevée au-dessus de lui. Le bas-fond

II. Ses conséquences. — La présence d'un bas-fond vésical se traduit, dès qu'il prend quelque importance, par les effets suivants :

1° Stagnation de l'urine. — Il n'est pas difficile de comprendre comment la présence du bas-fond peut gêner la vessie pour se débarrasser complètement de son contenu et crée les conditions les plus favorables à la stagnation urinaire, à la formation d'un clapier où séjourne *l'urine résiduale*[1], et cela par la seule influence de ce bas-fond, en dehors de toute autre cause d'obstacle prostatique par exemple. Autrement dit encore la seule existence du bas-fond vésical peut amener de la *rétention incomplète*.

La vessie s'efforce cependant de se débarrasser de son résidu, ainsi que le fait bien remarquer Jean[2].

« Les colonnes forment toujours une couronne elliptique et horizontale au niveau du bas-fond ; la contraction musculaire de ces colonnes a pour action de rapprocher les cercles concentriques, et par conséquent de diminuer la capacité du bas-fond qui remonte en masse et permet la sortie par le col vésical dévié et dilaté, d'une certaine quantité de l'urine qui y séjournait, té-

chez la femme c'est toute la face inférieure affaissée du côté du vagin ; le bas-fond chez l'homme c'est seulement la partie rétro-prostatique du plancher.

L'agent actif, sinon causal, de cette dépression, c'est en effet la *pesanteur*, qui agit lentement et qui n'agit qu'au moment de l'âge un peu avancé. Sur une vessie jeune, défendue par sa tunique musculaire active et vigoureuse, elle ne peut rien ; quand la tunique faiblit, elle amorce le cul-de-sac rétro-prostatique qui ne fait que s'accuser par la suite de la maladie prostatique. L'action de la pesanteur sera encore plus efficace, quand sera venue la période de dysurie avec rétention complète ou incomplète, la vessie ne se vidant alors jamais de façon complète, et une certaine quantité d'urine résiduale pesant toujours constamment sur le plancher vésical.

[1] L'urine qui reste en résidu dans la vessie après la miction, dans les cas de rétention incomplète.

[2] Jean, *De la rétention incomplète d'urine*. Thèse Paris, 1878, p. 31.

moignage constant de la lutte que la vessie doit soutenir constamment ».

La figure vue plus haut (fig. 18) montre bien, elle aussi, que les fibres musculaires du bas-fond sont très hypertrophiées, et forment un plan encore plus épais que

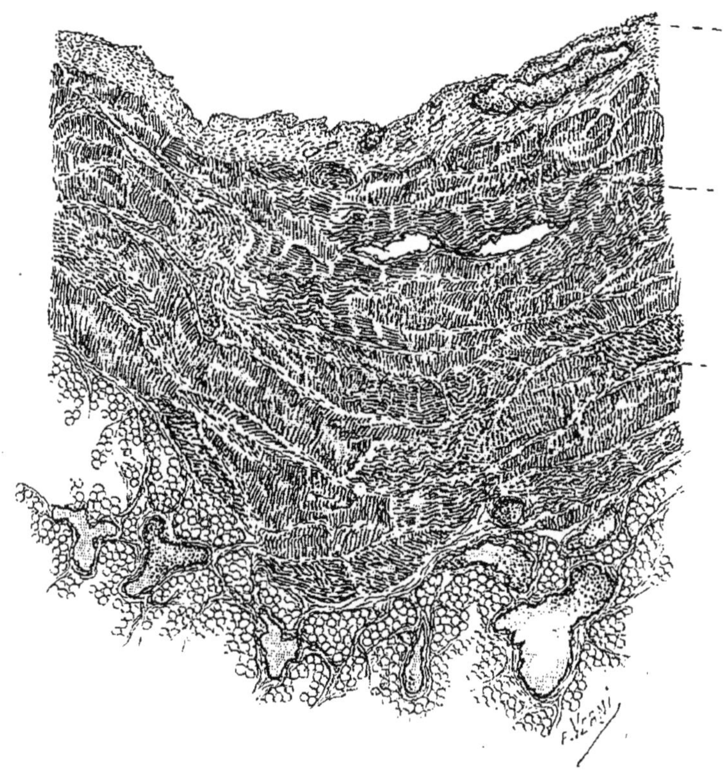

Fig. 19. — Coupe d'une paroi vésicale de jeune sujet, prise vers le bas-fond de la vessie. Tissu musculaire très abondant et serré.

celui de la paroi inférieure d'une vessie de jeune sujet (fig. 19). Tous les bas-fonds que nous avons examinés montrent cette hypertrophie. Elle témoigne donc des efforts qu'a faits la paroi vésicale inférieure contre la pression de l'urine ; elle a lutté tant qu'elle a pu ; mais l'infiltration conjonctive a diminué peu à peu sa résistance et elle a fini par céder en se déprimant toujours davantage.

2° Stagnation du pus. — Non seulement c'est l'urine qui stagne dans le bas-fond jouant le rôle de clapier, mais c'est encore le pus dans les vieilles cystites suppurées, ce sont encore les calculs. C'est dans ce clapier que s'achèvent à loisir les fermentations et la décomposition de l'urine préparée par la cystite ; c'est de ce bas-fond que la sonde ramène les portions franchement purulentes de l'urine dans le catarrhe vésical ; c'est dans ce bas-fond que s'accumulent les dépôts phosphatiques, et c'est là que le lithotriteur doit aller soigneusement les chercher.

En résumé, le cul-de-sac rétro-prostatique une fois créé et transformé en clapier permanent dans une vessie malade et avec une urine pathologique, ne fait par la suite qu'aggraver et perpétuer les lésions locales ; il rend illusoires les moyens désinfectants et modificateurs qui peuvent réussir dans une vessie où il n'existe pas, car il agit exactement comme un diverticule d'abcès qui se vide mal ou qui est insuffisamment drainé.

C. — Les poches et cellules vésicales [1].

C'est surtout dans la vessie des prostatiques qu'on trouve ces diverticules qui jouent un si grand rôle dans la production des abcès vésicaux et dans la prolongation indéfinie de la cystite chez ces malades.

Tout d'abord, il ne faut pas confondre les « cellules » avec les « poches » vésicales. Les cellules sont formées par des hernies de la *seule muqueuse* à travers la tunique musculeuse éraillée, dissociée pour leur livrer passage,

[1] Englisch en a donné une bonne description (*Wien. Klin.*, 1894, et *Centralblatt f. Chir.*, 1894, N° 18).

tandis que les poches sont des prolongements plus ou moins vastes constitués par toutes les couches de la paroi de la vessie.

I. Les poches vésicales. — Les poches offrent beaucoup moins d'intérêt que les cellules. Elles déforment la vessie, elles la font apparaître plus ou moins irrégulière de surface, surtout quand elle est distendue, car alors ces prolongements anormaux ressortent davantage et correspondent, en somme, à ceux qu'on trouve décrits dans les anciens auteurs sous le nom de *vessie irrégulière*, de *développement irrégulier de la vessie, etc.*

Ces poches sont quelquefois séparées de la grande cavité vésicale par un collet, « un goulot » plus ou moins étroit.

On peut les trouver partout mais elles se rencontrent de préférence sur les parties latérales de la vessie et sur le sommet à l'insertion de l'ouraque.

Parfois, en ce point, la poche surajoutée à la vessie donne à cette dernière l'aspect d'une gourde. C'est encore des cas de ce genre qui ont pu faire croire à des *vessies doubles*.

Dans les cas de poches latérales un peu développées, on peut avoir, si la vessie est distendue, des collections fluctuantes dans les fosses iliaques qui peuvent en imposer à l'observateur non prévenu.

Comme on le voit, c'est là une disposition anormale qu'il importe surtout de connaître pour éviter en clinique des erreurs sur la situation ou dans l'exploration de la vessie. Ces poches peuvent, du reste, recevoir des calculs ; il faut savoir les y reconnaître et aller les y attaquer. Elles peuvent également, dans certaines cystites, servir de refuge aux agents infectieux et contribuer à y perpétuer l'inflammation.

Nous retrouverons, du reste, tous ces détails et toutes ces conséquences pathologiques à propos des cellules vésicales et beaucoup de ces effets sont communs aux deux états. Pour éviter des redites, nous renvoyons donc à l'étude des cellules que nous allons faire maintenant.

Les poches ne sont du reste pas du tout l'apanage des vieilles vessies ; on peut les rencontrer même chez des enfants, car souvent ces diverticules anormaux, surtout ceux qui siègent vers le sommet de l'organe, sont d'origine congénitale et correspondent à des vices de développement de la vésicule allantoïde. Nous n'en aurions pas fait l'étude si, dans certains cas, elles ne pouvaient être acquises précisément par affaiblissement sénile des parois de la vessie.

Cependant, il semble bien que les flancs de la vessie, là où se forment les véritables poches, soient normalement un peu dégarnis de fibres musculaires. « Les faisceaux antérieurs et postérieurs (du plan longitudinal superficiel), dit Charpy[1], sont toujours bien nets ; ceux de la face latérale sont ordinairement plus profonds, surtout plus minces... Les flancs de la vessie sont donc en partie dégarnis, et comme le fascia y est en même temps plus mince, il en résulte un point de moindre résistance où le viscère tend à se dilater sous forme de poches (vessie trilobée, cordiforme) ».

II. Les cellules. — Elles sont très diverses d'aspect, de forme, de siège, etc.

[1] CHARPY, *Org. génit. urin.*, 1890, p. 64.

1° Variétés. Mode de production. — Leur description macroscopique a été admirablement donnée par Civiale[1]. Il y a peu à ajouter à cette étude qui date de plus d'un demi-siècle. Voillemier et Le Dentu[2] en ont fait aussi une étude approfondie.

Les cellules sont petites ou grandes ; petites comme un pois, un grain de raisin ; grandes comme une noix, un œuf, parfois grandes comme la vessie elle-même.

Elles peuvent faire saillie, flotter même à la surface de l'organe, mais le plus souvent elles sont noyées dans la péricystite scléreuse que nous décrirons bientôt, et il faut les chercher, les sculpter dans cette gangue fibreuse pour les y découvrir.

Parfois il y en a une seulement, ou deux, ou trois ; dans d'autres cas, elles sont extrêmement nombreuses. Civiale a vu une vessie qui en était absolument couverte, « au point de ressembler à une grappe de raisin ». Platner en a observé jusqu'à trente-neuf, *contenant chacune un calcul.*

Elles peuvent siéger partout, mais spécialement vers le bas-fond de la vessie, ou à sa face postérieure.

Les cellules communiquent avec la cavité vésicale par un orifice plus ou moins large. Les petites cellules ont généralement un orifice vésical étroit ; les grandes cellules communiquent ordinairement par de larges ouvertures.

Dans le cas de très grandes cellules et quand l'orifice de communication est large, on peut voir la vessie apparaître comme un simple diverticule de la cellule elle-même, qui représente alors la véritable cavité vésicale.

1 Civiale (*loc. cit.*), t. III, p. 132.

2 Le Dentu, *Maladies de la vessie et de la prostate*, t. II. Paris, 1881.

Dans certains cas anciens, où l'orifice de communication s'est très agrandi, où son rebord s'est peu à peu effacé, comme il le fait généralement avec le temps et à mesure que grandit la cellule, il n'y a même plus de démarcation tranchée entre la cellule et la vessie, si l'on regarde simplement du côté de la cavité vésicale.

L'orifice de communication de ces cellules peut parfois, au contraire se boucher, et la cellule évolue ensuite pour son propre compte, indépendamment de ce qui peut survenir dans la vessie même.

Le *mode de formation* de la cellule est le suivant. Elle est due à deux influences combinées pour le même effet :

1° L'*altération sénile de la couche musculaire*, qui est pénétrée par la sclérose et qui ne présente plus de plan musculaire continu. La sclérose l'a envahie, et, même quand l'hypertrophie se fait pour lutter contre un obstacle prostatique, cette hypertrophie ne peut se produire que par places disséminées, que par faisceaux isolés. C'est entre ces fibres musculaires, hypertrophiées ou non, mais irrégulièrement réparties, que passera la hernie de la muqueuse.

2° La *rétention incomplète chronique*, plus ou moins souvent traversée de crises de rétention complète aiguë, qui permet à l'urine accumulée constamment, sous certaine pression, dans le viscère de pousser la paroi muqueuse entre les fibres de la musculeuse, là où le plancher musculaire de soutènement lui manque.

La cellule une fois créée, et surtout ayant acquis un certain volume, elle prend des signes propres et devient à son tour le point de départ d'une série d'accidents relevant directement de sa présence. Ses *signes propres* ce sont les *déformations qu'elle crée à la surface de l'organe*, surtout quand il est distendu par de l'urine ou du pus ; d'où les erreurs cliniques qu'elles peuvent entraîner.

Ces erreurs de diagnostic clinique se voient surtout dans les cas de distension de la vessie et de rétention d'urine. La cellule, distendue en même temps que la vessie et pouvant faire saillie en un point éloigné de la vessie elle-même, peut en imposer pour une tumeur ou une collection indépendante du réservoir urinaire. L'erreur est alors d'autant plus difficile à éviter, si l'on n'est pas prévenu, que le cathétérisme, en pareil cas, vide la vessie et peut ne pas vider la cellule, souvent très indépendante de la grande cavité vésicale. De même, des calculs peuvent s'y loger comme nous le verrons bientôt et échapper aux moyens d'exploration ordinaires.

2° Conséquences directes ou indirectes de la présence des cellules. — Les accidents entraînés par la présence des cellules sont de divers ordres, mais se rattachent tous plus ou moins, en définitive, à une des conséquences directes de la cellule, à la *stagnation facile de l'urine dans la cavité*.

L'urine séjourne longtemps dans ces cavités, surtout quand elle se trouve dans les points déclives. Elle y a d'autant plus de facilité à y séjourner ainsi que les parois de la cellule, tout à fait dépourvues de fibres musculaires, n'ont aucune tendance à l'en chasser. Ce sont là d'excellentes conditions pour faire des cellules un peu volumineuses de véritables clapiers.

Les autres accidents en découlent ; l'urine alcaline des vieux catarrhes vésicaux y dépose à son aise les concrétions ammoniaco-magnésiennes ou phosphatiques plus ou moins volumineuses, *sables, graviers, calculs*. Et c'est le cas ordinaire de trouver dans les cellules ces diverses productions, ou encore une *boue crayeuse* plus ou moins épaisse qui en tapisse les parois[1].

La cystite, si elle n'est pas déjà existante, ne tarde pas à s'établir dans ces cavités où s'accumulent le muco-pus, les épithéliums en déchet, les sédiments, etc., etc., où pullulent à leur guise et en toute sécurité, loin des

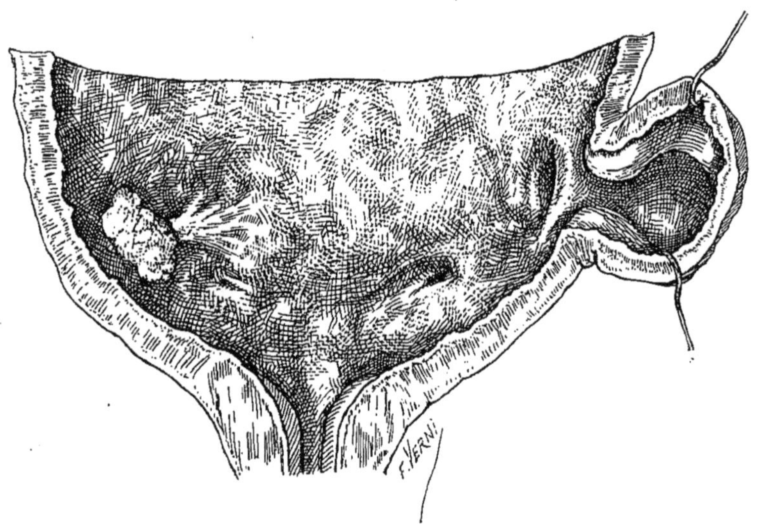

Fig. 20. — Vessie d'un vieux de 71 ans, mort avec des phénomènes de cystite hémorrhagique, et de la rétention incomplète. La petite tumeur pédiculée siégeant à gauche explique les hémorrhagies. A droite on peut voir une grosse cellule qui, malgré l'ouverture de la grande cavité vésicale, était remplie d'urine; elle était pleine aussi d'un sable phosphatique abondant. Un peu au devant de l'embouchure de cette cellule dans la vessie, on peut voir un orifice, ovalaire dans le sens vertical, et qui conduisait aussi dans une cellule un peu plus petite, et placée derrière la précédente.

lavages, loin de l'action thérapeutique, les différents micro-organismes, qui la déterminent ou l'accompagnent. En tout cas, quand elle préexiste, elle trouve là un abri sûr pour sa continuation; c'est un élément important dans l'éternisation des catarrhes.

[1] Dans le cas particulier de la figure représentée ici (fig. 20), la cellule était remplie de nombreux graviers phosphatiques.

Apparaissent ensuite, compagnes habituelles de ces vieilles lésions inflammatoires chroniques, les *ulcérations,* d'autant plus faciles à se développer et à s'étendre ici que la paroi est tout entière formée de la seule muqueuse, mince, étirée, et souvent malade depuis longtemps déjà ; puis les *abcès,* qui trouvent dans ces ulcérations les meilleures conditions d'éclosion (absorption directe des germes pyogènes par le tissu cellulaire ou lymphatique péri-vésical, infiltration de l'urine infectée, etc.). Et, de fait, c'est dans ces vieilles vessies à cellules qu'on rencontre de préférence les suppurations proprement dites ; sans aller aussi loin que Chopart, qui faisait de ces cellules le point de départ presque obligé de tous les abcès vésicaux, il faut bien reconnaître que très souvent elles en sont vraiment la cause première. Elles y contribuent d'autant plus activement que certaines de ces cellules peuvent, à un moment, se séparer pour ainsi dire de la cavité vésicale, s'isoler par fermeture de leur orifice de communication ou parce que cet orifice arrive à se trouver beaucoup plus haut que le point déclive de la cellule et ne peut servir à en vider le contenu dans la vessie.

Si, à ce moment, le pus s'accumule dans la cavité de la cellule, il y reste, et la cellule suppurée apparaît à un examen nécropsique superficiel qui laisserait inaperçu l'orifice de communication vésicale, comme un véritable abcès indépendant de la vessie. Il pourra du reste se comporter de même qu'un véritable abcès primitivement péri-vésical, s'il est tant soit peu volumineux ou si son pus est très actif ; il pourra, par exemple, déterminer autour de lui des adhérences, des phlegmons, s'ouvrir dans les organes voisins, etc., comme nous verrons pour certains abcès vésicaux.

Quoique nés primitivement dans une cellule, c'est-à-dire dans la cavité vésicale, ce sont bien là, il faut bien le dire, de vrais abcès vésicaux ; leur distinction avec ces derniers est une affaire de pure classification.

CHAPITRE II

Symptomatologie générale. — Variétés cliniques.

---

§ Ier. — La dysurie sans rétention.

A. — DYSURIE D'ORIGINE VÉSICALE (ATONIE VÉSICALE).

I. Son importance dans la maladie urinaire. — Il est des gens qui pendant toute leur vie, depuis leur jeune âge même (en dehors de tout accident du côté des voies urinaires) n'ont jamais uriné avec force. A côté de sujets dont le jet urinaire vigoureux, lancé au loin, s'arrondit en une courbe à grand rayon, et cela sans efforts musculaires, par la seule force du muscle vésical, on en voit d'autres qui, sans raison apparente, sans rétrécissement, sans spasme, décrivent une trajectoire modeste et ne peuvent jamais arriver à la force de projection des précédents, même quand leur besoin d'uriner est intense et malgré les efforts volontaires qu'ils peuvent faire.

Chez les premiers, en outre, la miction se termine généralement de franche façon ; après deux ou trois saccades terminales tout est fini et, jusque tout près de la fin, le jet garde ses caractères de volume et d'intensité. Chez les seconds, la fin n'est pas aussi nette ; à mesure que la vessie se vide et épuise son élasticité par sa *détension*, la colonne urinaire faiblit d'une manière visible, et quand arrivent les dernières gouttes d'urine, il faut que le sujet pousse quelque temps et à plusieurs reprises pour les faire sortir; ce n'est qu'après plusieurs de ces hésitations, que l'acte prend définivement fin.

Les premiers ont un muscle vésical *congénitalement vigoureux*, énergique, les seconds ont un muscle vésical *congénitalement faible,* paresseux. Ce sont les sujets de cette seconde catégorie qui sont les candidats à la rétention d'urine sénile, même sans obstacle prostatique, alors qu'on voit les premiers supporter sans troubles fonctionnels, ou avec le minimum de ces troubles, de grosses hypertrophies prostatiques.

Il est difficile de catégoriser en bloc ces faibles vésicaux, *ces impuissants mictionnels,* et surtout de les catégoriser en clinique. Cependant, sans vouloir faire de cadres trop tranchés, on peut dire que souvent ils ont un habitus extérieur commun et les anciens auteurs, bons observateurs cliniques, avaient déjà remarqué ces caractères. Ce sont des sujets à tissus « lâches » en général. Jeunes, ils ont déjà des organes génitaux de vieillards ; les bourses sont allongées et pendantes de bonne heure ; le pénis et le gland sont volumineux ; la peau du ventre et des cuisses est molle, se plisse facilement. D'une façon générale, les chairs manquent de ton, il y a là une constitution assez analogue à celle que certains médecins ont décrit récemment pour les sujets flasques et mous qui présentent des *ptoses* précoces, ou bien des hernies, des éventrations sans cause efficiente sérieuse.

Par le fait de l'âge, la paresse congénitale du muscle expulseur ne fait que s'accentuer bien entendu, et pour peu qu'alors le développement sénile de la glande prostatique vienne, même sans obstacle véritable, indurer les parois de l'urèthre profond, entraver simplement sa dilatabilité, voilà une véritable dysurie sénile créée.

Il est bien certain dès lors, que, dans ces cas, l'hypertrophie prostatique joue le rôle de simple cause adjuvante et ne fait que souligner les difficultés qui existaient déjà ; elle peut manquer d'ailleurs et la simple atonie vésicale aggravée par l'âge et par la dégénérescence scléreuse que cet âge amène dans des fibres musculaires simplement faibles autrefois, suffit à expliquer tous les symptômes de dysurie que présentent ces malades.

Ces faits sont bien connus à l'heure actuelle. Civiale y avait déjà beaucoup insisté autrefois, réagissant contre l'erreur de Mercier qui donnait à l'obstacle prostatique un rôle trop exclusif. M. Guyon avec sa conception de *la sclérose vésico-prostatique* a bien montré aussi toute l'importance qu'il fallait attribuer à la déchéance vésicale dans la maladie dite hypertrophie prostatique.

Au dernier Congrès d'Urologie[1], Desnos a trouvé sur un total de 296 prostatiques, 220 malades porteurs de prostates tuméfiées et 96 sans hypertrophie prostatique appréciable par le rectum. Or, ce qui semble bien prouver que le volume de la prostate n'est pas en rapport direct avec la rétention d'urine proprement dite, c'est que les 76 vieillards sans hypertrophie apparente étaient cependant rétentionnistes, tandis que, parmi ceux dont la glande était manifestement hypertrophiée, on n'en trouvait que la moitié de véritablement rétentionnistes.

II. Effets cliniques. — Les symptômes sont faciles à prévoir et nous allons les esquisser rapidement. La

[1] Paris, octobre 1897.

miction n'est jamais énergique, si ce n'est parfois à son début, alors que l'élasticité de la vessie distendue n'est pas encore épuisée. Vers le milieu de l'acte, l'urine coule lentement, sans force, puis l'émission ne s'achève qu'en bavant, ou par un mince filet que le malade essaye vainement de grossir par la contraction musculaire abdominale. Le dernier terme de la miction ne se produit pas nettement par le « *coup de piston* » des pisseurs vigoureux. Parfois même le malade n'est pas sûr que la miction soit terminée ; il est sur le point de quitter l'urinoir quand il s'aperçoit que quelques gouttes d'urine viennent de réapparaître et l'y retiennent encore un instant.

Quand on sonde ces malades, leur atonie vésicale apparaît encore plus nettement peut-être. L'urine, au lieu de s'échapper par la sonde avec une certaine force, ne coule que lentement, en bavant même, par le pavillon de la sonde, et pour lui donner plus franchement issue, il faut exercer une certaine pression sur l'hypogastre.

Ces dysuriques atones, même quand la vessie n'est pas encore arrivée à la période de distension réelle, ont des vessies larges, spacieuses ; cela est encore facile à constater quant on vient à les sonder ou à leur faire des injections vésicales. A l'inverse de certains prostatiques vrais et des dysuriques spasmodiques, qui ont souvent des besoins fréquents d'uriner, ils peuvent rester fort longtemps sans éprouver ce besoin.

En général ce besoin est moins impérieux même qu'à l'état normal. Il semble que, chez eux, *la vessie est à la fois atone et peu sensible en même temps à la distension ;* c'est ce qui peut du reste aggraver beaucoup l'état de ces malades s'ils ne satisfont pas à leur besoin d'uriner dès que celui-ci se fait sentir, car la distension de leur vessie peut arriver ainsi à devenir permanente. Et, d'autre part, ces malades sont peu disposés à uriner souvent, et préfèrent volontiers attendre pour le faire que leur vessie soit un peu distendue, car alors l'élasticité de la vessie est mise en jeu, et ils ont, au début de la miction, tout au moins, l'illusion d'uriner vigoureusement. C'est un cercle vicieux qui aboutit plus ou moins rapidement aux complications graves que nous allons maintenant étudier.

III. **Evolution.** — Pendant quelque temps, malgré les troubles fonctionnels signalés, l'urine ne stagne pas dans la vessie après les mictions ; la vessie arrive toujours à se débarrasser de son contenu. Les mictions sont plus lentes et plus laborieuses, voilà tout.

A un certain moment, cependant, la stagnation commence à apparaître. Petit à petit, la vessie garde un peu d'urine après chaque miction ; soit que le réservoir de moins en moins réagissant, s'accoutume à ce *modus vivendi*, soit que le sujet inconsciemment ou sciemment fatigué de faire les efforts nécessaires à l'expulsion totale, ne cherche plus à uriner *à fond* pour ainsi dire.

Cette période de stagnation commençante reste d'ailleurs absolument silencieuse au point de vue symptomatique. On peut cependant la dépister par la sonde, et constater qu'en sondant, par exemple, le malade, immédiatement après la miction qu'il croit complète, on ramène un « résidu » urinaire, variable de quantité.

Plus tard, la stagnation de l'urine ne fait que s'accentuer. Le développement de la prostate, à un certain moment, qui élève l'orifice uréthro-vésical et contribue à créer le bas-fond vésical, la favorise encore ; d'autre part, la musculature vésicale, envahie par la sclérose sénile et qui perd encore, par ce fait, de sa tonicité, diminue d'autant la puissance expulsive de l'organe. C'est alors que la *distension vésicale* va apparaître.

Nous avons déjà remarqué que la vessie de ces sujets a généralement de grandes dimensions, et que, toutes choses égales d'ailleurs, elle est *plus capace* que celle des sujets qui expulsent rapidement et sans effort leurs urines ; elle est susceptible de contenir une grande quantité d'urine avant de réagir pour l'expulser. Mais ce n'est pas la vraie *distension pathologique*. Celle-ci est caractérisée par ce fait que, non seulement le réservoir urinaire peut se distendre beaucoup, par une grande accumulation d'urine de son intérieur, mais qu'en outre, il *reste distendu* même quant on a évacué son contenu ; il reste comme *forcé*.

C'est alors que les symptômes cliniques de la distension vésicale apparaissent avec le tableau ordinaire de la rétention, complète ou incomplète ; ils n'ont rien de spécial, du reste, à la forme de dysurie que nous étudions et deviennent donc identiques à ceux qui compliquent, par exemple, la dysurie prostatique parvenue à la même phase. Mais tout cela appartient à l'étude de la rétention en général.

B. — Dysurie dépendant directement de l'hypertrophie prostatique.

Il existe des sujets âgés qui présentent des troubles dysuriques, dont le muscle vésical cependant est resté sain et vigoureux, à l'inverse de ceux que nous venons de passer en revue et chez lesquels c'est le développement sénile de la prostate qui joue un rôle causal indéniable[1].

Ce rôle peut, du reste, s'exercer de façon plus ou moins directe et en produisant des symptômes très variables de nature et de gravité, comme nous allons le voir.

Dans certains cas, les troubles fonctionnels observés sont surtout des troubles nerveux, d'hypéresthésie de l'urèthre prostatique, que nous étudierons bientôt; mais la prostate ne joue par elle-même aucun rôle de barrière, et si une certaine gêne de la miction s'ajoute de temps en temps aux autres signes fournis par le malade, c'est une gêne due à du spasme, gêne transitoire, intermittente, qui ne va pas jusqu'à la rétention et qui ne peut pas être comparée à la dysurie grave, progressivement croissante, qui traduit une barrière prostatique réelle.

Dans d'autres cas, au contraire, l'hypertrophie forme un obstacle réel (rétrécissement, soupapes, barre) et le tableau clinique est beaucoup plus chargé.

Nous allons étudier en détail la symptomatologie de ces différents malades. Nous renvoyons le lecteur au chapitre d'anatomie pathologique, pour savoir quelles sont les formes d'hypertrophie qui forment obstacle, quelles sont celles qui laissent l'urèthre libre.

I. Symptômes appartenant au début ou aux formes bénignes de l'hypertrophie. — Quand la forme d'hypertrophie n'est ni constrictive ni occlusive, et

1 Quelques auteurs soutiennent toujours à l'heure actuelle l'opinion de MERCIER, sur le rôle exclusif ou prédominant de l'obstacle prostatique. C'est ainsi que FENWICK pense que l'hypertrophie prostatique précède la perte de contractilité vésicale et l'établissement du résidu urinaire ; c'est en Amérique surtout qu'on retrouve encore des idées analogues.

que, d'ailleurs, le muscle vésical est resté suffisamment vigoureux, les difficultés mictionnelles, la *dysurie* proprement dite, n'existent pas ; mais les sujets présentent cependant certains troubles liés au développement même de la glande. *Nulle hypertrophie prostatique, même les « hypertrophies larges » que nous visons maintenant, ne reste absolument muette au point de vue clinique.* Et c'est à ce point de vue, et à ce point de vue seulement, qu'on peut admettre que toute hypertrophie prostatique est cause de troubles mictionnels chez le vieillard.

Mais alors, il faut entendre des troubles légers, bénins, que nous allons résumer et qui n'ont rien de commun avec les accidents dysuriques relevant d'un obstacle réel, et conduisant facilement à la rétention. Les mêmes troubles de réaction légère dont nous parlons, existent aussi dans les formes graves de l'hypertrophie, mais dans ce cas ils ne sont pour ainsi dire rien dans la symptomatologie ; ils s'effacent vite derrière des accidents plus sérieux.

Dans les formes bénignes, au contraire, le tableau clinique ne va pas au-delà, pour certains sujets favorisés ou très soigneux du côté de leur hygiène, de leur régime, etc. ; chez d'autres, moins heureux ou moins soigneux, il peut être traversé, il est vrai, par des troubles plus graves, par des accidents dysuriques véritables, sans cause apparente, ou à l'occasion d'une fatigue, d'un excès, etc., d'une cause de congestion ou de spasme, en un mot ; mais ces accidents graves n'ont pas tendance à durer ou sont rapidement conjurés par un traitement approprié.

En résumé, les troubles que nous allons passer en revue constituent :

1° Ou bien la totalité des symptômes que présente l'hypertrophie (*hypertrophies larges*) ;

2° Ou bien les premières phases seulement d'une évolution dans laquelle ils seront plus ou moins tôt remplacés par des accidents tout différents de gravité (*hypertrophies constrictives et occlusives*).

II. Symptômes des hypertrophies larges (ou appartenant aux premières phases seulement des hypertrophies constrictives ou occlusives). — Ils sont assez variables suivant les cas. Ecoutons ce que racontent les malades.

Certains malades accusent une sensation de *chaleur*, de *cuisson* au fond du canal, dans le périnée, sensation inquiétante plutôt que douloureuse, et survenant à des intervalles plus ou moins rapprochés dans l'intervalle de la miction. Celle-ci semble les soulager plutôt, puis, quelque temps après, la douleur réapparaît.

Cette chaleur, qui est parfois assez forte pour donner l'impression d'une petite brûlure, s'exagère beaucoup, parfois même n'apparaît seulement qu'après l'éjaculation. Les sujets racontent que, toutes les fois qu'ils se livrent au coït, le passage du sperme est suivi de cette sensation pénible qui s'irradie alors souvent tout le long du canal et dure, avec plus ou moins d'intensité, plusieurs heures consécutives parfois. Elle s'étend aussi assez souvent alors du côté de l'anus, en produisant comme du ténesme. Et, cela se voit, même en dehors de tout excès sexuel, chez les sujets les plus réservés, qui ne pratiquent le coït qu'une ou deux fois par mois, par exemple ; cela aussi en dehors de tout écart de régime ou d'habitudes alcooliques et quelle que soit l'hygiène du sujet.

Cette chaleur uréthrale profonde et la cause occasionnelle, le coït, qui la révèle au summum, sont très curieux à rapprocher des phénomènes absolument analogues qu'on note dans certaines uréthrites postérieures, dans certaines prostatites chroniques d'origine blennorrhagique. Il semble bien vraiment, comme le font supposer du reste, les recherches anatomo-pathologiques récentes, que l'hypertrophie prostatique n'est pas une simple dégénérescence, mais une véritable inflammation chronique, une sorte de prostatite, qui explique alors facilement un un état subinflammatoire de l'urèthre prostatique.

Les sujets qui souffrent ainsi, et chez lesquels on ne peut relever rien autre que l'hypertrophie prostatique, sans infection aucune, et alors qu'ils n'ont jamais eu d'uréthrite postérieure blennorrhagique, alors qu'on ne les a jamais sondés, peuvent rester avec ce seul symptôme pendant fort longtemps sans aucun trouble de la miction proprement dite ; il y en a même qui n'ont jamais autre chose pendant le reste de leur vie. La miction peut être en même temps un peu plus fréquente qu'à l'état normal, il peut même y avoir une pollakiurie véritable par hypéresthésie de l'urèthre profond, mais tout se borne à ces phénomènes de réaction légère liés au développement pathologique de la glande. La vessie reste tout à fait indemne, les urines demeurent limpides et, en somme, la fonction urinaire n'est pas gênée à proprement parler ; il n'y a pas de dysurie. *C'est la forme la plus détournée, la plus fruste de l'affection.*

Dans d'autres cas plus accentués, il n'y a plus seulement des sensations plus ou moins pénibles, les troubles de la miction apparaissent dès la première phase de l'hypertrophie.

Ces troubles sont très connus, classiques, et leur révélation dans l'interrogatoire du malade suffit au médecin pour faire penser à l'hypertrophie prostatique. C'est la *miction devenue fréquente et impérieuse la nuit*. Bien entendu, il ne s'agit pas ici des besoins répétés que crée une rétention déjà commençante et que traduisent les efforts d'une vessie qui ne se vide pas complètement à chaque miction, pour se débarrasser de son contenu : ce genre de pollakiurie est liée à la rétention, qui n'existe encore à aucun degré chez les malades que nous étudions.

La pollakiurie nocturne (quelquefois aussi diurne en même temps) que nous notons ici, est un phénomène d'ordre purement irritatif exercé par la glande hypertrophiée sur le col de la vessie. Ici encore il convient de rappeler que l'hypertrophie prostatique sénile peut être considérée, dans certaines de ses formes tout au moins, comme une véritable inflammation (prostatite glandulaire ou cirrhose à point de départ vasculaire) ; et cette conception anatomique cadre fort bien avec les phénomènes irritatifs et sub-inflammatoires, du côté de l'urèthre profond, du col vésical, qui sont faciles à mettre en évidence cliniquement. La pollakiurie est de ce nombre, au même titre que les sensations plus ou moins douloureuses que nous signalions plus haut.

L'irritation cervicale et, par suite, les besoins impérieux de miction et la pollakiurie qui en dérivent, sont plus marqués la nuit, parce que la nuit, dans le décubitus dorsal, la stase veineuse intervient pour congestionner la glande avec l'urèthre prostatique qui la traverse, et c'est cette congestion qui vient encore augmenter l'hyperesthésie du col.

Il est des cas où les troubles bénins et légers que nous venons d'étudier s'accusent avec une intensité toute spéciale, de façon à produire, non seulement de véritables douleurs, mais une gêne réelle de la miction. C'est quand l'hypertrophie s'est développée chez des *sujets névropathes*. Or, beaucoup de ces sujets ont eu des troubles mictionnels dûs au spasme uréthral, de très bonne heure, dès leur jeunesse, bien avant le développement de l'hypertrophie prostatique. Ce sont ces gens qui ne peuvent pas uriner librement dans un urinoir, par exemple, quand ils se sentent gênés par une personne à leurs côtés, ou quand ils se sentent pressés pour accomplir la miction.

Arrivés à l'âge où l'hypertrophie commence, ces malades présentent des troubles urinaires très marqués sous l'influence de cette hypertrophie. Le développement sénile de la glande, qui crée et entretient un certain état irritatif du côté de l'urèthre profond, du col vésical, vient ajouter une nouvelle influence incitante au spasme uréthral qui ne demande déjà qu'à se développer.

Chez ces sujets névropathes devenus prostatiques, par conséquent, l'hypertrophie prostatique, alors même qu'elle n'a aucune tendance à former barrière, que sa constitution anatomique et son mode de développement n'ont rien de commun avec les formes constrictives ou occlusives, pourra cependant créer des troubles dysuriques plus graves que ceux dont nous venons de parler.

Ces troubles seront caractérisés : 1° par des *difficultés réelles d'uriner* tenant à la contraction spasmodique plus ou moins intermittente de l'urèthre profond ; 2° par des *douleurs* véritables remplaçant les sensations simplement désagréables ou pénibles dont nous avons parlé à propos des phénomènes prémonitoires communs à tous les prostatiques à leur début.

Les *difficultés de la miction* se présentent de la façon suivante :

Le malade, outre qu'il ne peut pas uriner commodément partout où il se trouve, ainsi que nous l'avons déjà fait remarquer plus haut, est loin de pouvoir, quand il a commencé la miction, la mener à bien dans toutes ses phases. Pendant l'acte même, le jet est plus ou moins contracté, irrégulier[1] ; quand il touche à sa fin, les muscles abdominaux se contractent fortement comme s'ils voulaient venir en aide à la vessie pour la débarrasser tout à fait de son contenu, pour expulser les dernières portions du liquide, mais ils ne l'aident pas beaucoup en réalité. Ce sont, en résumé, les symptômes bien connus qui chez les sujets plus jeunes, en imposent si souvent au malade et au médecin lui-même pour de vrais rétrécissements, et ne représentent, en réalité, que des *rétrécissements spasmodiques*.

Chez d'autres névropathes, un autre élément s'est ajouté au tableau précédent ; ce sont les *douleurs*. Précédemment, le sujet pissait mal, mais ne souffrait pas, ni pendant les mictions, ni dans leurs intervalles. Maintenant, le malade accuse à la fois des troubles de miction et de véritables douleurs dans la partie profonde du périnée. Tantôt, ce sont des douleurs à caractère gravatif, survenant sous forme de pesanteur dans le fond du périnée, retentissant même sur le rectum et l'anus et donnant au malade des envies de *pousser*, comme pour la

[1] La déformation extérieure du jet auquel les malades attachent tant d'importance (jet en tire-bouchon, en fourche, en pomme d'arrosoir, etc.), n'a pas cependant l'intérêt qu'on a voulu lui attribuer.

défécation ; ou bien encore le poids siège plutôt à l'hypogastre derrière les pubis et ces sensations pénibles, survenant par accès plus ou moins longs entre lesquels un certain sentiment de gêne persiste même souvent, finissent par affoler le malade qui ne sait qu'inventer pour se débarrasser de ce poids embarrassant. Tantôt ce sont de fortes cuissons, des brûlures même dans toute la partie profonde du canal, ou des picotements continuels et agaçants, entrecoupés de douleurs lancinantes dans la même région. Le sentiment de chaleur douloureuse survient parfois sous forme d'accès de durée variable, et dans l'intervalle duquel le malade n'éprouve rien ou garde seulement l'impression d'un vague endolorissement.

Toutes ces diverses sensations douloureuses ne sont pas réveillées ni aggravées par les mictions ; souvent celles-ci, au contraire, paraissent plutôt les soulager. Il n'en est pas de même des rapports sexuels et de l'éjaculation qui les accentuent au plus haut degré et, chez certains malades même, c'est seulement à cette occasion que les douleurs apparaissent. Ils redoutent alors beaucoup de pratiquer le coït.

Pendant les accès douloureux les envies d'uriner ne sont pas ou guère augmentées ; parfois cependant, ces accès coïncident avec une certaine pollakiurie ; mais ce n'est pas la règle tant s'en faut, et cette dernière n'est pas la compagne obligée de la douleur, comme dans les vraies cystites.

A ces formes douloureuses, *sans cystite vraie, sans hématuries, sans trouble de l'urine* se rattachent évidemment certaines maladies qui ne sont plus décrites isolément de nos jours, mais sur lesquelles les vieux auteurs avaient beaucoup insisté, auxquelles ils avaient consacré de longs chapitres descriptifs, Civiale en particulier, et qu'ils rangeaient sous la rubrique de *névralgies du col*.

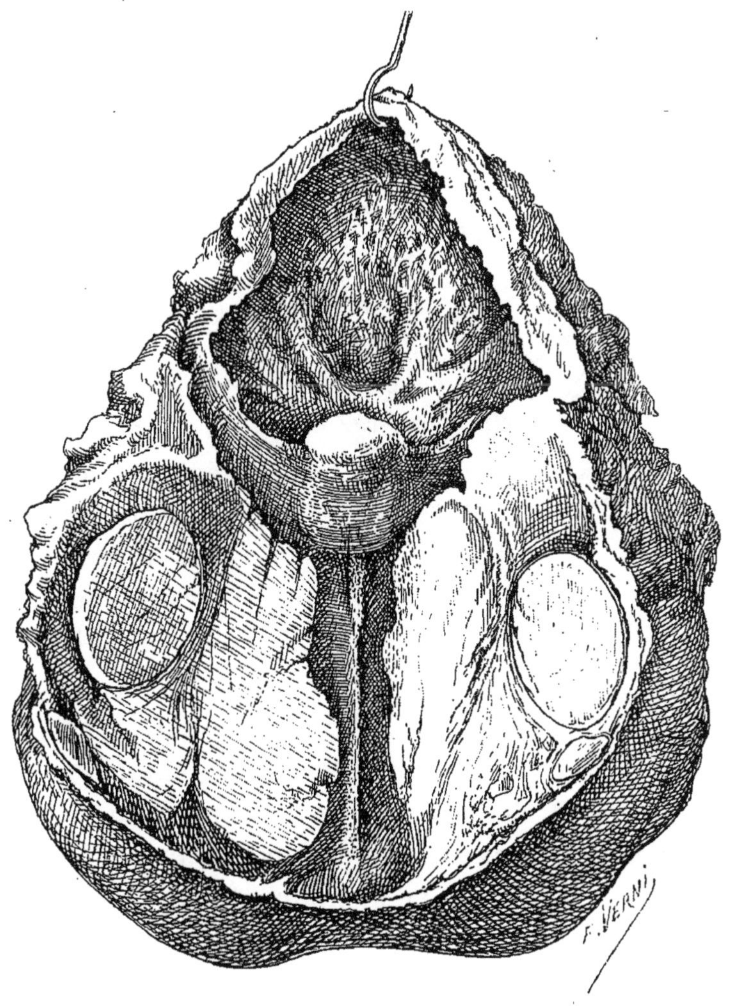

Fig. 21. — Enorme prostate fibromateuse. On y voit des fibromes encapsulés prêts à s'énucléer. On y voit aussi une large soupape relevée dans la figure au-dessus de l'orifice uréthro-vésical, mais qui se rabattait complètement sur lui pour le fermer. La vessie est réduite à une toute petite cavité ; car le malade était resté cystotomisé pendant assez longtemps.

III. Symptômes propres aux formes anatomiques graves de l'hypertrophie (formes cons-

trictives et occlusives). — C'est ici que l'influence de la congestion et du spasme est souveraine pour créer la dysurie la plus grave et aboutir rapidement à la rétention. Nous ne parlons pas de la forme occlusive qui peut, à elle seule et sans influence étrangère adjuvante, amener les mêmes résultats ; nous voulons surtout viser les prostates « rétrécissantes » ou « enserrantes ». Ces rétrécissements prostatiques sont aisément la proie du moindre spasme, de la congestion la plus légère, et ce sont eux surtout qui présentent la plus vive impressionnabilité aux causes hyperhémiantes.

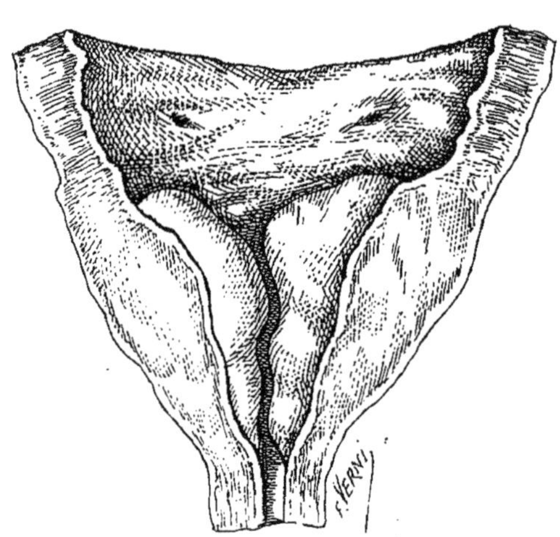

Fig. 22. — Hypertrophie constrictive (sujet de 60 ans). Le canal uréthral court sinueux et fortement encaissé, comme passé à la filière, entre deux lobes latéraux volumineux.

Mais en dehors même de ces facteurs auxiliaires si puissants ici de la congestion et du spasme, en se tenant en dehors des complications graves de rétention que présentent si facilement ces malades, la symptomatologie ordinaire qui traduit ces formes graves, est déjà bien plus chargée que celle que nous avons étudiée précédemment.

Voyons d'abord *les formes constrictives.*

Aux symptômes déjà connus s'ajoute en effet d'abord la *lenteur de la mise en train de l'acte mictionnel.* « Le malade, disait jadis Desault, est longtemps à attendre sortir son urine et s'il fait des efforts pour en accélérer la sortie, il y met un nouvel obstacle ». C'est ensuite, outre la miction en retard, *la petitesse du jet*. Le jet est encore projeté assez loin, au moins dans le milieu de l'acte mictionnel, si le muscle vésical est encore vigoureux et si l'hypertrophie ne se complique pas d'atonie vésicale, mais il est *étroit* et plus ou moins *irrégulier*. Ce dernier caractère n'a pas beaucoup de valeur; *l'étroitesse*, au contraire, quand elle coïncide avec un méat de largeur normale, a une véritable signification. C'est enfin l'obligation *pour le malade de pousser à la fin de la miction* pour faire franchir le défilé aux dernières gouttes d'urine. Nous n'insistons pas sur tous ces symptômes qui sont connus et communs, du reste, à tous les rétrécissements.

Les *formes occlusives* ne présentent pas à leur début, ou quand l'obstacle n'est pas trop absolu et laisse libre une portion de la lumière du canal ou de l'orifice uréthro-vésical, une symptomatologie bien différente de celle des rétrécissements prostatiques.

Plus tard, surtout dans la forme dite en *soupape*, la miction peut être absolument empêchée. Le patient a beau faire les efforts les plus violents, prendre les attitudes les plus bizarres, il ne parvient pas à faire sortir l'urine et rapidement la rétention complète, absolue, apparaît. « La vessie se romprait plutôt que de laisser échapper quelques gouttes d'urine », disait déjà Mercier.

Cela est vrai, surtout pour les tumeurs volumineuses de la portion sus-montanale, qui débordent de toutes parts l'orifice uréthro-vésical et les bouchent hermétiquement, à la façon d'une grosse pierre roulée sur un étroit orifice. Si la tumeur prostatique, au contraire, n'acquiert de volume que juste ce qu'il faut pour oblitérer l'urèthre, la distension vésicale par l'urine peut dégager l'orifice uréthro-vésical en quelque sorte, parce que, à mesure que la vessie se distend, « les divers points du pourtour de son col se trouvent tirés en sens contraire et tendent à s'éloigner les uns des autres ».

Mais quand le liquide urinaire se sera écoulé en suffisante quantité, pour que le col se soit ramassé de nouveau autour de la tumeur et que celle-ci puisse de nouveau le boucher complètement, la rétention absolue recommencera et ainsi de suite.

Ce sont encore les malades atteints de ces tumeurs formant plus ou moins « opercule » au-dessus ou dans l'intérieur de l'orifice uréthro-vésical, qui présentent ce phénomène bizarre de la miction redevenue temporairement libre à la suite d'un simple catéthérisme (ou même définitivement) après une sonde à demeure longtemps restée en place, alors qu'auparavant la rétention était absolue cependant. C'est que dans ces cas, la sonde à son passage au niveau du col vésical, a relevé une tumeur vésicale qui l'obstruait et l'a rejetée pour un certain temps en arrière ; c'est encore que la sonde à demeure, longtemps appliquée, a fini par ulcérer la soupape en un point, et que par la gouttière ainsi créée, l'urine a pu trouver, plus tard, une voie d'échappement toute préparée.

C. — Atonie vésicale et obstacles prostatiques combinés (cas mixtes).

Ces cas mixtes sont très fréquents et leur physionomie générale est bien connue. Ils correspondent au type général *du prostatisme* décrit par Guyon, et dans lequel les lésions dégénératives d'artério-sclérose frappent non seulement la glande prostate, mais en outre la vessie, et mieux encore, le rein lui-même. Pareils malades prennent vite des complications graves de rétention ou d'infection, et quand ils succombent on ne sait vraiment pas dire quels sont ceux de ces organes lésés qui entrent pour la part principale dans les accidents mortels qui les emportent.

Quant aux troubles mictionnels proprement dits qu'ils présentent, ils ne sont que la combinaison plus ou moins complète de ceux qui appartiennent en propre aux deux catégories précédentes.

C'est assez dire que la dysurie qui en résulte n'en sera que plus marquée, et surtout passera rapidement aux complications sérieuses de la rétention. Pas ne sera besoin, par exemple, ici, d'une forme vraiment occlusive de l'hypertrophie prostatique pour arrêter le cours urinaire, créer promptement les complications de stagnation et de distension vésicale ; les formes constrictives ou simplement indurées qui viendront épuiser le peu de vigueur du muscle vésical, atteindront vite le même but. Nous n'insisterons pas davantage sur les effets de ces combinaisons de lésions vésicales et prostatiques, dont il est du reste facile de prévoir les variétés suivant la prédominance de la lésion sur tel ou tel appareil.

Mais, ce sur quoi nous voulons insister, c'est ce fait que ces cas mixtes ne doivent pas être considérés comme aussi généralisés qu'on le suppose ordinairement. Sans doute ils se rencontrent à chaque instant dans la pratique, mais il faut apprendre aussi que les variétés dissociées, que nous avons étudiées auparavant, sont, elles aussi, fréquemment trouvées quand on est prévenu et *qu'on sait les observer.*

Ce qui peut d'ailleurs tromper, ce qui peut vicier les statistiques les mieux faites, c'est qu'on ne tient pas compte des âges respectifs des malades compris dans ces statistiques. Il y a évidemment de ces formes mixtes qui commencent de très bonne heure et qui frappent des sujets jeunes encore, de 55, 60 ans par exemple ; mais la vérité est que c'est là l'exception, et que *ces formes*

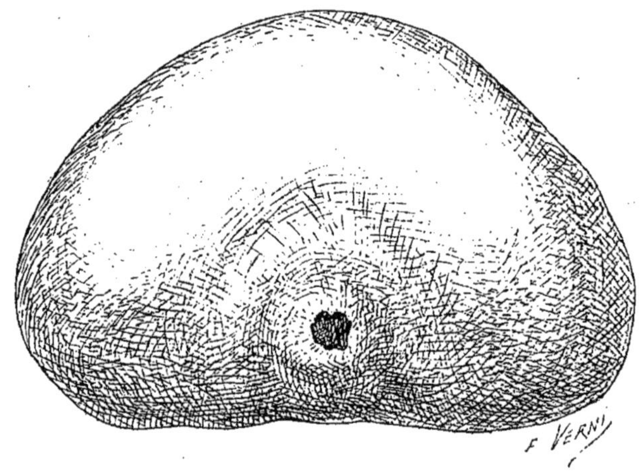

Fig. 23. — Même prostate que dans figure 21, mais vue par sa face inférieure, et pas encore ouverte. On voit que toute l'hypertrophie siège au devant de l'urèthre et sur les côtés. Il n'y a rien dans le lobe postérieur. C'est là un type d'hypertrophie *anté-uréthrale*.

complexes de lésions associées sont surtout l'apanage des sujets arrivés à un âge vraiment avancé. A ce moment les lésions de sclérose et la paresse fonctionnelle tendent à se généraliser à beaucoup d'organes.

Chez un homme de 80 à 85 ans, en effet, on serait mal venu d'affirmer que l'hypertrophie prostatique seule est en jeu dans les accidents urinaires observés et que la vessie continue à avoir sa puissance expulsive d'antan, tandis qu'il n'est pas rare d'observer un homme jeune encore et vigoureux, pris d'accidents dysuriques plus ou moins rapidement croissants et dûs à une forme malheureuse d'hypertrophie occlusive ou constrictive, les appareils vésical et rénal restant parfaitement sains d'ailleurs. Cela est si vrai que si on vient à opérer ces malades par l'épicystotomie suivie de l'ablation du fibrome prostatique qui obstrue le col vésical, ou si l'on vient à détruire son rétrécissement par le galvano-cautère, on peut rétablir pour de longues années le cours urinaire.

Le fait que la forme d'obstacle prostatique pur appartient plus spécialement aux jeunes prostatiques est des plus importants, puisque c'est dans cette forme que le traitement curatif a chance d'agir, et que ce qu'il importe au médecin, ce qui est dans son rôle, c'est de sauver de la mort un homme jeune encore, plutôt que de remettre à neuf les organes usés d'un octogénaire.

§ II. — **Dysurie avec rétention.**

Il est des cas de dysurie sénile où la rétention n'apparaît jamais, soit que les soins préventifs l'écartent, soit que la forme d'hypertrophie n'y conduise pas. Ces malades restent indéfiniment à la période des troubles fonctionnels sans rétention. Trop souvent c'est l'inverse. La rétention d'urine est *complète* ou *incomplète*, *aiguë* ou *chronique*, laisse la vessie indemne ou au contraire s'accompagne de *distension* permanente de l'organe.

A. — Rétention aigue et complète.

L'accès aigu de *rétention complète* vient souvent se greffer sur un état de rétention chronique incomplète. Mais la *rétention complète* d'urine peut aussi éclater parfois brusquement sans avoir été annoncée. Voici un vieux qui offrait seulement quelques signes atténués de dysurie sénile, qui attendait un peu ses premières gouttes d'urine, qui se levait la nuit pour uriner, qui avait une prostate un peu grosse, mais qui vidait bien sa vessie en somme et n'avait aucun accident sérieux ; un jour, sans cause bien nette, ou à l'occasion d'une fatigue, d'un écart de régime, « d'une petite fête », il est pris de rétention complète aiguë avec les souffrances atroces et les efforts infructueux et incessamment renouvelés qu'elle détermine chez le patient qu'elle frappe. Tout le monde connaît le tableau dramatique de la rétention complète aiguë ; nous n'y insisterons pas.

L'accès de rétention peut durer très peu d'ailleurs. Certains malades, après un ou deux sondages, récupèrent la miction spontanée, et, la crise une fois passée, le sujet peut recouvrer son état de santé habituel, et avec de petits moyens thérapeutiques, surtout une bonne hygiène, il peut éloigner pour longtemps son retour. C'est le cas de malades qui ne sont pas atteints de formes vraiment occlusives ou constrictives, et qui savent se soigner.

D'autres fois, il n'en est pas de même, et le malade n'en est pas quitte à si bon compte. Les choses se présentent du reste différemment suivant les cas.

Quelquefois, la rétention complète réapparaît de plus en plus fréquemment, ou même dure ; malgré toutes les précautions elle passe au bout d'un certain temps à l'état de rétention chronique. La miction spontanée ne se fait pas du tout et l'angoisse de la rétention complète force le malade et le médecin à l'emploi de la sonde de bonne heure, car la vessie n'est pas distendue, forcée, elle a été surprise en pleine vigueur et elle ne s'accoutume guère de la rétention ; c'est le cas des hypertrophies occlusives. Souvent, au contraire, ce n'est qu'une *rétention incomplète* qui succède à la rétention complète ; la miction spontanée existe encore tant bien que mal, malheureusement pour le malade, chez qui les lésions s'aggravent peu à peu, l'urgence de la sonde n'apparaissant que tardivement et la distension progressive accomplissant alors sourdement son œuvre.

B. — Rétention chronique.

I. Rétention incomplète. — La rétention incomplète est caractérisée par ce tableau résumé : miction spontanée conservée, mais évacuation incomplète de la vessie à chaque miction ; résidu urinaire de quantité variable dans la vessie après la miction.

Comme nous venons de le voir, cette forme de rétention peut succéder à la rétention complète aiguë qui a définitivement créé l'insuffisance fonctionnelle de la vessie et a marqué la première étape de « *la vie cathétérienne* », mais le plus souvent, elle n'est pas précédée de cette phase aiguë et bruyante, et elle n'en est que plus redoutable, car elle s'installe sournoisement, insidieusement, avec des allures si frustes que les médecins non prévenus peuvent eux-mêmes se méprendre sur les accidents que présentent leurs malades et penser à toute autre affection qu'à une affection urinaire.

Ici, plus d'angoisse, plus de besoins pressants d'uriner comme dans la rétention complète ; le malade vous dira en vous trompant et en se trompant lui-même, si vous l'interrogez à ce sujet, qu'*il n'urine que trop,* et de fait la quantité d'urine qu'il évacue quotidiennement est en général plus élevée qu'à l'état normal. Il vous parlera d'accès de fièvre qu'il prend ou bien qu'il a encore, et surtout de troubles digestifs ; il vous dira que son estomac est fatigué, qu'il ne digère pas, qu'il n'a pas faim, qu'il a sa langue empoisonnée, etc., mais sa vessie ne l'inquiète pas ; c'est pourtant d'elle que dérivent tous les symptômes qu'il accuse.

a) *Variétés de la distension incomplète.* — Guyon a insisté sur la nécessité de diviser les rétentionnistes en deux catégories, suivant qu'il y a ou non de la *distension* vésicale surajoutée à la *stagnation* : rétention incomplète sans distension, rétention incomplète avec distension.

I. Dans la première, la vessie n'arrive pas à se vider spontanément d'une façon complète ; il reste toujours après la miction un « résidu urinaire » ; mais le muscle vésical n'est pas encore « forcé », il peut encore expulser activement la majeure partie de l'urine ; en tout cas, il ne se laisse pas distendre passivement par deux et trois cents grammes de liquide sans réagir. Ce sont des vessies qui ne se traduisent pas par un globe vésical senti en permanence à l'hypogastre ; après la miction elles restent cachées derrière le pubis.

II. Dans la seconde variété, la distension vésicale plus ou moins rapidement développée est venue compliquer la rétention incomplète. Ici, le muscle expulseur a perdu sa résistance à la distension et son pouvoir contractile. Ce sont des vessies qui ne se fâchent pas d'avoir à conserver en permanence 3 et 500 grammes d'urine, et qui se traduisent à la palpation et même à la vue par un globe plus ou moins volumineux et permanent, au-dessus du pubis, et remontant parfois jusqu'à l'ombilic.

Ici, plus de mictions encore franches qui laissent un résidu dans le bas fond, mais qui vident le reste du réservoir ; la miction, si elle existe encore, se borne à enlever un trop plein de quantité insignifiante ; le plus souvent du reste ce n'est plus, dans les cas dont nous parlons, qu'une miction par regorgement.

Les lésions de distension ne restent pas localisées à la vessie. La distension une fois commencée remonte aux uretères, remonte aux reins.

Du côté des uretères, c'est d'abord leur embouchure dans la vessie qui se dilate, c'est leur clapet vésical qui devient insuffisant. Puis, peu à peu, la dilatation remonte le long du conduit uretéral lui-même et son calibre peut devenir considérable, passer d'un diamètre de 4 ou 5 mill. à celui de 10 ou 12 mill. et au-delà. Les uretères peuvent dans certains cas acquérir le volume d'un gros doigt.

Puis, c'est le bassinet et les calices qui sont pris par la distension.

Enfin, la substance rénale restée saine va s'atrophier peu à peu par la compression excentrique qui résulte de la tension générale du liquide dans les voies urinaires [1].

Les deux variétés de rétention correspondent généralement à deux phases successives de la rétention, la distension représentant la phase ultime du prostatisme, et la stagnation simple marquant seulement la première étape des complications sérieuses de cet état. Mais il n'en est pas toujours ainsi, et, en pratique, l'ordre des divisions créées par la pathologie est parfois intervertie.

Sans doute, le mécanisme de la distension est souvent

[1] Nous étudierons en détail toutes ces lésions uretérales et rénales à propos des complications de la maladie urinaire. Nous ne faisons que les mentionner brièvement ici.

celui-ci. Voici un malade qui ne peut pas arriver à vider absolument sa vessie ; il reste un petit dépôt d'urine qui ne s'évacue jamais. Au commencement, ce dépôt est de quantité insignifiante, limité au bas-fond, par exemple, et la vessie accoutumée à ce petit reliquat ne cherche pas à s'en débarrasser, le besoin d'uriner ne se fait sentir que lorsqu'une nouvelle quantité d'urine s'est surajoutée à ce dépôt. Puis, petit à petit, les fibres vésicales restées saines dégénèrent à leur tour, laissant ainsi une nouvelle prise à l'évacuation incomplète, et le résidu urinaire ne fait qu'augmenter progressivement, puisqu'il trouve dans la dégénérescence musculaire de la vessie un double auxiliaire : d'une part, la parésie qui ne permet plus de le chasser ou de le limiter puisque la fibre a perdu toute contractilité active ; d'autre part, la dilatabilité aisée, puisque cette fibre devenue scléreuse de musculaire qu'elle était, n'a plus de résistance à la pression urinaire et va se laisser progressivement distendre. C'est ce qui arrive pour les très vieux prostatiques, pour les véritables vieillards.

Mais, encore une fois, il est des cas où la rétention et la distension sont contemporaines pour ainsi dire, où cette distension s'établit de bonne heure et sur des sujets qui sont très jeunes encore.

Ce sont les sujets dont nous avons longuement parlé, qui ne sont pas ou que très peu prostatiques, qui sont des *atones vésicaux. Chez ceux-là, la rétention chronique affecte toujours la forme à distension.*

Inversement aussi, il est des malades présentant un obstacle prostatique véritable, mais chez lesquels le muscle vésical est resté vigoureux, qui luttent longtemps, très longtemps contre la distension, chez lesquels ce sont les efforts d'expulsion, les douleurs qui dominent dans le tableau de la dysurie et viennent traduire la résistance désespérée que fait le muscle vésical contre l'urine qui ne peut s'écouler et qui menace de le distendre.

b). Symptômes généraux de la rétention incomplète. — Il y a d'abord l'*exagération des troubles fonctionnels des premiers degrés de la dysurie sénile.* Ce sont toujours les retards dans la mise en train de la miction, la lenteur de l'acte, les besoins répétés et impérieux, etc. ; mais ici beaucoup plus marqués et surtout plus *continus*.

C'est là le point important dans la dysurie sénile avec rétention incomplète : les difficultés et les besoins d'uriner ne sont pas surtout des phénomènes nocturnes, comme dans la dysurie non compliquée de rétention ; ils sont aussi bien diurnes que nocturnes.

C'est un fait sur lequel M. Guyon a bien insisté et qui a une grande importance. « L'incomplète évacuation de la vessie a pour résultat d'amoindrir le bénéfice que la veille et l'activité procurent aux prostatiques... La quiétude des jours est moins complète, les besoins se renouvellent et sont plus impérieux ». C'est que la vessie qui n'est jamais vidée réclame vite une évacuation, dès qu'une petite quantité d'urine s'est surajoutée au résidu qu'elle arrive à tolérer, mais qu'elle ne supporte guère de voir augmenter.

Il y a ensuite les *troubles digestifs* qui préoccupent exclusivement le malade tant que sa dysurie n'est pas douloureuse et qu'il n'a que de la rétention. Les rétentionnistes ont tous de *l'embarras gastrique* à un degré plus ou moins accusé. Ils ont perdu l'appétit, ont souvent un état nauséeux, avec des digestions laborieuses, des alternatives de constipation et de diarrhée ; mais ce qui existe surtout chez eux, comme l'a bien fait remarquer

M. Guyon, c'est « l'embarras buccal », l'état saburral des premières voies digestives. Ils ont de l'empâtement de la langue souvent couverte d'un enduit sale, gris ou noirâtre, dont les malades accusent la saveur amère ou fétide ; ils ont une sécrétion salivaire pauvre, ce qui donne à la bouche une sécheresse pénible. On voit souvent en effet ces malades machinalement tourner et retourner en tous sens leur langue dans la bouche, pour essayer de l'humecter, de ramener un peu d'humidité, et favoriser ainsi les mouvements de déglutition qui sont fort difficiles et pénibles, en raison de la présence de cette pâte qui colle la langue et le palais. Guyon a caractérisé cet état d'un mot : *la dysphagie buccale.*

Comme complément de ce tableau il faut signaler la *polydipsie.* La soif provient parfois chez ces sujets d'accès fébriles dont ils sont si facilement atteints, mais elle existe aussi en dehors de toute fièvre, et correspond alors sans doute au besoin instinctif qu'à ce dysphagique particulier de lubréfier sa bouche et son pharynx, en même temps que de se débarrasser de la saveur amère qu'il y ressent. On voit de ces malheureux qui sont tourmentés, obsédés de cette sécheresse et de ce limon des voies digestives supérieures, et cherchent tous les liquides, toutes les pastilles pour s'en débarrasser. Il en est aussi qui, dans le même but, et croyant à un embarras gastrique chronique ordinaire, accumulent les purgatifs ou les laxatifs sans résultat. Si on leur parle de leur vessie, ils vous prient de renvoyer la cure à une date ultérieure ; « commencez, disent-ils, par m'enlever la soif et dépouiller ma langue, j'irai déjà mieux ensuite » ; la nuit principalement ces malaises redoublent d'intensité et sont le plus pénibles à supporter ; aussi, certains de ces malades tiennent-ils sur leur table une provision de lait ou de tisane et boivent-ils une bonne partie de la nuit, augmentant encore leur polyurie et l'accumulation de l'urine dans leur vessie.

La *polyurie* (non pas simplement la pollakiurie), l'augmentation de la secrétion urinaire, voilà encore un symptôme qui accompagne la rétention, et qui est sous la dépendance directe de la congestion générale de l'arbre urinaire à cette période de la maladie.

La quantité d'urine rendue en 24 heures arrive à 2 lit., 2 litres 1/2, parfois 3 litres, et encore plus dans certains cas. C'est précisément cette quantité, double et triple de la normale, qui trompe les malades sur la véritable cause de leurs accidents ; comment arriver à persuader un malade qui urine aussi abondamment, et aussi souvent en même temps, que son mal est au contraire de ne pas uriner librement ?

Cette polyurie a encore un autre caractère, elle est surtout *nocturne*. Alors même que le sujet ne boit rien pendant la nuit, alors même qu'à son repas du soir il a suivi le conseil de son médecin, c'est-à-dire de ne presque rien boire, c'est la nuit que la sécrétion urinaire est la plus accusée et se traduit par un ou deux vases remplis pendant la nuit.

L'excitation évidente du rein qui est cause de la polyurie n'indique pas fatalement toutefois que le rein soit atteint de néphrite véritable définitive.

Ce qui le prouve, c'est que souvent cette polyurie s'atténue progressivement et disparaît même dans les cas bien traités et traités de bonne heure. Quand au contraire la néphrite existe bien réellement, la polyurie persiste malgré toutes les précautions, et même quand le traitement a fait cesser la rétention proprement dite.

Ce que nous dirons de la congestion en général chez les vieux urinaires, sur les conditions qui la favorisent, comme le sommeil, le décubitus dorsal, la plénitude de la vessie, etc., suffira à expliquer la polyurie transitoire qui frappe de nuit les vieux rétentionnistes, et qui est liée à la poussée congestive du côté du rein en particulier.

Nous devons aussi insister sur ce point que la polyurie que nous décrivons est tout à fait indépendante de l'infection. Ces urines abondantes peuvent être liées à une rétention encore aseptique, et rester absolument limpides. Elles ne deviennent troubles ou purulentes que lorsque le tableau s'est compliqué de pyélite ou de pyélonéphrite. C'est encore là un élément précieux pour le pronostic, et pour séparer la *polyurie claire* liée à la congestion simple ou tout au plus à une inflammation légère et qui peut disparaître, de la *polyurie trouble* (Guyon) qui révèle déjà des lésions avancées ou bien installées, et qui ne sera guère influencée par le traitement.

Voilà les principaux traits du tableau clinique de la rétention simple, non encore compliquée des accidents que nous allons bientôt passer en revue.

Ces signes se retrouvent aussi bien dans la rétention sans distension que dans la rétention avec distension. Seulement, chez les malades de la première catégorie, ils sont parfois peu apparents et n'en sont que plus trompeurs du reste, ou bien quelques-uns d'entr'eux peuvent manquer; chez les rétentionnistes distendus, au contraire, ils se présentent dans toute leur netteté et, non seulement ils sont au complet, mais encore ils s'associent fréquemment avec d'autres symptômes sous la dépendance directe de la distension elle-même.

II. Rétention chronique complète. — Ici, la miction spontanée ne compte plus, et la distension atteint les plus hauts degrés, pendant que la vessie elle-même arrive à acquérir des dimensions énormes.

C'est aussi dans cette variété extrême que se rencontrent les vieux atteints de l'*incontinence d'urine*, qui n'est dans ce cas que la *miction par regorgement*. On en connaît le mécanisme fort simple d'ailleurs. La vessie est très distendue, souvent aussi distendue que dans une rétention aiguë, mais, à l'inverse de ce qui se passe dans cette dernière, le sujet n'a pas l'angoisse terrible du besoin stérile de pisser. La vessie, petit à petit « aveulie », s'est laissée distendre sans trop se plaindre jusqu'à ce degré extrême ; elle est arrivée à tolérer en permanence une grande quantité d'urine, et ce n'est que lorsque le col s'entr'ouvre par l'excès même de la distension, ou quand elle est trop sollicitée par une nouvelle addition de liquide, que l'urine filtre en plus ou moins grande quantité par l'orifice uréthro-vésical, ou que le reste d'élasticité de cette pauvre vessie paralysée se débarrasse momentanément de son trop-plein.

Quand on est à une période avancée de la distension, le regorgement se fait constamment, aussi bien le jour que la nuit, et est devenu en quelque sorte le mode presque exclusif et unique de miction. Mais, au début de la distension, le regorgement peut être exclusivement nocturne, et ne se produira que lorsque le sommeil, engourdissant encore davantage la vessie et trompant la vigilance du sujet, a permis à l'urine d'exagérer une distension que le malade n'aurait point supportée à l'état de veille.

Cette incontinence, qui indique toujours, surtout quand

elle est aussi bien diurne que nocture, un état très avancé de la dysurie sénile, est encore de ces symptômes qui trompent le malade non prévenu. « Vous n'urinez pas assez, voilà votre mal ! » dit le médecin au patient. « Et moi qui trouve que j'urine trop ! » est la réponse qui part naturellement.

C'est dans les formes mixtes, ou dans les formes d'atonie vésicale qu'on rencontre surtout ces incontinences par regorgement. C'est dans ces formes que la vessie, de par sa sclérose et sa paralysie précoce, a pu offrir le terrain véritablement favorable à la distension progressive et sournoise, avant que le malade et aussi le médecin, prévenus par des symptômes de réaction vive, aient pu se mettre en garde contre une pareille complication, d'autant plus dangereuse que lorsqu'on la découvre, il est déjà trop tard pour un traitement très efficace.

C'est encore dans ces rétentions avec distension que le ventre, avec *son globe hypogastrique,* prend pour l'œil de l'observateur exercé une forme, un aspect bien caractéristiques. Quand le malade étant bien couché sur le dos, vous venez à le découvrir, vous *voyez*, avant de la *sentir*, la vessie distendue à l'hypogastre, bombant en avant sous les téguments souvent flétris et ridés du vieillard, et remontant vers l'ombilic, souvent le dépassant. Dans les aines, de chaque côté, pour compléter le tableau, battent ordinairement à la vue les deux grosses artères fémorales noueuses du malade, qui viennent ainsi révéler l'athérome, la grande cause de déchéance générale dont les troubles vésicaux ne sont que la traduction locale.

Enfin, c'est dans la rétention avec distension qu'on observe surtout les complications proprement dites. C'est chez ces malades, dont les voies urinaires sont du haut en bas congestionnées, que l'*inflammation* est facile et trouve un terrain si bien préparé à « flamber » vite. C'est chez eux que *la fièvre* s'allume pour une cause insignifiante. C'est chez eux que les *hémorrhagies* se font aisément au moindre traumatisme local ou même spontanément.

§ III. — **Dysurie avec incontinence.**

Les troubles mictionnels qu'on observe chez le vieillard dysurique ne sont pas tous des troubles de rétention complète ou incomplète; il y a au contraire des cas où l'urine s'écoule, ou paraît tout au moins s'écouler, trop facilement; il y a de l'*incontinence*.

Avant d'étudier les différents cas dans lesquels apparaît ce symptôme, il faut s'entendre sur la signification exacte de ce mot, car il y a de *fausses incontinences* et il n'y a qu'une *incontinence vraie*.

A. — Fausses incontinences.

Parmi les premières, il y a les *besoins trop impérieux d'uriner*. La vessie, trop pressée alors d'évacuer son contenu, ne laisse pas au malade le temps de retenir son urine, et une partie tout au moins de celle-ci s'échappe malgré lui ; dans cette forme le malade ne ressent que trop l'envie d'uriner, mais il n'a parfois pas le temps de se préparer à la satisfaire ; l'expulsion de l'urine suit immédiatement le besoin; dans l'intervalle de ces envies impérieuses, l'urine est parfaitement retenue. On conçoit cependant que cette forme puisse arriver à simuler plus complètement l'incontinence vraie : c'est quand les besoins d'uriner deviennent très fréquents en même temps qu'impérieux, quand il y a en même temps de la *pollakiurie.* Les envies pressantes finissent alors avec leur fréquence par se superposer pour ainsi dire, et la somme d'urine qui peut s'échapper, malgré le malade, à chacune de ces sollicitations pressantes, et souiller les effets du sujet, arrive à être considérable.

Parfois même, les envies sont si impérieuses et si répétées, que le malade ne cherche même plus à lutter pour retenir l'urine, et laisse celle-ci s'écouler librement, fatigué qu'il est d'une lutte incessante et infructueuse. Cette variété d'incontinence par *pollakiurie extrême*, se voit dans la cystite, et dans certains cas où le développement de l'hypertrophie prostatique s'accompagne de phénomènes hypéresthésiques très-marqués du côté de l'urèthre profond (Voir plus haut page 70 et suivantes).

Nous ne mentionnons enfin que pour mémoire cette catégorie de fausses incontinences qui correspond en réalité à de la rétention, et qu'on doit appeler *la miction par regorgement.* Ce n'est que par un véritable abus de langage qu'on a pu ranger cette dernière dans la classe des incontinences.

B. — Incontinence vraie.

Nous nous appesantirons davantage sur l'*incontinence vraie,* c'est-à-dire sur cet état dans lequel, en dehors de toute rétention, l'urine s'écoule en plus ou moins grande quantité par le canal, indépendamment de tout besoin mictionnel, sans que le sujet ait ressenti l'envie d'uriner, par le seul fait qu'il y a une fuite au niveau de l'orifice uréthro-vésical et que, sitôt qu'un peu d'urine s'accumule dans la vessie, elle s'échappe par cet orifice sans pouvoir même être retenue par le sphincter uréthral proprement dit. C'est par surprise que le malade se sent comme il le raconte, tout mouillé à certains moments, et cette situation le désole d'autant plus qu'il se sent tout à fait impuissant, au prix de n'importe quels efforts, à réprimer cette incontinence.

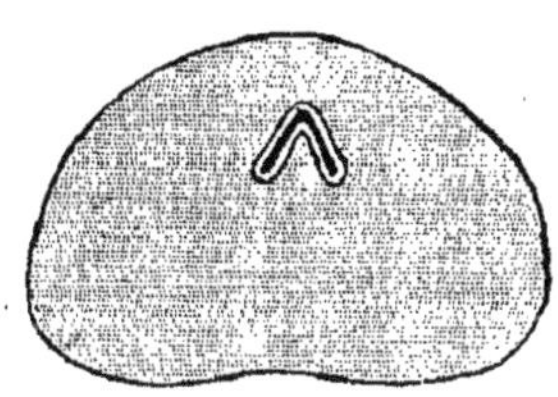

Fig. 24. — Coupe transversale de la prostate immédiatement au-dessous de l'orifice vésical de l'urèthre, et montrant le lobe moyen hypertrophié s'insinuant en *coin* entre les lobes latéraux.

Parfois c'est à la conformation même de l'hypertrophie prostatique qu'est due l'incontinence vraie. Les anciens auteurs et Mercier en particulier, avaient bien étudié ces cas dont les schémas ci-joints donnent rapidement idée.

Mercier disait ceci : les hypertrophies générales de la glande sont plutôt des formes à incontinence, les hypertrophies partielles sont plutôt des formes à rétention.

Il ne faut pas établir de cadres si tranchés. Et d'abord en réalité et en clinique, on voit assez souvent l'incontinence vraie succéder à de la rétention, ou inversement sur le même sujet. Il n'y a pas, comme nous faisions déjà observer (page 25), de déformations tout à fait fixes créées par l'hypertrophie prostatique ; la prostate est en variation elle-même dans son développement sénile, et sur l'hypertrophie générale la plus régulière par exemple, peut venir se greffer à certain moment une saillie de nouvelle formation, qui change tout à fait les conditions de cours de l'urine.

Ensuite, il paraît établi aujourd'hui, et de l'avis des auteurs les plus autorisés, M. Guyon entr'autres, que les formes anatomiques de l'hypertrophie prostatique amenant l'incontinence vraie sont beaucoup plus rares qu'on ne le pensait jadis[1] car le mécanisme qui le produit n'est pas aussi simple qu'on le pense et nous allons y insister.

Beaucoup de ces incontinences, crues vraies autrefois, n'étaient vraisemblablement que des mictions par regorgement ou plus souvent encore des cas de pollakiurie intense, dont nous parlions au début de ce chapitre. Quoi qu'il en soit, il est possible que parfois le mode de développement de l'hypertrophie conduise par lui-même à la véritable incontinence. Voyons dans quelles conditions. Dans toute hypertrophie générale de la prostate, l'orifice uréthro-vésical est écarté, élargi en arrière par le développement du lobe moyen ; il prend la forme d'un triangle à base postérieure, et même la base de ce triangle fait ordinairement une saillie plus ou moins marquée en avant sous forme de luette, ce qui donne en définitive à l'orifice uréthro-vésical chez le vieillard la figure 24.

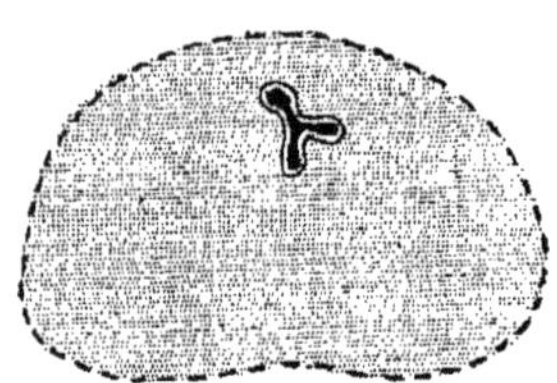

Fig. 25. — Coupe transversale de prostate hypertrophiée au niveau de l'orifice vésical, montrant une sorte de *rigole* uréthrale creusée dans le lobe latéral droit, et pouvant servir de fissure au passage de l'urine.

Quand tous points des lobes qui limitent cette figure continuent de rester en contact, l'orifice uréthro-vésical et le canal prostatique qui lui fait suite n'ont pas de fuite et restent continents. Supposons au contraire que tous ces points ne puissent plus se juxtaposer, l'incontinence apparaît alors.

[1] GUYON, *loc. cit.*, p. 516.

Or, les lobes qui limitent l'orifice ne pourront plus prendre contact entr'eux dans les conditions générales suivantes :

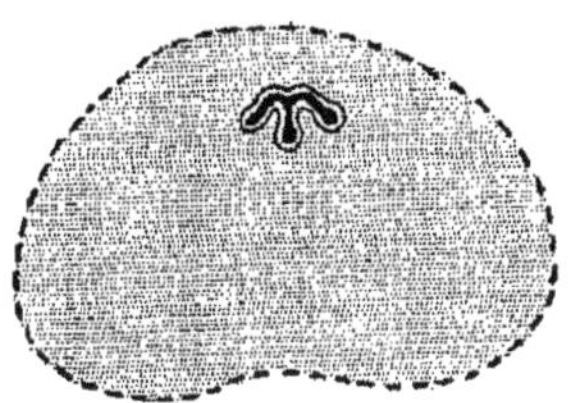

Fig. 26. — Même coupe, et prise au même niveau que dans les figures précédentes, mais faite sur une prostate hypertrophiée dont le lobe postérieur est fortement échancré sur la ligne médiane, du côté de l'urèthre. Cette échancrure peut encore servir de fissure au passage de l'urine.

1° S'ils sont trop durs, s'ils ont perdu leur souplesse et ne peuvent plus s'adapter à la forme nouvelle de l'orifice, ils laissent alors entr'eux des sortes de fissures pour la filtration de l'urine.

2° Si les lobes latéraux surtout hypertrophiés sur leur face interne, forment de ce côté des saillies irrégulières qui ne permet plus leur juxtaposition exacte sur toute l'étendue de cette face interne. Telles sont par exemple les variétés représentées par les figures 25 et 27.

3° Si enfin c'est le lobe moyen lui-même qui, trop irrégulièrement hypertrophié, entraîne en certains points une béance permanente de l'orifice uréthro-vésical (fig. 26).

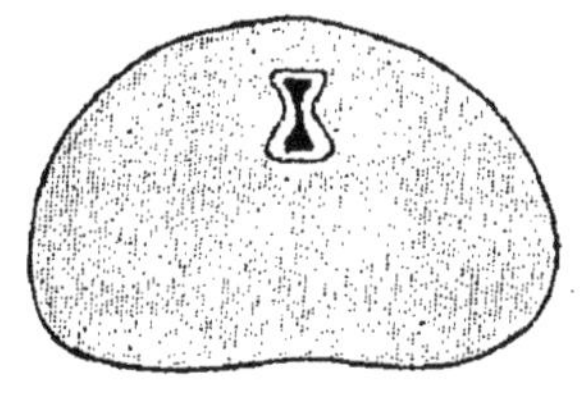

Fig. 27. — Toujours même coupe, et au même niveau. Ici l'hypertrophie des lobes latéraux les fait adosser par des arêtes assez vives du côté de l'urèthre. En avant et en arrière de cet adossement existent des espaces difficiles à combler par rapprochement des bords opposés (H. en sablier).

Voici encore d'autres variétés relevées, çà et là, dans les différents auteurs (Mercier, Civiale, Thompson), comme pouvant conduire à l'incontinence vraie.

Lobes moyens peu saillants en avant, mais ayant agrandi en arrière l'orifice uréthro-vésical dans le sens transversal. Lobes latéraux hypertrophiés en forme très acuminée, et arrivant à ne se toucher que par leur sommet (fig. 27).

Même hypertrophie du lobe moyen. Même hypertrophie des lobes latéraux. Mais ici leurs sommets ne s'adossent plus par la pointe, ils s'entrecroisent (type *de la déviation alterne* de Voillemier) (fig. 28).

Ailleurs, pas de saillie des lobes latéraux hypertrophiés du côté du canal. Mais le lobe moyen a poussé en avant, sous forme de tumeur plus ou moins arrondie, en écartant les lobes latéraux, et sans remplir exactement leur intervalle ; sa saillie ici n'est plus *en coin* qui s'adapte, elle est *en rond* qui ne s'adapte pas.

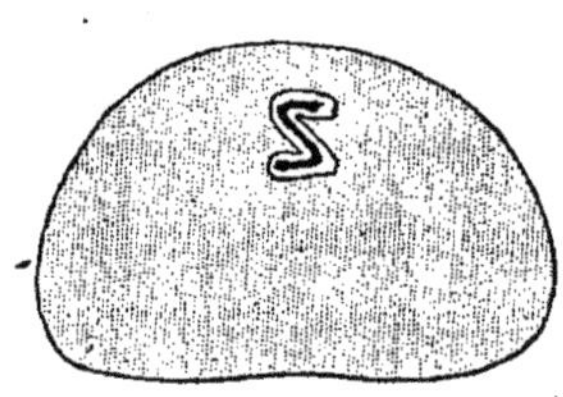

Fig. 28. — Même coupe et même niveau de coupe. Ici, les deux sommets des lobes latéraux ne se correspondent plus et chevauchent l'un au-devant de l'autre (déviation alterne de Voillemier). Entre ces sinuosités l'urine peut encore, à la rigueur, filtrer.

Voilà les principales formes de l'hypertrophie qui disposent à l'incontinence, mais encore une fois il ne faut pas exagérer leur importance, ni leur fréquence, comme on l'a trop fait autrefois. Les variations possibles de ces formes, leur transformation aisée en formes différentes sur le même individu, expliquent bien du reste comment l'incontinence vraie, ainsi produite, peut varier ; comment elle peut même se changer en rétention à un moment donné sur le même sujet : qu'un lobe vienne à changer de forme en continuant de se développer, qu'une saillie nouvelle vienne à se former en un point, etc., et voilà la rigole par où s'écoulait l'urine obstruée ; et les cas inverses s'observent aussi.

CHAPITRE III

Les facteurs adjuvants des lésions prostatiques et vésicales.

---

§ Ier. — Les auxiliaires généraux.

A. — CONGESTION[1].

I. Conditions anatomiques qui la favorisent. — On l'a beaucoup mise en avant pour expliquer les crises promptes et mobiles de rétention. Son apparition facile trouve son explication dans les *plexus prostatiques* et *périprostatiques* si développés. Ces plexus, connus de tous les anatomistes, ont été surtout bien étudiés par Gillette, Segond qui a insisté surtout sur les veines intra-prostatiques allant du plexus sous-muqueux, entourant l'utricule, aux plexus périprostatiques, d'où trois plexus : un sous-muqueux, un autre intra-prostatique, un dernier périprostatique. Ce dernier est formé chez le vieux de véritables sinus, à parois minces, adhérentes aux tissus cellulo-fibreux qui les entourent ; c'est un *tissu caverneux* entourant la prostate, et la pénétrant jusque sous l'urèthre qui peut se gonfler comme une éponge, instantanément, quand la circulation y est gênée. D'autre part, il communique largement lui-même avec tous les systèmes veineux pelviens principaux, les plexus vésicaux de Santorini en

[1] Voir TUFFIER, *Le rôle de la congestion dans les maladies des voies urinaires.* Thèse Paris, 1885.

avant et en haut, les veines de l'urèthre bulbaire en bas, les veines hémorrhoïdales en arrière.

Tout récemment, Ziegler[1] a présenté une étude très complète des veines de la prostate et rectifié sur plusieurs points les descriptions classiques touchant ce sujet.

Pour se rendre compte en quelques instants des grands caractères de la circulation veineuse prostatique, ou mieux prostato-vésicale, il faut nécessairement les concevoir d'une façon tout à fait schématique et artificielle. Il importe aussi de ne point oublier que le plexus veineux vésico-prostatique a une existence à part, qu'il est distinct, quoique voisin, du plexus de Santorini, des plexus séminaux, des plexus hémorrhoïdaux. De plus, il s'anastomose largement en avant, en arrière et en bas avec ces groupes veineux bien connus dans leurs origines, leurs rapports et leurs points de terminaison.

Confondu souvent, en effet, dans un exposé commun avec le plexus de Santorini, le plexus vésico-prostatique est situé au-dessous de ce dernier ; il n'est point inextricable comme on l'a parfois avancé ; il présente au contraire une certaine régularité dans le nombre, le volume et les rapports de ses grosses branches, et peut être suivi dans ses rameaux les plus ténus.

Les veines qui le constituent (et mieux les lacis veineux qui, par leur groupement simulent un canal unique), ont leurs origines dans la verge, la prostate et la vessie.

Dans le pénis, c'est la veine dorsale profonde de la verge qui vient aboutir au quadrilatère veineux antérieur décrit plus loin. Dans la prostate, ce sont les veines

[1] Thèse Bordeaux, analysée par GUÉPIN (*Soc. méd.*, Paris, 26 décembre 1896). — Nous résumons rapidement ici cette analyse donnée par les *Ann. gén. urinaires*, mars 1897.

intra-lobulaires. Elles cheminent dans la trame musculo-conjonctive du lobule, sous forme de fins rameaux fréquemment anastomosés entre eux, et se terminent dans le quadrilatère antérieur ou dans les veines latérales. Dans la vessie enfin, elles partent des plexus de l'organe pour se jeter dans les branches vésicales antérieures. Déjà, par ses origines, le plexus vésico-prostatique se relie aux autres appareils veineux de l'urèthre et de la vessie.

Des angles inférieurs de ce même quadrilatère partent les veines honteuses internes, branches de l'hypogastrique, et sur le tronc commun aux honteuses internes, c'est-à-dire sur le côté inférieur du quadrilatère, se termine la veine dorsale profonde de la verge.

Les faces latérales de la prostate sont parcourues obliquement par un double rameau veineux de gros volume qui part d'une bifurcation des branches inférieures du quadrilatère (honteuses-internes), et va rejoindre les branches supérieures (hémorrhoïdales moyennes).

La face postérieure de la glande, par une contradiction frappante, ne présente aucun rameau veineux, macroscopiquement appréciable (Ziegler).

Sur la face antérieure de la prostate et appliqué contre elle par un tissu conjonctif riche en fibres musculaires lisses qui leur adhère fortement et qui se continue avec une gangue analogue entourant les vésicales, est un quadrilatère veineux dont les angles latéraux supérieurs donnent naissance aux veines vésicales antérieures. Celles-ci s'infléchissent en s'écartant les unes des autres sur les parois latérales du réservoir urinaire, et vont aboutir à l'hémorrhoïdale moyenne qui est à son tour, directement ou indirectement, suivant les auteurs, une des origines de la veine porte.

En somme, on voit que le plexus veineux vésico-prostatique constitue une région d'anastomoses multiples et importantes entre les systèmes porte et cave inférieur. Il suffit de songer à la présence des veines honteuses internes, vésicales, hémorrhoïdales, et des plexus qui en dépendent, pour être frappé par la possibilité d'un retentissement sur ce carrefour des troubles de la circulation veineuse du petit bassin et de l'abdomen tout entier.

L'abouchement commun des veines prostatiques et vésicales dans le même plexus, peut expliquer l'intimité pathologique parfois constatée entre la prostate et la vessie.

Enfin, l'absence de vaisseaux sur la face postérieure de la prostate, facilite au besoin l'approche de la glande pour les interventions à y tenter.

En général, la congestion peut s'établir de deux façons distinctes dans les organes qu'elle frappe ; ou bien c'est une *congestion active* (vaso-dilatation artérielle) ou une *congestion passive* (stagnation veineuse). Dans la région qui nous intéresse, et pour les conditions pathologiques que nous visons, c'est presque toujours la congestion veineuse qui est en jeu. En passant en revue les principales causes qui peuvent amener les poussées congestives, nous allons voir du reste la part qu'il faut faire dans chacune d'elles aux deux sortes de congestions.

Avant d'étudier ces causes congestives, rappelons d'abord, comme M. Guyon l'a bien montré, qu'il s'agit là d'un terrain éminemment préparé à la congestion ; les prostatiques sont bien, comme il l'a dit, surtout des « congestifs ». Indépendamment des dispositions anatomiques veineuses précédemment signalées et qui rendent la prostate étroitement solidaire, au point de vue circulatoire, de tous les organes voisins, il faut savoir que les prostatiques sont généralement des athéromateux ; le cœur lui-même est souvent atteint de dégénérescence de son myocarde, et chez eux, par conséquent, l'affaiblissement de l'impulsion cardiaque d'une part, la perte de l'élasticité artérielle, d'autre part, tendent à ralentir la circulation et à favoriser les stases veineuses dans tous leurs organes.

II. **Ses causes déterminantes.** — Il y a d'abord toute une série de causes *générales* dont il est facile de comprendre l'influence. En premier lieu, le *refroidissement*, sur l'action duquel pas n'est besoin d'insister longuement ; qu'il soit partiel ou total, il provoque du côté des viscères un afflux sanguin plus ou moins brusque et d'intensité variable, mais constant ; cette congestion est plutôt alors active que passive ; c'est un refoulement du sang des parties superficielles sur les organes profonds. Les urinaires sont particulièrement sensibles à cette influence du refroidissement, non seulement au point de vue de leur vessie, mais aussi pour leurs reins ; encore une fois cela n'a rien qui doive surprendre, si l'on se rappelle que les reins et les parties superficielles, tégumentaires, sont intimement liées ensemble, et qu'il y a entre les deux un balancement de fonction des plus nets.

L'influence congestive du *décubitus au lit* sur les organes génito-urinaires est manifeste. On sait les érections nocturnes qui reconnaissent cette origine ; on sait aussi que chez les urinaires, et les prostatiques en particulier, c'est la nuit que la quantité d'urine excrétée par le rein est plus considérable et qu'en même temps leur envie d'uriner s'exagère au maximum. Il se peut bien que l'acte du sommeil ait par lui-même une certaine influence congestive, comme on l'a avancé, mais nous croyons bien que c'est la position horizontale, sur le dos, qui est la principale cause de la congestion. Dans l'attitude couchée, et sur le dos en particulier, la moelle, excitée au niveau de ses centres dorso-lombaires par la chaleur propre du lit, entre directement en jeu pour produire, en même temps que l'hyperhémie génitale qui se traduit par l'érection, l'hyperhémie générale des organes urinaires.

Il ne faut peut-être pas voir simplement des stases veineuses dans ces phénomènes congestifs nocturnes, et les mettre uniquement sous la dépendance d'une gêne circulatoire produite par exemple par la distension vésicale ; il y a là des éléments de congestion active qui se superposent du reste aux stases passives. Les érections de la nuit et du matin ne sont pas toujours en particulier de simples besoins de « pot de chambre » ; elles traduisent souvent une excitation médullaire directe, et si elles ne s'accompagnent pas ordinairement de désirs érotiques, c'est précisément qu'elles viennent de la moelle seule, et que le cerveau, sous forme de rêves ou désirs génésiques, n'y prend souvent aucune part.

Par contre, c'est bien la stase veineuse pure et simple du système veineux pelvien qui entre en jeu dans les influences congestives relevant des *habitudes sédentaires* du sujet, de sa *profession* exigeant le séjour assis prolongé, etc. La circulation veineuse en général et celle des organes pelviens en particulier n'a pas d'auxiliaires plus actifs que les contractions musculaires de l'exercice physique, de la marche, etc. Quand ces auxiliaires font trop régulièrement défaut, la stase s'installe, et avec elle naissent et se développent les dilatations veineuses définitives.

A côté de ces influences générales il y en a d'autres qui sont nettement *locales* et viennent de la vessie même.

C'est d'abord une cause de congestion sur laquelle M. Guyon a insisté, la rétention. *La congestion est appelée et aggravée par la distension vésicale elle-même.*

Plusieurs raisons font comprendre l'influence congestive de la rétention. Comme facteur de congestion active, il y a la suractivité fonctionnelle du muscle vésical que déterminent les envies incessantes d'uriner et qui appelle une circulation intense ; comme cause de congestion passive, il y a l'obstacle considérable apporté au retour du sang veineux par la tension même de la paroi vésicale distendue. Le sang veineux circule difficilement dans le tissu pariétal tassé et serré par la distension. En outre, les veines péri-prostatiques et les veines de Santorini sont comprimées par le globe vésical distendu qui pèse sur eux de tout son poids, ou les aplatit contre la ceinture osseuse du bassin.

Cette stase énorme du sang veineux de la vessie est accusée très nettement par le rouge foncé intense de la muqueuse, la turgescence souvent énorme des veines qui rampent sur la face externe de la vessie, tous phénomènes qu'il est très aisé de constater au cours des tailles hypogastriques faites au cours de rétention ou sur des vessies considérablement distendues par une injection préalable. Le suintement sanguin, et même les hématuries, qui suivent le cathétérisme dans les mêmes cas en sont encore une preuve manifeste.

Un autre groupe d'influences est tiré des rapports étroits qui unissent l'appareil génital avec les voies urinaires inférieures, rapports qui vont jusqu'à la fusion en certains points.

L'influence des *excès vénériens,* sous quelque forme qu'ils s'effectuent (onanisme, excès de coït, etc.), s'explique tout naturellement par les rapports étroits qui unissent l'appareil génital avec les voies urinaires inférieures.

La congestion active, l'hyperhémie véritable que l'éréthisme génital, même physiologique, appelle du côté des vésicules, de la prostate, de la portion profonde du canal, aggrave immédiatement les troubles dysuriques, même légers, et ferme vite la voie de l'urine. Même à l'état normal, on surprend son rôle occlusif de façon nette, dans la difficulté qu'il y a à uriner en érection ou même de suite après le coït, avant que l'érection ne soit tout à fait tombée.

Enfin, il y a des congestions prostatiques et urinaires secondaires pour ainsi dire, qui dépendent de congestions primitivement établies ailleurs, sur l'appareil digestif par exemple[1].

Il y a d'abord à ce point de vue les *excès de nourriture et de boisson.* Le rôle des écarts du régime alimentaire peut du reste s'interpréter de différente façon. Il peut s'agir d'ingestion de *trop grande quantité de boissons non alcooliques,* non irritantes ; dans ce cas c'est le rein, c'est la vessie qui sont obligés de trop fonctionner pour éliminer le surcroît de liquide, et c'est l'excès même de travail pour ces organes qui les hyperhémie, toute fonction active d'un organe activant directement la circulation de cet organe. S'il s'agit *de boissons*

[1] La clef de ces répercussions est fournie par les données anatomiques signalées plus haut et qui nous montrent les plexus prostatiques en large communication avec tous les plexus veineux pelviens, ce qui rend leur circulation étroitement solidaire de celle de tous les organes d'où partent ces derniers plexus.

alcooliques, comme de mets trop épicés, trop irritants, l'influence est complexe. Elle peut, avec certains mets ou certaines boissons se faire sentir sur les voies urinaires par voie médiate seulement, et en passant par les organes génitaux qu'elles excitent et congestionnent directement ; ou bien, c'est sur le tube digestif lui-même qu'ils agissent en créant d'actifs échanges à son niveau, en l'irritant et en y appelant une congestion plus ou moins forte, qui se porte sur tout le système circulatoire abdominal et pelvien, en raison des connexions multiples et étroites de tous les points de ce système.

C'est de la sorte qu'agissent aussi les *excès de nourriture,* même saine et non irritante, et dûs simplement à un bon appétit. Les repas de gala, les réceptions, etc., réunissent tous les défauts que nous venons de passer en revue et sont des plus nuisibles pour les urinaires en général, les prostatiques en particulier.

« C'est souvent en lui souhaitant bonne fête, dit Guyon, qu'on détermine chez un vieillard prostatique sa première rétention ».

Il reste encore à signaler l'influence congestive manifeste *de la constipation* qui gêne la circulation des veines hémorrhoïdales et peut comprimer aussi les plexus rétro-prostatiques.

Elle agit du reste de bien des façons et on peut expliquer de façons bien diverses son influence. Mercier admettait par exemple une compression directe de l'urèthre membraneux par le bol fécal. D'autres pensent aussi que dans certains cas ce bol volumineux peut repousser en avant le lobe moyen et le rabattre sur le col vésical.

Il y a enfin *les flux hémorrhoïdaires* qui retentissent

sur le système sanguin péri-prostatique, communiquant facilement avec le système recto-anal, et qui viennent encore ajouter une cause extrinsèque importante de plus à toutes celles que nous avons énumérées déjà.

III. Mode d'action. — Toutes ces considérations rendent bien compte de certains changements plus ou moins rapides qui peuvent survenir dans l'état d'un prostatique à un moment donné, soit au point de vue de la miction, soit au point de vue du cathétérisme.

Le sang qui stagne ou qui afflue dans les plexus veineux intra et péri-prostatiques, tuméfie la glande, tuméfie aussi la muqueuse du canal prostatique et resserre par conséquent ce conduit. Telle forme d'hypertrophie qui reste large en dehors des poussées congestives, crée au contraire un rétrécissement plus ou moins accusé sous l'influence de ces poussées ; telle autre hypertrophie qui, bien que constrictive d'essence, laissait encore filtrer l'urine ou passer la sonde, crée la rétention absolue ou ne se laisse plus franchir du tout par le cathétérisme, quand elle se gonfle, se durcit par la congestion. C'est encore la congestion qui produit les phénomènes nocturnes de pollakiurie et de paresse vésicale.

La congestion peut s'établir très promptement, surtout si on admet dans certains cas la congestion active ; elle peut disparaître de même. Mais, et nous insisterons plus loin sur ce point à propos du spasme, il faut néanmoins un certain laps de temps pour que la congestion s'installe ou disparaisse, et pour que, par conséquent, ses effets directs sur la miction et le cathétérisme se produisent ou se suppriment. On peut encore expliquer avec la seule congestion que tel malade, qui le matin ne pouvait uriner, ou qu'on ne pouvait sonder, laisse le soir passer la sonde et urine librement ; mais il devient impossible d'admettre cette explication chez un autre qu'on vient de chercher vainement à sonder à plusieurs reprises et chez lequel, après un simple repos de quelques instants, même tout de suite, sans qu'on s'y attende, on vient à passer avec aisance.

Quoi qu'il en soit de la part qu'il convient de faire au *spasme uréthral* lui-même, dans beaucoup de cas de dysurie ou de difficultés de cathétérisme chez le prostatique, il est certain que la congestion joue un rôle indéniable et important, soit dans les troubles passagers de la miction, soit dans les accidents permanents de rétention. M. Guyon et ses élèves ont beaucoup insisté sur ce point et ils ont eu raison. Ils ont eu raison surtout, parce que la congestion facile des prostatiques tient nettement, et alors cette fois exclusivement, sous sa dépendance, toute une série de complications autres que la dysurie ou la rétention C'est d'elle que relèvent les hémorrhagies de certaines formes du prostatisme ; c'est elle qui prépare l'inflammation facile de la vessie et même des voies urinaires supérieures. La cystite, le catarrhe vésical, la néphrite, etc., sont évidemment faciles à produire sur un pareil terrain.

Il n'y a qu'un pas pour transformer un organe congestionné en un organe enflammé ; la congestion n'est-elle pas le premier degré de l'inflammation ? C'est là, comme on l'a dit, un terrain prêt à « brûler » à la moindre occasion.

Nous aurons du reste l'occasion de revenir plusieurs fois sur ces faits, à propos des complications de la rétention et du cathétérisme.

B. — Spasme uréthral profond.

Tout le monde connaît ce fait d'observation courante. Chez les sujets atteints de rétention dûe à une hypertrophie prostatique et qu'on ne peut sonder qu'avec peine (*a fortiori* chez ceux dont le cathétérisme est, momentanément au moins, impossible) la sonde est arrêtée, non pas dans la portion membraneuse à l'entrée même de l'urèthre profond, mais au niveau même de la région prostatique. L'instrument franchit bien tout l'urèthre jusqu'à la prostate ; on croit même si on n'est pas prévenu, et à voir la profondeur à laquelle la sonde s'est engagée, qu'elle va entrer dans la vessie ; il n'en est rien, elle s'arrête à une petite distance en avant de l'orifice uréthro-vésical. On connaît donc bien le fait, mais on l'interprète très généralement de la façon suivante : la sonde bute contre un obstacle prostatique (rétrécissement ou saillie) dont une congestion momentanée ou durable peut, à certains moments, décupler l'influence. On parle rarement dans les cas que nous citons, du *spasme* qui, ici comme dans les cas d'obstacles situés sur le trajet de conduits naturels à parois musculaires un peu développées, nous paraît cependant jouer un rôle prépondérant. Plus la musculature du conduit sera développée, plus l'action du spasme sera grande bien entendu ; c'est pour cela précisément que cette action est si nette pour l'œsophage, par exemple. Or, l'urèthre profond tout entier, *l'urèthre prostatique aussi bien que l'urèthre membraneux*, est certainement un conduit très musculaire.

Nous avons vu dans l'étude des variétés cliniques de

la dysurie que dans certains cas, chez des sujets névropathes un peu âgés, on pouvait observer, en dehors de toute hypertrophie notable, une sorte de dysurie spasmodique par contracture de l'urèthre membraneux absolument comparable à celle qu'on voit chez les jeunes sujets atteints de nervosisme, « psychopathes urinaires » se croyant atteints de rétrécissements véritables, à cause des difficultés qu'ils éprouvent pour accomplir la miction, et n'étant en réalité que de faux rétrécis. Dans les cas de ce genre, la sonde est bien arrêtée au niveau de l'urèthre profond, mais à l'entrée même de la région membraneuse comme dans le spasme uréthral classiquement connu, et quand elle a franchi cette entrée membraneuse, elle ne rencontre plus d'obstacle jusqu'à la vessie.

Mais ce n'est pas le spasme des névropathes que nous voulons mettre en relief ici ; il n'a, en somme, rien de commun avec l'hypertrophie prostatique et porte sur l'urèthre membraneux. Celui dont nous étudions maintenant la possibilité compliquerait l'hypertrophie prostatique à un degré plus ou moins marqué ; ce serait un spasme qui *resserrerait le canal prostatique et rien que lui*. Quand on sonde un prostatique en pleine rétention, ou chez lequel le cathétérisme est difficile à mener jusqu'au bout, ce n'est jamais en effet au niveau de la portion membraneuse proprement dite que la sonde est arrêtée ; souvent on n'éprouve même pas de résistance appréciable à l'entrée de l'urèthre postérieur ; quand on est arrêté à un certain moment, c'est au niveau même de la traversée prostatique.

Nous avons déjà dit plus haut que cet arrêt était mis par les auteurs sur le compte d'un obstacle, doublé ou non de congestion, et au chapitre II nous avons longuement insisté sur le double fait suivant :

1° Il existe des formes spéciales d'hypertrophie prostatique qui, par elles-mêmes, sans l'influence de causes étrangères, comme la congestion par exemple, sont capables de fermer incomplètement ou complètement le canal prostatique. Ce sont les formes que nous avons appelées *constrictives* ou *occlusives* de l'hypertrophie (voir page 16). Pour celles-ci, pas n'est besoin de chercher bien loin l'explication de l'arrêt de la sonde ; c'est une déviation marquée du canal sur un point, c'est un coude brusque qui transforme en baïonnette le canal normalement rectiligne, c'est une saillie ou une barre qui vient fermer l'orifice uréthro-vésical, etc. Là, l'obstacle est fixe, permanent, et ne se modifie pas avec le temps.

2° Mais à côté de ces formes qui sont l'exception, il y a toute une série de variétés d'hypertrophie prostatique qui laissent la lumière du canal parfaitement libre, ou qui la modifient d'une façon qui ne pourrait pas être sensible en clinique, s'il ne venait s'ajouter une influence étrangère.

Cette influence qui ne s'exerce pas d'une façon continue du reste, et qui crée les alternatives de miction facile et de rétention, de cathétérisme aisé et de cathétérisme difficile ou impossible, on admet généralement que c'est la *congestion*. Fugace, mobile, elle explique précisément ces alternatives changeantes dont nous venons de parler.

Sans doute, la congestion joue un rôle important pour expliquer les complications de dysurie ou de rétention chez les prostatiques, et nous avons déjà étudié ce rôle en détail ; mais pourquoi ne pas admettre aussi un certain degré de *spasme de l'urèthre prostatique* dans la production de ces complications ? Peut-il exister une contraction de l'urèthre prostatique, *isolée et indépendante de la contracture de l'urèthre membraneux* ? Nous allons nous expliquer à ce sujet[1].

Voyons d'abord si dans certains cas on peut saisir la contracture, la défense musculaire isolée de l'urèthre prostatique, et si parfois après la résistance musculaire classique sentie à l'entrée de la région membraneuse, la sonde peut en rencontrer une autre de même nature plus loin, dans la région prostatique.

A l'état normal, d'après les données classiquement adoptées, voici ce qui se passe. Quand on introduit une sonde et plus spécialement une sonde à boule exploratrice dans l'urèthre, on sent une première résistance à l'entrée de la région membraneuse ; c'est le point d'arrêt bien connu qui correspond à l'entrée de l'urèthre profond. Avec plus ou moins d'insistance, suivant les cas, on arrive à le franchir, et puis c'est fini, la sonde traverse le reste de l'urèthre sans peine, avec aisance, sans nouvel à coup jusqu'à la vessie. Donc, il n'y a qu'une réaction musculaire, qu'une défense sphinctérienne, et c'est au point signalé. Même dans les cas où l'urèthre profond est contracté pathologiquement, est dit précisément « en spasme », c'est encore en ce seul point que se trouve la résistance. Donc, le spasme ne siège que dans la région membraneuse ; il n'y a pas de spasme de la région tout à fait profonde du canal, de la région prostatique et du col proprement dit ; en tout cas, s'il existe, il n'est pas indé-

[1] *A priori* et si on réfléchit aux muscles puissants qui le doublent, l'urèthre prostatique peut être atteint de spasme tout comme l'urèthre membraneux, et de spasme très énergique également.

pendant de celui de l'urèthre membraneux, il en est solidaire, il est vaincu dès que le spasme membraneux est vaincu lui-même.

Mais les choses, quand on regarde de près, ne se passent pas toujours très exactement de la sorte, même en dehors des cas pathologiques.

Lorsque l'on fait bien attention et que l'on épie soigneusement la sensation que donne la sonde à la main qui la conduit, on remarque un léger ressaut au moment où la sonde va entrer dans la vessie et quand elle a déjà parcouru l'urèthre membraneux ; ce ressaut n'a rien de comparable, à l'état normal, avec celui qu'on perçoit à l'entrée de l'urèthre profond, et la résistance ne ressemble en rien à celle qu'offre l'entrée du sphincter membraneux, *ni comme intensité, ni comme durée*. Elle est nette cependant pour qui s'est habitué à la rechercher.

Dans certains cas pathologiques, elle se précise bien davantage, car la *légère défense* qu'oppose le col vésical[1] normal au passage de l'explorateur, devient de *la contracture*, sous l'influence des causes pathologiques irritantes qui agissent directement sur la région du col vésical ou sur les parties avoisinantes ; et alors l'arrêt physiologique presque insensible devient beaucoup plus marqué, se précise, et s'isole nettement.

Déjà, dans certaines prostatites, dans certaines inflammations chroniques ou subaiguës de l'urèthre prosta-

[1] Devant employer souvent cette expression, nous devons nous expliquer nettement à son sujet, et dire ce que nous entendons exactement par là, car il n'y a qu'à ouvrir deux livres d'anatomie, d'auteurs différents, pour s'apercevoir qu'ils ont chacun une conception différente du *col vésical*. Chacun peut s'en faire une idée rationnelle d'ailleurs; il importe seulement de la préciser. Pour nous, quand nous emploierons cette expression, nous voudrons dire : *urèthre prostatique, y compris l'orifice uréthro-vésical.*

tique, on constate que la sonde à boule, ou même une sonde rigide quelconque, traduit manifestement deux résistances : une première, la plus forte, au niveau ordinaire, à l'entrée de la région membraneuse ; la seconde, plus faible, mais très nette cependant, dans l'urèthre prostatique, immédiatement avant que la sonde ne pénètre dans la vessie.

Mais c'est évidemment dans l'hypertrophie prostatique que le double arrêt, ou tout au moins le double ressaut, est le plus évident. Quand la sonde a franchi la portion membraneuse, elle est de nouveau arrêtée tout au fond du canal. En temps ordinaire, cet arrêt n'est pas très marqué, et dès qu'on insiste un peu l'instrument pénètre dans la vessie. Parfois, au contraire, dans certaines conditions que nous préciserons plus tard, et ce sont précisément les cas dont nous parlions au début de ce chapitre, la résistance est beaucoup plus accusée et la sonde peut être fermement arrêtée dans sa progression. Tout en tenant grand compte des obstacles prostatiques mécaniques, nous pensons que *le spasme de l'urèthre prostatique joue un rôle dans cet arrêt, dans cet obstacle au cathétérisme.* Pas n'est besoin évidemment de l'invoquer dans les formes vraiment occlusives de l'hypertrophie prostatique ou dans les formes enserrantes, constrictives par elles-mêmes que nous avons longuement étudiées ; mais, dans beaucoup de cas, c'est lui qui entre en jeu pour transformer en hypertrophie constrictive une hypertrophie large ou pour rendre très constrictive une forme qui ne l'était presque pas par elle-même.

Et d'abord, il faut bien invoquer autre chose qu'une barrière fixe, un vrai rétrécissement, dans les cas très fréquents où le cathétérisme n'est que momentanément, temporairement difficile ou impossible, et où la sonde passe aisément un beau jour, alors que la veille elle était invinciblement arrêtée. Il est même des cas où la simple sensation de ressaut, de résistance signalée finit elle-même par disparaître à un certain moment, quitte à reparaître plus ou moins tôt.

Pour expliquer ces changements rapides, ces alternatives de libre passage et d'obstacle, nous savons l'agent qu'il faut invoquer, *la congestion*. Mais la congestion ne peut pas tout expliquer et peut-être son rôle a-t-il été trop grandi et trop généralisé.

Il est certainement des cas où la brusquerie des changements, des alternatives, dont nous parlions plus haut ne peut s'expliquer que par l'*apparition ou la disparition d'un spasme*. Si rapide que puisse être une poussée congestive à apparaître ou s'évanouir, si préparé que soit le terrain prostatique et péri-prostatique, à recevoir un afflux sanguin ou à s'en débarrasser promptement, il faut néanmoins un certain temps pour réaliser ces congestions et ces décongestions. Or, parfois, les phénomèmes observés sont si fugaces, si mobiles, si variables, non d'un jour à un autre, mais d'un moment à un autre, que le spasme seul peut les faire comprendre.

C'est ainsi qu'il arrive que dans la même séance, alors qu'on vient d'être arrêté par un obstacle qui paraît bien fixe, si on attend quelques instants et si on présente de nouveau la sonde, elle passe tout d'un coup, et sans difficulté.

On s'est servi, par exemple, pour la première tentative infructueuse, de petites sondes qui piquaient plus ou moins le canal prostatique, l'agaçaient et augmentaient sa contracture ; et puis, on essaie une sonde volumineuse, et on est alors tout surpris de lui faire franchir brusquement le point d'arrêt. Ou bien il arrive un fait inverse : on vient de passer assez aisément une sonde ; pour un motif quelconque on veut la changer, mais on ne peut plus repasser, et plus les tentatives se succèdent, moins elles aboutissent. C'est là un phénomène qu'on observe du reste dans les rétrécissements uréthraux ordinaires, et qui n'a rien de spécial ici ; mais il indique nettement le rôle du spasme ; le spasme seul peut le produire. A noter toujours et une dernière fois, que, dans le cas dont nous parlons, ce n'est pas la portion membraneuse qui est fermée ; elle reste perméable à la sonde, et c'est la portion prostatique seule qui résiste.

Le même raisonnement pourrait s'appliquer bien entendu, non plus aux variations brusques dans les difficultés du cathétérisme, mais aussi à l'irrégularité et à l'inconstance des troubles de la miction d'un moment à l'autre.

Enfin, pourquoi refuser à la portion prostatique du canal le pouvoir de faire du spasme à son niveau, sous l'influence d'une des causes que nous allons énumérer tout à l'heure, alors que, sous les mêmes influences, le spasme, de l'avis général, peut se développer dans n'importe quel point du canal, même dans l'urèthre pénien très peu musculaire ? Quand le spasme accompagne par exemple un rétrécissement pénien, pour en décupler l'effet, c'est bien au niveau de ce rétrécissement et à son voisinage immédiat seulement qu'il se fait sentir et se révèle à la sonde qu'il arrête ; ce n'est pas *tout* l'urèthre pénien qui est resserré, c'est seulement la *portion qui touche au rétrécissement*. Or, dans le cas d'un rétrécissement prostatique, pourquoi vouloir étendre le spasme à tout l'urèthre profond, ou même dénier toute influence spasmodique à l'urèthre prostatique ? Il est bien plus musculaire que n'importe quel point de l'urèthre pénien ; il peut avoir et il a en réalité, dans certaines circonstances, son spasme propre.

Le spasme prostatique peut être sous la dépendance directe de l'irritation sourde causée par le travail inflammatoire chronique qui accompagne le développement sénile de la glande ; mais les raisons ne manquent pas pour expliquer son apparition ou son aggravation soudaine dans certains cas ; une poussée d'uréthro-cystite, sous l'influence d'un écart de régime ou du passage d'une sonde, une éraillure de la muqueuse, etc., etc., deviennent facilement le point de départ de la réaction spasmodique.

M. Guyon n'admet pas le spasme prostatique. Pour lui, le siège exclusif du spasme est dans la région membraneuse. « De fait, dit Guibal[1], le siège précis de la contracture est assez difficile à reconnaître, parce que, dans la majorité des cas, les irritations capables de faire naître le spasme du col vésical, réagissent en même temps sur l'urèthre pour déterminer la production du spasme dans la région membraneuse ».

Dans beaucoup de cas il en est ainsi en effet, et le spasme concomitant de la région membraneuse peut faire passer inaperçu, peut masquer le spasme du col vésical ; mais nous avons vu que, selon nous, on peut observer un spasme prostatique parfaitement isolé.

[1] Guibal, *Spasme uréthral*, thèse agrégation, 1880.

§ II. — De l'influence de certaines affections concomitantes.

L'association de l'hypertrophie prostatique avec le *cancer de la prostate* sera longuement étudiée avec le diagnostic de ces deux affections, et nous y renvoyons le lecteur qui verra que souvent les deux maladies sont si étroitement liées qu'on ne peut les dissocier, au point de vue de la symptomatologie. C'est ce qui arrive, notamment, quand le cancer prostatique est à son début.

Voyons maintenant ce qui se passe dans les cas où l'hypertrophie prostatique frappe un *vieux rétréci.* Il semble, pour la majorité des auteurs, que le malade bénéficie de l'association de son rétrécissement avec la maladie urinaire de sa vieillesse.

La musculature de la vessie, dans les vieux rétrécissements, est en général très augmentée. Et c'est bien à la puissance musculaire de la vessie qu'est due la longue préservation des rétrécis vis-à-vis de la maladie urinaire ; devenus vieux, ils en bénéficient et sont moins prostatiques que d'autres. « A quelque chose malheur peut être bon », dit Guyon.

Comme les ventricules gauches en cas de rétrécissement aortique, selon l'heureuse comparaison de Le Dentu, la vessie s'hypertrophie, quand un obstacle au cours de l'urine l'oblige à augmenter l'énergie de ses contractions, et cette hypertrophie porte sur sa couche musculaire ; chez les rétrécis, la paroi de la vessie acquiert une épaisseur considérable, pouvant aller jusqu'à plus de 2 centimètres. Cet épaississement portant sur la couche musculaire y est très également réparti.

Or, cette hypertrophie de la tunique musculaire de la vessie chez les rétrécis rentrerait à bon droit dans la catégorie des hypertrophies dites providentielles, car non seulement elle met les malades à l'abri des dangers de la dilatation vésicale due à leur rétrécissement, mais elle laisse à la vessie une contractilité si grande, qu'elle balance souvent les effets de l'hypertrophie prostatique lorsque celle-ci se surajoute, par suite de l'âge, à la coarctation uréthrale.

De sorte qu'il serait permis, dit le professeur Guyon, de considérer un rétrécissement du canal survenu à l'âge adulte comme la meilleure des sauvegardes, pour ceux qui sont destinés plus tard à devenir des prostatiques. Il est juste d'ajouter que ce bénéfice n'existe pas pour les sujets qui deviennent rétrécis à un âge avancé, alors que leur vessie, sénile déjà, n'est plus capable d'une réaction hypertrophique salutaire. Il n'appartient qu'aux rétrécissements survenus chez des jeunes.

Quant à la coexistence de la maladie urinaire avec d'autres affections vésicales ou prostatiques, comme la *calculose* par exemple, il nous paraît qu'il s'agit plutôt là d'accidents étroitement liés à la maladie urinaire elle-même, et nous renvoyons à l'étude générale des *complications de cette maladie,* que nous allons maintenant décrire.

CHAPITRE IV

Les complications accidentelles ou tenant à l'évolution même de la maladie urinaire.

---

§ Ier. — Complications d'ordre général.

A. — Les hématuries chez les vieux.

L'hématurie chez le vieillard dysurique n'est pas forcément liée à la rétention ou à des manœuvres sur les voies urinaires, et n'appartient pas seulement aux dernières périodes de la maladie. Elle peut survenir de bonne heure ; en outre, elle peut apparaître spontanément et sous des influences très diverses.

L'étude que nous avons faite de la congestion fréquemment installée chez nos malades, ou toujours suspendue sur leur tête, nous fait d'abord prévoir que l'hématurie trouve facilement chez eux occasion de se produire. Elle explique de même l'abondance qu'elle peut avoir en certains cas, et aussi sa tenacité. Sur un terrain aussi bien préparé les causes occasionnelles ne demandent qu'à agir.

Il y a d'abord, nous l'avons dit, des hématuries qui ne reconnaissent pas de causes bien précises, en dehors des causes congestives générales ; le refroidissement, les écarts de régime, etc., etc. C'est à ce point de vue qu'on a pu les considérer comme des *hématuries* spontanées.

Voici un prostatique qui vide encore tant bien que mal sa vessie, qui n'a pas même de rétention incomplète ; il a simplement de la pollakiurie nocturne. Un jour, sans cause apparente, il est pris d'un pissement de sang, ou plutôt il rend une urine plus ou moins fortement teintée de sang et avec de petits caillots ; ou bien les dernières gouttes d'urine seules peuvent être constituées par du sang presque pur. Plus rarement, c'est au commencement de la miction qu'un peu de sang pur apparaît ; c'est qu'alors il est sorti directement et tout récemment de la muqueuse prostatique, et a été balayé de l'urèthre profond par l'urine, avant qu'il ait eu le temps de refluer dans la vessie.

Tout cela a lieu du reste *sans douleur, sans épreintes,* à l'inverse de ce qui se passe dans les hématuries symptomatiques de cystite ; quelquefois seulement le malade éprouvera un peu de gêne pour expulser un caillot un peu gros venu de la vessie.

Cette hématurie peut être absolument passagère et ne pas se répéter même de longtemps ; ou bien, si elle se répète, elle dure quelques jours seulement, puis tout rentre dans l'ordre. A des intervalles plus ou moins éloignés elle se reproduit, toujours spontanément, ou tout au plus à l'occasion d'une fatigue, d'un effort, d'un rapport sexuel, etc.

Ces hématuries mobiles, fugaces, sont bien d'ordre congestif. Elles se distinguent assez nettement des hémorrhagies néoplasiques, car, si elles sont capricieuses comme elles dans leur apparition et leur disparition, elles n'ont en général ni leur abondance, ni leur répétition, ni leur durée.

Peut-on admettre, pour expliquer certaines d'entre

elles, une cause dont les anciens parlaient volontiers, c'est-à-dire *les varices du col de la vessie ?* Peut-être s'en est-on trop vite moqué dans les traités de pathologie moderne ; et il n'est pas impossible que, dans certains cas, ces varices cervicales puissent exister et jouer un rôle dans la production d'hémorrhagies ayant les caractères de celles que nous venons d'étudier. Chez certains sujets atteints de varices multiples incontestables, aux membres inférieurs, du côté du scrotum, du côté des veines hémorrhoïdales, pourquoi n'existerait-il pas parfois un état variqueux des veines si nombreuses qui contournent la prostate, le col de la vessie, et qui se prolongerait profondément du côté des veines de la muqueuse elle-même ?

Pourquoi les poussées congestives qui se produisent chez eux, à des intervalles plus ou moins réguliers, du côté des varices ano-rectales par exemple et se traduisent par des hémorrhagies, ne pourraient-elles pas également se porter sur le système veineux du col vésical ou prostatique, et entraîner l'hématurie proprement dite ?

Le contrôle est difficile à faire malheureusement, et même à l'autopsie on sait que les renseignements en pareille matière sont souvent négatifs, les varices ne laissant guère de traces après la mort en dehors des très gros troncs veineux.

Chez certains sujets porteurs de varices plus ou moins généralisées, ayant eu surtout des flux hémorrhoïdaires qui ont disparu, on pourrait parfaitement tenir compte de l'état variqueux du col vésical dans l'interprétation de certaines hématuries. On pensera de même si on observe une certaine alternance entre les hématuries et des hémorrhagies nettement hémorrhoïdaires.

En dehors des hémorrhagies spontanées que nous venons de décrire et qui peuvent apparaître au début même de la dysurie sénile, en dehors de toute rétention, en dehors du cathétérisme et de toute infection vésicale, les hématuries du prostatique sont symptomatiques : 1° d'un traumatisme, le cathétérisme tout spécialement ; 2° d'une rétention d'urine ; 3° d'une inflammation vésicale véritable.

Rien de plus simple à comprendre que l'hématurie facile, et parfois abondante, qui succède à un *cathétérisme nocif*. Quand on blesse avec la sonde la région prostatique, c'est ordinairement dans les cas où le cathétérisme est difficile à faire, c'est par conséquent dans les cas de rétention accompagnée de congestion intense, congestion qui, doublée de spasme, a définitivement bouché la voie uréthrale. De l'urèthre prostatique blessé, même par piqûre légère et superficielle, du sang va s'échapper, et parfois avec les allures d'une hémorrhagie abondante. Le sang contenu dans le canal coulera aussi par reflux du côté de la vessie et l'hémorrhagie intra-vésicale sera bien plus traîtresse et dangereuse que l'hémorrhagie par l'urèthre : trop souvent en pareil cas on a vu la vessie se remplir peu à peu d'une grande quantité de sang ; des urines noires et hématiques s'écoulent pendant plusieurs jours après le traumatisme et même quelquefois de véritables caillots se déposent dans la vessie, s'accumulent à son intérieur et ne pouvent plus être évacués à cause de leur nombre et de leur volume.

Des indications thérapeutiques très spéciales naissent précisément de ces cas.

Et ils sont d'autant plus intéressants à connaître que les plus habiles chirurgiens peuvent faire saigner une prostate sans qu'il y ait véritable fausse route, rien que par le fait du passage de la sonde qui glisse sur une muqueuse turgide, très friable, et dont les vaisseaux se rompent très aisément.

Le traumatisme est quelquefois une *ponction* de la vessie qui a blessé une grosse veine pariétale.

Les hématuries qui compliquent la *rétention d'urine* proprement dite, en dehors de tout traumatisme des voies urinaires et par le seul fait que la vessie est en état de rétention, surviennent et s'expliquent de la façon suivante.

Parfois le sang se mélange à l'urine qui distend la vessie et la colore en teinte plus ou moins foncée, de telle sorte que c'est un liquide noir que la sonde retire quand elle a passé. C'est alors qu'une surface plus ou moins étendue de la muqueuse vésicale, du corps ou du col de la vessie, s'est mise à saigner sous l'influence de la congestion si vive qui accompagne la distension vésicale elle-même. En étudiant la congestion en général, nous avons insisté suffisamment sur ce point.

Le plus généralcment, c'est à la suite du *cathétérisme évacuateur* de cette vessie trop distendue que survient l'hémorrhagie. Ce sont des faits très connus à l'heure actuelle et tout le monde apprécie les préceptes de prudence et de précaution que M. Guyon a donnés pour l'évacuation de ces rétentions d'urine, aiguës ou chroniques. « Elle devra être *lente*....., *incomplète*..... au moins au début des sondages......, *graduellement progressive* et c'est petit à petit seulement qu'on habituera la vessie à supporter la vacuité....., etc. ».

Si le fait est bien connu, l'explication varie un peu avec les auteurs. Pour Guyon, elle est toute mécanique ; l'hémorrhagie est une hémorrhagie *ex-vacuo*, sous l'influence de la décompression que détermine le cathétérisme évacuateur mal réglé. D'autres font une part plus active à la vessie elle-même ; à mesure que les tuniques musculaires vésicales reviennent sur elles-mêmes, elles expriment les vaisseaux interstitiels gorgés de sang noir ; une partie de ce sang s'en va par les veines périphériques, mais une partie aussi est chassé du côté de la muqueuse où il ne trouve d'échappement qu'en rompant la frêle barrière qu'elle leur oppose.

Il nous reste l'hématurie symptomatique d'une *cystite*. Et la cystite chronique (même, pour M. Guyon, la cystite chronique guérie, celle qui ne se traduit plus que par des reliquats inflammatoires insignifiants) peut lui donner naissance, comme la cystite aiguë.

La cystite aiguë qui frappe le prostatique s'accompagne chez lui, comme partout ailleurs, d'un peu de sang à la fin de la miction. Mais il est rare dans ce cas que l'hémorrhagie soit abondante. Parfois, elle se borne à colorer simplement le liquide urinaire dans la seconde moitié de la miction. Il est des cas cependant où le pissement de sang est abondant.

Cette hématurie sous la dépendance directe de la cystite, est assez facile à reconnaître. Les troubles fonctionnels comme la pollakiurie, la douleur et les épreintes de la miction, l'altération muco-purulente ou purulente de l'urine, etc., ne laissent pas de doute sur l'existence d'une inflammation vésicale vraie.

Dans la cystite chronique, les hématuries peuvent compliquer le tableau du catarrhe vésical, et cela en dehors de toute imprudence, de toute recrudescence aiguë par écart de régime, de tout traumatisme, de toute évacuation maladroite, etc. L'hémorrhagie reconnaît alors ordinairement pour cause une forme *pseudo-membraneuse* comme l'hématocèle vaginale (Guyon).

B. — La fièvre urineuse.

I. Types principaux. — La fièvre urineuse chez le vieux dysurique est très irrégulière de type ; elle peut manquer ou être peu marquée chez des sujets qui déjà cependant ont, de par les autres troubles ressentis que nous avons décrits ailleurs, de l'empoisonnement urineux, et elle n'a pas, tant s'en faut, l'importance séméiologique des phénomènes que nous venons de rappeler, pour dénoncer la dernière période du prostatisme.

Il faut du reste distinguer chez nos malades les accès fébriles qui naissent spontanément, en dehors de toute intervention, qui sont une des manifestations de l'empoisonnement urineux chronique de ces malades, et ceux qui éclatent après une intervention, par exemple.

Les premiers ont précisément le caractère effacé, sournois, peu bruyant, que nous indiquions au début. Le malade et son entourage ne se doutent même pas la plupart du temps de l'existence d'une fièvre véritable. Le sujet est amaigri, a le teint jaune, la langue pâteuse et les troubles digestifs de la cachexie urinaire, et cependant, si on vient à prendre la température, on ne trouve qu'une température normale ; de temps en temps seulement, à certains moments de la journée ou de la nuit, le malade ressent un petit froid qui « lui court le long du corps », il éprouve le besoin de se couvrir ou de se chauffer, et si on prend la température à ce moment, on trouve une très légère hyperthermie 38°, 38°,4 au plus ; tout cela ne dure pas du reste, et bientôt rien ne paraît plus ; il n'y a eu que le petit frisson, pas de sensation de chaleur anormale, pas de sudation.

Dans d'autres cas cependant, le frisson a été un peu plus accusé, la réaction un peu plus forte, mais toujours sans fracas et sans durée.

La forme habituelle de ces petits accès chez nos malades urinaires est donc le plus souvent *intermittente*, et ces intermittences peuvent être très espacées chez eux ; il en est qui ne présentent même pas tous les jours de ces manifestations avortées. Chez quelques-uns de ces urinaires, mais beaucoup plus rarement, le type est plutôt *continu*, tout en restant bénin d'allures et peu élevé. Leur température ordinaire oscille autour de 38° et 38°,2 sans que le malade s'en doute le moins du monde, et sur cette température générale se détache de temps à autre une ascension plus ou moins haute qui, elle alors, attire l'attention de l'urinaire et le retient au lit ou à la chambre tandis que précédemment il pouvait encore vaquer à ses occupations [1].

Voilà les formes qu'on observe ordinairement chez les urinaires chroniques en dehors du cathétérisme et des interventions. Non seulement, quand on ne les a pas touchés chirurgicalement, ils ne prennent pas volontiers les types aigus et à marche rapide que nous allons étudier tout à l'heure, mais souvent encore, comme nous l'annoncions au début de ce chapitre, ils n'ont point de

[1] Ces malades sont volontiers étiquetés du diagnostic « paludisme » ou « grippe » par les médecins non prévenus, qui ne voient que des accès fébriles survenant sans raison apparente, de temps en temps, et greffés sur un état général un peu languissant ; ils administrent en vain la quinine et ne songent pas à la vessie mal vidée.

fièvre du tout, quoique très nettement empoisonnés par l'urine. Ici, l'*empoisonnement urineux* est, moins qu'ailleurs encore, synonyme de *fièvre urineuse*. L'intoxication urineuse peut rester indépendante de toute manifestation fébrile, et souvent même, plus les sujets avancent en empoisonnement, moins la réaction fébrile est nette. La plupart de ces malades, arrivés vers la fin, ont même plutôt de l'hypothermie, et c'est l'urémie comateuse qui les emporte.

On peut peut-être se rendre compte de la longue tolérance et du défaut de réaction qu'ont les vieux urinaires infectés vis-à-vis des poisons de l'urine, alors que les jeunes, soumis aux mêmes influences, réagissent si vivement. Nous verrons comment bientôt.

Si maintenant nous envisageons les accès fébriles qui peuvent survenir chez nos malades, non plus spontanément, mais après une intervention sur leurs voies urinaires, les choses sont bien différentes, et tout en constatant une réaction moins vive, en général, que celle des urinaires jeunes et vierges de toute infection antérieure, nous trouvons des accès de fièvre urineuse franche et de haute intensité.

L'intervention qui éveille l'accès porte en effet parfois sur un sujet indemne encore de tout accès, n'ayant pas encore le pied dans l'empoisonnement urinaire chronique et qui se trouve par conséquent, quoique vieux, dans les conditions d'un jeune urinaire au point de vue de la vigueur réactionnelle contre l'agent infectieux. En outre, on conçoit aisément que le traumatisme crée ici des conditions toutes favorables à la pénétration ou à l'accumulation de cet agent dans l'organisme, soit par l'inoculation directe et massive qu'il favorise, soit par la congestion qu'il appelle sur les reins et qui ferme les voies d'élimination.

Les accès de l'*infection urineuse aiguë* sont ici ce qu'ils sont ailleurs, et tels qu'on les connaît par les travaux classiques. On peut avoir le *premier type* de ces accès aigus qui est la forme franche à un ou deux accès au plus, mais bien caractérisés, avec leurs trois stades bien marqués, après lesquels tout rentre dans l'ordre ; la question est jugée, la fièvre ne reparaît plus, le poison est tout à fait éliminé, si une nouvelle inoculation ne se fait pas. Mais c'est là, chez nos malades, une forme plus rare malheureusement que le *deuxième type* dans laquelle l'infection est plus tenace, les accès moins caractérisés, plus incomplets et qui peuvent se renouveler souvent, pendant un temps plus ou moins long.

C'est qu'en effet le prostatique atteint par la sclérose viscérale, n'a plus déjà la même puissance que le jeune urinaire à se débarrasser promptement des poisons absorbés, et la lenteur de l'élimination se traduit par la moindre franchise et le plus grand nombre des accès. Entre ces accès multiples, la température peut redescendre à la normale (forme intermittente), ou bien rester toujours au-dessus de 38 degrés (forme rémittente). Celle-ci est plus grave que celle-là, car elle traduit l'avantage constant que le poison garde dans sa lutte contre l'organisme, et, quoique moins malade pendant ces accès que pendant ceux de la forme précédente et surtout ceux du premier type, quoique moins secoué par la violence de l'accès, le sujet arrive néanmoins assez rapidement, par leur répétition et la continuité de l'hyperthermie qui dure dans leur intervalle, à la terminaison fatale, plus vite en tous cas à cette terminaison que dans les autres formes.

Cette terminaison fatale peut, dans certains cas, avoir lieu beaucoup plus rapidement, en quelques heures et dans toutes les formes décrites de la fièvre urineuse, même dans la forme à nets et francs accès.

Ces cas pernicieux, foudroyants parfois, dans lesquels le sujet peut succomber en moins de 24 heures soit avec une fièvre intense (40°-41°) avec délire bruyant et agité, soit au contraire dans l'algidité avec une diarrhée cholériforme, des convulsions, etc., se voient, pour nos malades comme pour les autres urinaires, chez des sujets dont les reins sont malades déjà depuis longtemps, qu'on s'en doute ou non, et que l'insuffisance rénale latente subitement aggravée, a livrés à l'urémie grave.

II. Pathogénie. — Nous n'avons pas à entrer ici dans l'étude complète des microbes pathogènes de la fièvre urineuse ; il y a sur ce sujet bien des obscurités. C'est une bactérie (bactérie septique de Clado, bactérium pyogène de Hallé et d'Albarran) qui paraît jouer ici le rôle principal, mais Albarran lui-même avoue qu'il y a des infections combinées. Et alors, on trouve la bactérie associée à d'autres microcoques, streptocoques en particulier, et ainsi on rentre indirectement, pour certains cas tout au moins, dans l'ancienne conception de la pyohémie.

Les auteurs ne sont pas d'accord, tant s'en faut, sur l'importance pathogène du bactérium coli dans les lésions infectieuses des voies urinaires et certains bactériologistes l'ont vigoureusement attaquée.

Dans un travail récent sur les affections infectieuses des voies urinaires[1], Rovsing conclut que le *bactérium*

[1] *Annales gén. urinaires*, déc. 1897, janvier, février, mars 1898.

coli, très fréquent dans ces affections, ne cause en général que des lésions peu graves. Dans la plupart des cas, il n'occasionne qu'une simple bactériurie, parfois de la pyélite, plus rarement encore de la cystite ; en règle générale, il *semble être inoffensif pour le rein.*

L'auteur admet que dans la plupart des cas de cystite, et dans un grand nombre de cas de pyélonéphrite, l'*inflammation provient de microbes décomposant l'urine ;* l'influence de leurs formes pyogènes, sur le rein, est très grave.

Ces idées sont donc très différentes de celles soutenues par l'école de Guyon, qui enseigne la théorie suivante : *le bactérium coli est la cause de presque toutes les affections infectieuses des voies urinaires ; l'urine est presque toujours acide en cas de cystite ; l'infection par le bactérium coli est très dangereuse.*

Rovsing prétend que cette profonde divergence d'opinion peut s'expliquer par des erreurs d'observation et de diagnostic, et par une mauvaise interprétation des faits cliniques et expérimentaux.

L'école de Guyon, dans ses recherches sur la cystite, trouve presque toujours de l'urine acide et du bactérium coli, tandis que Rovsing trouve de l'urine ammoniacale, rarement du bactérium coli, le plus souvent le bacille de la tuberculose, des gonocoques, et plusieurs autres microbes. *Cette différence est*, pour Rovsing, *le résultat d'un défaut d'observation.* En effet, dans les observations françaises, même très détaillées, la réaction de l'urine n'est presque jamais indiquée. Parmi les 38 observations, citées par Albarran dans son travail sur le *Rein des urinaires*, trente-trois ne portent aucune indication de la réaction de l'urine ; dans quatre, elle est donnée comme alcaline, dans une seule, elle est acide. D'autre part, Albarran et Hallé ont trouvé dans 32 cas sur 47, des cocci auxquels ils n'ont pas accordé d'attention, à cause de la grande prédominance du bactérium coli ; or, la plupart des cocci décomposent l'urine, et on a peine à croire que dans ces cas, l'urine n'était pas ammoniacale.

Le désaccord entre les conclusions de Guyon et de Rovsing peut, dit celui-ci, être expliqué par des *erreurs de diagnostic*. En effet, il est probable que les élèves de Guyon ont souvent mal posé le diagnostic de cystite, parce qu'ils ne se livraient pas à un examen suffisant. A part un cas de cystite tuberculeuse, on ne s'est jamais servi du cystoscope : Albarran, Hallé, Renault, Reblaud, et Reymond, n'indiquent pas de quelle façon ils ont recueilli l'urine ; les autres ont pris l'urine du milieu et de la fin de la miction, procédé qui peut conduire à des erreurs très graves, surtout s'il y a inflammation de l'urèthre.

Outre cette défectuosité dans les recherches, les signes cliniques, mentionnés dans des observations, d'ailleurs incomplètes, sont le plus souvent insuffisants pour établir le diagnostic.

La plupart des auteurs qui ont tiré des conclusions de l'examen des urines provenant des vivants, se sont servis de méthodes insuffisantes pour assurer le diagnostic ; dans un grand nombre de cas, où le bacterium coli existait à l'état pur, il est très probable que les auteurs ont confondu la bactériurie, ou de simples pyélites, avec la cystite. La présence d'une grande quantité de coli-bacilles ne permet pas de conclure cependant à leur rôle exclusif.

Viennent ensuite des auteurs qui ont pratiqué des

recherches sur le cadavre, et dont les conclusions s'opposent également aux idées de Rovsing. Ces conclusions sont erronées, dit-il, car elles reposent sur des erreurs d'interprétation. Voici comment il les discute :

Albarran examine 25 cadavres de personnes mortes de néphrite infectieuse, et trouve du bactérium coli dans 23 cas. Il ne savait pas que ce microbe envahit tout l'organisme après la mort ; par suite, ses conclusions sont inexactes.

Les conclusions de Schmidt et Aschoff sont également dépourvues de fondement. En effet, après examen cadavérique de 16 cas de pyélonéphrite, ils trouvent 15 fois le bactérium coli. Ils écartent rapidement l'hypothèse d'une infection post mortem, et attribuent par conséquent un rôle pathogène au bactérium coli ; ils savaient cependant que le bactérium coli est capable de tuer rapidement le staphylocoque doré ; d'autre part, dans 7 cas, ils ont trouvé l'urine ammoniacale, et cependant le bactérium coli est incapable de la décomposer ; il est donc évident que, dans chacun de ces cas, d'autres microbes avaient dû jouer un rôle. En outre, les intéressantes recherches de Béco prouvent que les *bactéries, causes de la mort, ont disparu au bout de 24 heures, masquées par les microbes venant de l'intestin*. Pour toutes ces raisons, il faut donc rejeter les conclusions de Schmidt et Aschoff.

Albarran prétend encore que le *bactérium coli provoque les infections les plus dangereuses*.

De la présence du colibacille à l'état pur dans la vessie, le sang ou les reins, il conclut que ce microbe est la cause de la septicémie ; *conclusion illogique*, et le plus souvent fausse, dit Rovsing.

En effet, Rovsing montre que les coli-infections peuvent revêtir un caractère très bénin, que la présence de coli-bacille dans l'urine ne s'accompagne souvent d'aucune espèce d'accidents, et que les cas d'infection grave sont causés par d'autres microbes pyogènes.

Pour toutes ces raisons, il considère comme erronées les conclusions des auteurs précédents.

L'étude et les expériences sur les animaux, de Schmidt et Aschoff, prouvent que le coli-bacille produit sur le rein des lésions insignifiantes. Quant à celles d'Albarran et Hallé, elles sont négligeables au point de vue de la valeur pathogène du bactérium coli.

Il existe encore un point où les écoles de Guyon et Rovsing sont en désaccord. D'après Guyon, le bactérium coli pénètre par l'urèthre ; tandis que pour Rovsing l'infection se fait par la voie sanguine. Cette hypothèse s'accorde avec les observations de Krogius, Melchior, Bastanelli.

D'ailleurs ce microbe produit *une affection extrêmement bénigne, et pour ainsi dire inoffensive*. Ce qui explique cette bénignité, c'est que tout individu a normalement dans son intestin des bactérium coli, non pathogènes. Il est même possible que le bactérium coli, en vertu de son antagonisme pour certains microbes très virulents, possède *parfois un rôle favorable*.

Les différences d'opinion conduisent naturellement à des traitements différents. L'école de Guyon, convaincue que le bactérium coli est l'ennemi le plus dangereux des urinaires, croit pouvoir empêcher les accidents au moyen d'une « sérothérapie de l'infection urinaire [1] ».

Pour Rovsing, la sérothérapie ne doit pas être dirigée

[1] Voir ALBARRAN et MOSNY, *Ann. mal. gén. urinaires*, mai 1896.

contre le coli-bacille, qui est inoffensif, mais contre le staphylocoque, le streptocoque pyogène, le proteus Hanser, coccobacillus septicus, etc., qui seuls provoquent des infections sérieuses.

La réponse à ces attaques, un peu trop vives de forme, et à ces affirmations trop catégoriques pour un sujet aussi délicat à élucider, ne s'est pas fait attendre.

Et d'abord Melchior (*Ann. gén. urinaires*, avril 1898) reprend, point par point, les affirmations de Rovsing, et en discute soigneusement la valeur.

C'est ainsi que pour les cas où Rovsing a vu le bactérium coli très peu dangereux pour les voies urinaires, Melchior répond qu'il s'agit d'une *forme non virulente* du bactérium coli. De même, dans les cas de néphrite dont a parlé Rovsing, il semble bien que le bactérium coli ait été vraiment la cause de l'infection du rein, *puisqu'il ne se trouvait pas d'autres microbes avec lui.* Puis il attaque les prétendues *cystites catarrhales* de Rovsing.

Dans sept *cystites catarrhales* de Rovsing, l'urine est parfaitement dépourvue de globules blancs; dans tous les autres, elle renferme des globules de pus.

Dans les cas de la première catégorie, Melchior admet qu'il ne s'agit pas de *cystite véritable*, mais de *bactériurie.*

Les cystites de la deuxième catégorie, sont des cystites purulentes légères.

Par suite, Melchior n'admet pas l'existence des *cystites catarrhales* de Rovsing.

Rovsing avait cité 60 cas de cystite suppurée ammoniacale, et conclu que les microbes ammoniogènes sont les véritables agents de la cystite.

Cette assertion paraît mal soutenue, et des coupes

microscopiques, montrant quels sont les microbes qui ont pénétré dans les tissus, seraient la seule preuve décisive.

Melchior relève enfin plusieurs inexactitudes dans la catégorisation des microbes décomposant l'urée, et critique les expériences *in vitro* et sur les animaux, faites par Rovsing.

D'autre part (même numéro des *Annales génito-urinaires*) Albarran et Hallé, dans l'analyse qu'ils font des 126 cas de Rovsing, montrent que sur 121 cas d'affections infectieuses des voies urinaires, le bactérium coli est signalé 60 fois dans l'urine. Les autres variétés bacillaires se rencontrent 12 fois.

Le bactérium coli qui faisait complètement défaut dans les urines pathologiques étudiées en 1889 par Rovsing, apparaît en grand nombre dans celles qu'il a étudiées depuis.

Or, quel rôle lui attribue-t-il ? Il provoque, dit-il, le plus souvent, des affections très bénignes, quelquefois pyélite suppurée légère, plus rarement cystite et néphrite.

Albarran et Hallé concluent qu'entre Rovsing et les autres auteurs persiste seulement une divergence touchant le *degré* du pouvoir pathogène du bactérium coli, mais ce pouvoir pathogène lui-même est bien admis partout.

Ce qu'il y a de mieux acquis que tous ces concepts divers, si intéressants, mais d'ordre purement spéculatif encore, c'est que la fièvre est produite par le seul passage des agents pathogènes ou de leurs produits solubles dans le sang ; elle est indépendante de toute lésion rénale [1] ; les poisons de l'urine peuvent tuer,

[1] ALBARRAN, *Le Rein des urinaires*. Th. Paris, 1889. G. Steinheil, éditeur.

dans certaines conditions de virulence extrême ou d'absorption massive, sans que le rein soit pris. Mais l'état du rein joue néanmoins un rôle énorme dans la durée, dans la gravité, etc., de la fièvre, car c'est de lui surtout que dépend l'élimination des poisons absorbés.

III. Vaccination des vieux urinaires contre l'infection urineuse. — Comme on a pu le voir par ce rapide exposé, les manifestations de la fièvre urineuse sont, chez les prostatiques, analogues à celles qu'on note chez tous les urinaires, chez les jeunes rétrécis, chez les calculeux, etc.; il est cependant des remarques importantes à faire pour eux et dont nous avons déjà parlé au cours de ce chapitre. Elles peuvent se résumer ainsi.

Chez les prostatiques, et spécialement chez les prostatiques à voies urinaires infectées depuis quelque temps déjà, les accès fébriles proprement dits ne sont pas forcément l'expression symptomatique de l'empoisonnement urineux; celui-ci se traduit même ordinairement d'autre façon que par de la fièvre, et par des troubles multiples que nous avons décrits ailleurs. Ces malades supportent même mieux, au point de vue de la réaction fébrile tout au moins, les petites interventions comme le cathétérisme, par exemple, que des urinaires jeunes et pas encore infectés.

Il est remarquable de voir ces malades faisant des urines très sales, purulentes, ammoniacales, vivre de longues années avec elles, se sonder souvent sans précautions antiseptiques, avec la sonde tirée de leur poche ou d'un tiroir, lubrifiée avec de la salive comme certains d'entre eux le font encore, et n'en être pas autrement incommodés, tant que leurs reins sont encore suffisants, et tant que cette sonde passe assez facilement pour assurer l'évacuation de leur vessie. Celà est d'observation courante, et n'est pas du reste spécial aux prostatiques ; on l'observe aussi chez les vieux rétrécis, chez les vieux calculeux, chez tous les urinaires à urines infectées depuis longtemps déjà ; mais c'est évidemment chez les vieux dysuriques, les vieux catarrheux vésicaux que les exemples en sont le plus typiques et le plus frappants.

Ce n'est pas à dire que, chez eux, ces urines troubles, laiteuses et glaireuses, ne soient pas en même temps virulentes. Elles sont très septiques sans aucun doute ; l'analyse bactériologique et les inoculations expérimentales sont là pour le prouver, et si on les injectait à des sujets sains, elles produiraient sûrement les accidents les plus graves, et une réaction fébrile de haute intensité. Par eux, au contraire, elles sont bien supportées, même avec les ulcérations vésicales d'une vieille vessie chroniquement enflammée qui permet les absorptions directes, même avec des cathétérismes qui ouvrent souvent la porte d'entrée minuscule, mais suffisante, pour la pénétration du poison ; et encore une fois elles sont bien supportées, tant que le rein suffit encore à son rôle ; la tolérance cesse avec son bon fonctionnement.

Tout cela ne peut s'expliquer que par une sorte d'habitude, d'accoutumance de l'organisme à ces poisons de l'urine, *d'immunisation* comme on dit maintenant. Vaccinés à la longue contre l'urine de leur vessie, le sang étant peu à peu, mais constamment, imprégné de ces poisons, ces malades n'ont plus de réaction vive, bruyante, de fièvre notamment, qu'à de rares intervalles, qu'à de grandes occasions pour ainsi dire, quand par exemple, un traumatisme un peu sérieux a ouvert la voie brusque à une dose trop massive, quand encore une cause accidentelle, un refroidissement, une fatigue, est venue fermer temporairement le rein, ou que la rétention mal combattue a laissé distendre les voies urinaires supérieures.

La vaccination ne les empêche pas d'ailleurs d'avoir d'autres manifestations de l'empoisonnement urineux, les troubles digestifs par exemple ; les poisons de l'urine absorbés, l'organisme cherche en effet à les éliminer par toutes les voies possibles, et la muqueuse digestive, tout comme le rein, fonctionne dans ce but et concurremment avec celui-ci ; or, c'est précisément ce passage des toxines par les voies digestives qui crée l'embarras de ces voies et les troubles signalés. La vaccination ne peut empêcher que la réaction fébrile et l'empoisonnement aigu.

Une condition est nécessaire, nous l'avons dit, pour que l'influence heureuse de cette vaccination puisse s'exercer. Il faut que le rein fonctionne encore de façon suffisante. Or, chez les sujets dont les accidents de rétention complète ou incomplète n'auront pas été traités, auront laissé s'installer la distension de l'urèthre et du bassinet, cette condition se trouvera vite réalisée, et chez eux le bénéfice de la vaccination sera vite perdu. Et, en effet, dans la rétention trop longtemps prolongée, l'orifice urétéro-vésical est peu à peu forcé, l'urèthre se distend, le courant descendant de l'urine dans la vessie est arrêté ; on conçoit alors combien faciles sont devenues la pénétration et l'ascension des agents pathogènes de la vessie vers l'appareil urinaire supérieur, et la néphrite rapide, parfois même la néphrite suppurée.

En résumé, les vieux prostatiques ou vésicaux infectés, tout en présentant les autres manifestations de l'empoisonnement urineux, ne sont pas très sensibles aux accès de fièvre urineuse proprement dite, vaccinés qu'ils sont depuis longtemps contre les poisons de l'urine. *Une condition est nécessaire cependant, c'est que leur rein fonctionne encore d'une façon suffisante.*

§ II. — Complications sur les organes uro-génitaux

A. — Cystites

I. Causes générales. — L'inflammation est facile à s'installer, facile aussi à se perpétuer dans la vessie du prostatique, comme dans tous ses organes urinaires en général.

Par leur dégénérescence athéromateuse, les vaisseaux de ses parois « ont perdu la plus importante des propriétés qui leur sont nécessaires pour se défendre de l'inflammation, l'élasticité. Incapables de revenir sur eux-mêmes, ils sont toujours prêts à se laisser obstruer sans pouvoir ensuite se dégorger comme le font les tissus à vascularisation normale qui viennent à s'enflammer ». (Guyon).

Voilà la grande cause prédisposante générale qui appelle et retient l'inflammation. Il y en a une autre encore qui agit dans le même sens et qui est étroitement associée à l'altération vasculaire : c'est l'altération musculaire des parois vésicales. C'est la *sclérose* qui étouffe peu à peu l'élément contractile de l'organe ; elle marche de pair avec l'athérome pour produire les mêmes prédispositions. L'athérome rend la circulation languissante dans les tissus du réservoir et appelle la congestion ; la sclérose musculaire gêne l'évacuation de la vessie, appelle la distension progressive, les efforts de miction, autres causes de congestion, et enfin, quand la vessie a été enflammée ou infectée, crée la rétention des produits infectieux, favorise la pullulation des germes, éternise la cystite.

Cette question des germes joue assurément un rôle actif dans la production de l'inflammation vésicale, mais il faut évidemment faire une part prépondérante aux conditions prédisposantes dans la pathogénie de toute cystite et surtout de celles que nous étudions. Guyon a insisté beaucoup sur ce point et avec raison. L'engouement pour les microbes a fait rechercher aussi leurs différentes voies possibles de pénétration. On est arrivé ainsi à multiplier indéfiniment les variétés de cystites suivant le micro-organisme trouvé.

Nous allons essayer de donner au moins leurs noms tout à l'heure. Mais il ne faut pas oublier que si l'inoculation microbienne a une action indéniable dans plusieurs cas, elle n'est parfois ni *nécessaire*, ni *suffisante*. Que de microbes ne trouverait-on pas et n'a-t-on pas trouvés, en réalité, dans des vessies nullement enflammées pour cela ; que de sondes, chargées de microbes, ayant passé dans la vessie, et ayant même séjourné, sans qu'il y ait eu de cystite véritable !

Cela ne veut pas dire que les germes dont ces sondes étaient chargées, dont cette vessie était pleine, n'ont pas pu être « pyogènes » à un moment donné et dans certaines conditions, et qu'il ne faut pas rigoureusement stériliser les sondes. Mais ce *moment donné*, ces *conditions* sont précisément le terrain préparé nécessaire à l'ensemencement des germes et à leur fertilisation. Pour le cas particulier, ce terrain c'est la vessie congestionnée, ce sont les vaisseaux dilatés prêts à la diapédèse rapide et diffuse.

Inversement, des cystites ont éclaté sans inoculation apparente. C'est l'inoculation par voie interne, dira-t-on, c'est la décharge microbienne contenue dans l'urine du rein qui a infecté la vessie. Sans doute, c'est là le mécanisme ordinaire des cystites accompagnant les grandes pyrexies (fièvre typhoïde, fièvres éruptives, etc.); mais que de cystites nées en dehors de toute infection générale évidente, sans infection locale antérieure, simplement à la suite d'une fatigue, d'un excès de boisson, d'un refroidissement, etc. !

Ces cystites sont ordinairement légères, passagères, direz-vous. D'accord ; mais, admettez qu'elles frappent un vieillard dont la vessie est préparée à l'inflammation, au lieu de frapper un jeune homme dont l'organe, sain, pourra vite se décongestionner ou se guérir, n'aurez-vous pas alors une inflammation vive et durable ? Sans vouloir dire qu'alors l'inflammation est simplement due à une hypérémie exagérée, et tout en admettant qu'elle puisse encore ici être d'origine microbienne, car cette cystite peut coïncider avec l'apparition de germes nouveaux dans la vessie, ne faut-il pas que le terrain ait été considérablement modifié par autre chose que par les microbes, pour que ceux-ci puissent alors entrer en action ?

Qui prouve, d'ailleurs, que les nombreux microbes trouvés dans les diverses inflammations vésicales et donnés comme pathogènes des différentes cystites, ne sont pas simplement des *témoins* et non des *causes ?*

La liste des microbes trouvés dans les vessies enflammées est longue : microbes banals de la suppuration, staphylocoques, streptocoques, microbes spéciaux aux voies urinaires, *uro-bacillus liquefaciens*, *bacillus griseus, micrococcus albicans,* etc., outre le microbe hôte habituel du tube intestinal, le *coli-bacille.*

Dans ces dernières années, ce dernier a pris, comme on le sait, une importance énorme dans la pathogénie des cystites et des accidents infectieux, d'origine urinaire. C'est lui, par exemple qui, modifié il est vrai, constituerait la *bactérie pyogène* décrite par Clado, Albarran et Hallé[1].

Indépendamment de ces grandes causes générales, les *causes occasionnelles* ne manquent pas, chez les vieux, pour déterminer la cystite. Nous ne ferons que signaler les causes courantes de congestion accidentelle dont nous avons déjà étudié le mode d'action à propos de la congestion en général ; le *refroidissement,* les *écarts de régime,* les *rapports sexuels* plus fréquents que ne le voudrait l'âge, les *poussées hémorrhoïdaires*, *la constipation opiniâtre,* etc.

Mais nous insisterons tout spécialement sur l'*action nocive du cathétérisme* dans certaines conditions.

Le *cathétérisme* quel qu'il soit, explorateur ou évacuateur, peut d'abord infecter directement la vessie s'il n'est pas fait avec les précautions aseptiques qu'il n'est plus permis à un médecin de négliger (sondes non flambées ou stérilisées, graissées par de l'huile ou du beurre, ou graissées par des substances antiseptiques, mais avec des

[1] Nous renvoyons, pour la discussion bactériologique plus complète du rôle de tous ces microbes dans les différentes cystites, à l'analyse des travaux de Rovsing, Melchior etc., faite plus haut, page 130 et suivantes, à propos de l'infection urinaire.

mains sales, etc.). Cela va de soi, et, malheureusement, à l'heure actuelle, les cystites de cette origine sont encore trop fréquentes par ignorance, ou négligence du malade ou même du médecin.

Même aseptique, le cathétérisme peut encore enflammer la vessie, s'il est brutal, s'il s'accompagne de manœuvres exploratrices trop prolongées de la cavité vésicale ou du col de la vessie, s'il *traumatise* en un mot.

Enfin le *cathétérisme évacuateur mal conduit*, c'est-à-dire avec *évacuation trop rapide et trop complète*, d'une vessie depuis quelque temps déjà distendue, amène souvent l'inflammation d'un organe dans lequel il appelle une congestion intense par sa déplétion brusque. Guyon a bien insisté sur ces faits et a montré que c'était chez les prostatiques avec *rétention* et *distension*, que ce cathétérisme maladroit avait son maximum d'effets nocifs.

II. Variétés cliniques. — 1° CYSTITE AIGUE. — La cystiteest *aigüe* ou *chronique*, chez le prostatique comme chez les autres malades, mais ici la lésion a des allures très changeantes ; souvent elle saute de l'un à l'autre état dans le cours de la maladie urinaire. La cystite ne débute pas forcément par la forme aiguë ; souvent elle s'installe insidieusement, sans grande réaction, sans état aigu véritable, par une forme subaiguë et même chronique d'emblée. Incidemment, des poussées très aiguës peuvent venir se greffer à un certain moment sur la forme chronique[1].

[1] Les poussées aiguës de cystites qui peuvent marquer le début de la cystite chronique, ou se greffer de temps en temps sur un état chronique, sont souvent dues à des écarts de régime, à des refroidissements, mais leur cause fréquente est le cathétérisme sale ou maladroit. Parfois aussi, quand les poussées se répètent souvent, il faut se méfier de la production d'une *calculose* secondaire dans la vessie.

2° Cystite chronique. — En dehors de ces poussées aiguës qui peuvent revêtir le caractère des cystites les plus intenses, avec fréquence extrême de miction, avec douleurs très violentes, hématurie et ténesme vésico-anal, *la cystite des vieux est d'allure éminemment chronique.* Même chronique, elle a certainement des caractères particuliers, et la triade symptomatique de la cystite en général (douleurs, fréquence des mictions, purulence des urines), n'offre plus ici pour le diagnostic les mêmes traits caractérisques qu'elle présente ordinairement.

Et d'abord, la *fréquence des mictions* n'a plus la même valeur que dans les autres cystites ; les mictions sont fréquentes la nuit, fréquentes le jour, mais cette fréquence est de coutume dans la maladie prostatique, en dehors de toute inflammation vésicale. Elle est de règle la nuit chez tous les malades ; elle s'observe aussi le jour chez plusieurs d'entre eux, les névropathes en particulier, qui ont le col vésical irrité, agacé de façon spéciale par le développement de la glande (voir page 70 et suivantes).

La *douleur*, en dehors des poussées aiguës où elle est aussi intense que dans n'importe quelle cystite douloureuse, n'est pas très marquée dans la forme chronique habituelle ; souvent même elle est nulle, et il arrive fréquemment de voir des vieux rendre pendant longtemps une urine tout à fait purulente et même fétide, sans ressentir aucune impressiou douloureuse particulière, si ce n'est celle qui tient aux efforts habituels mis en œuvre pour triompher des difficultés de la miction. Inversement, les malades atteints de ce que les anciens appelaient *névralgie du col*, sans cystite, avec des urines parfaitement claires, ressentent des douleurs pénibles dans la partie profonde du canal, au col de la vessie avec sensation de barre hypogastrique, etc.

Guyon a décrit une forme particulière aux malades que nous étudions. C'est un état aigu avec souffrances vives, mais qui ne passe pas vite comme les poussées intermittentes dont nous parlions ; il peut *durer très longtemps* et vient singulièrement noircir la situation des patients. Il l'appelle *cystite chronique douloureuse.*

La *purulence des urines* est au contraire toujours très nette. Elle apparaît de bonne heure, tout près du début de la cystite ; elle s'accroît rapidement et ne reste pas en général longtemps, si une bonne thérapeutique n'intervient pas, à la phase des urines simplement muqueuses. Elle aboutit, en fin de compte, dans les formes très anciennes, à un degré que ne connaissent guère les autres variétés de cystites.

3° Catarrhe vésical. — Dans ces formes anciennes et tenaces de l'affection, les urines revêtent même des caractères spéciaux qui correspondent à l'état communément appelé *catarrhe de la vessie*. La dénomination de catarrhe de la vessie, dont on a abusé et qu'on a fini par appliquer à toute cystite durant un peu, doit être réservée aux cas où l'urine :

1° Est très purulente, ou très trouble, laiteuse ;

2° Laisse au fond du verre ou du vase un dépôt visqueux, sous forme de glaire épaisse. Quant on vide le récipient qui contient ce dépôt, celui-ci se déplace et glisse lentement sur les parois pour retomber au fond, quand le récipient a été remis debout. Il se comporte, en somme, physiquement, comme les mucosités visqueuses du crachoir des malades *atteints de vieux catarrhes bronchiques*.

Ces viscosités, mélangées à l'urine purulente, témoignent de la *transformation ammoniacale.* Le pus pur, mis en présence de l'ammoniaque, revêt le même aspect.

Ce n'est donc pas un état spécial aux cystites des vieux, et c'est par abus de langage qu'on a fait de cette expression, presque un synonyme de cystite chez les vieux prostatiques. Il faut simplement du pus et de l'ammoniaque dans l'urine pour le créer, et ces conditions peuvent se retrouver dans des cystites d'hommes très jeunes (vieilles cystites blennorrhagiques, cystites calculeuses, etc.).

Il n'en est pas moins vrai, que chez les vieux prostatiques, le catarrhe a le plus de chance de s'établir et s'observe le plus souvent. L'inflammation qui fournit le pus a tendance à persister sur eux, d'une part ; d'autre part, la rétention incomplète qui est si fréquente chez eux, tout au moins le bas-fond qui est la règle, favorisent singulièrement la stagnation de l'urine infectée ; là va éclore à son aise le ferment destiné à dédoubler l'urée, et à donner l'ammoniaque qui va réagir à son tour sur le pus, pour produire l'aspect glaireux, caractéristique du vrai catarrhe.

III. Anatomie pathologique. — La cystite des prostatiques présente les lésions anatomiques générales de toute cystite, mais certaines d'entre elles revêtent chez eux des caractères particuliers.

1° Cystite aigue. — On a rarement l'occasion de vérifier *post-mortem* l'état de cystite aiguë, car les lésions en sont transitoires et ne sont guère mortelles par elles-mêmes. Toutefois, si l'observation par l'autopsie est rare, on possède aussi les constatations précieuses faites au cours des cystotomies hypogastriques pratiquées pour cystites aiguës douloureuses ; c'est grâce à elles que la vue directe de la muqueuse vésicale ou encore l'examen de fragments enlevés sur cette muqueuse, ont pu fournir des renseignements importants.

Voyons d'abord les lésions de la *muqueuse*, les premières en date dans toute cystite, et qui peuvent fort bien rester localisées à cette membrane. Les premiers phénomènes observés sont l'*hypérémie générale* de la membrane qui prend un aspect *rouge vif*, avec, çà et là, un dessin délicat d'arborisation vasculaire visible à l'œil nu. Il y a des points spécialement hypérémiés ; c'est le plancher vésical, le pourtour de l'orifice uréthro-vésical (col de la vessie des anciens auteurs), le pourtour des orifices urétéraux.

Outre son hypérémie généralisée, la muqueuse est *épaissie*, paraît comme un peu œdématiée. C'est l'infiltration sanguine qui la gorge, ainsi que les éléments de la diapédèse qui s'accumulent dans les mailles conjonctives, non seulement au sein de la muqueuse elle-même, mais jusque dans la couche musculeuse en écartant les faisceaux musculaires.

Bientôt apparaissent de nouveaux phénomènes ; l'épithélium vésical, remanié par l'inflammation, est proliféré, desquamé par surfaces plus ou moins larges, et donne à la *surface muqueuse un aspect dépoli où s'attachent çà et là des filaments*. Ces filaments sont des exsudats fibrineux ou des débris de lamelles épithéliales restés attachés à la surface de la muqueuse, et non encore tombés dans la cavité vésicale pour être mélangés à l'urine.

A un degré plus avancé encore, non seulement l'épithélium est superficiellement desquamé, mais au-dessous de lui se sont réunies, en amas plus ou moins épais et sur certains points, des cellules embryonnaires qui le soulèvent, et forment de petits abcès vésiculeux qui crèvent et laissent ensuite des exulcérations à leur place (Clado et Guyon).

Chez les vieux dysuriques, les lésions revêtent des caractères un peu spéciaux, en ce sens que la cystite aiguë est rarement pure, et que c'est le plus souvent à des poussées aiguës greffées sur une cystite chronique qu'on a affaire.

C'est ainsi que les *arborisations vasculaires deviennent ici très apparentes, très étendues*, et qu'en certains points, au niveau du plancher vésical, par exemple, on voit se dessiner un réseau de *véritables varicosités*, dues évidemment à de vieilles lésions congestives installées là depuis longtemps.

Souvent même, et toujours en raison de cet état congestif ancien et aussi de la friabilité des vaisseaux du vieillard, la poussée de cystite s'accompagne de *véritables hémorrhagies* sur certains points. Çà et là apparaissent de *petits piquetés hémorrhagiques*, et même des plaques de *suffusion sanguine* plus ou moins étendues.

Quant aux lésions de la *couche musculeuse* (cystite insterstitielle), pour éviter des répétitions, nous les étudierons à propos de la cystite chronique. C'est surtout dans les cystites un peu anciennes, en effet, qu'on observe nettement cette propagation profonde de l'inflammation muqueuse.

Comme nous le verrons pour la cystite chronique, cette propagation peut se faire de bonne heure chez le vieillard, même dans les formes aiguës et alors que celles-ci ne sont pas cependant très souvent renouvelées. Chez eux, en effet, l'infiltration sous muqueuse et musculaire trouve un terrain tout préparé, soit par les inflammations antérieures, soit par l'état congestif chronique qui amène facilement la diapédèse. Aussi, la poussée de cystite aiguë retentira-t-elle rapidement sur les couches sous muqueuses, et diffusera-t-elle rapidement l'inflammation de la muqueuse vers les parties profondes.

C'est aussi volontiers chez les vieux prostatiques qu'on observe les lésions *gangréneuses* ou *pseudo-membraneuses* des cystites suraiguës, sur lesquelles nous reviendrons dans une étude à part.

2° CYSTITE CHRONIQUE. — Il est très fréquent d'en retrouver les lésions quand on ouvre les vessies des vieillards à l'amphithéâtre, soit que la mort ait été due à la maladie urinaire elle-même, soit qu'elle ait reconnu pour cause une affection intercurrente. Les lésions, macroscopiques tout au moins, de la cystite chronique sont très connues, et les anciens observateurs les avaient déjà très bien décrites.

A l'ouverture de la vessie malade, on trouve ordinairement une accumulation d'urine et de pus sous forme de liquide très trouble, jaune, exhalant une odeur fade ou ammoniacale.

La muqueuse est, d'une façon générale, de couleur plutôt pâle et livide, sur le cadavre en particulier ; en tous cas, il ne faut pas s'attendre à trouver une coloration bien plus foncée que la couleur gris-rougeâtre de la muqueuse vésicale, observée communément à l'amphithéâtre. La teinte rouge-vif ou rouge-brun générale, ne se voit que pendant la vie.

Ce qui persiste après la mort au contraire, ce sont les *arborisations vasculaires* très nettes, très visibles à l'œil nu, et localisées, encore ici, du côté du plancher vésical, sur le pourtour de l'orifice uréthro-vésical et des orifices urétéraux, en particulier. Ce sont aussi des *plaques de couleur rouge-brun ou ardoisé,* disséminées çà et là, mais siégeant de préférence aussi dans la région du trigone. Parfois, ces plaques sont de couleur cendrée, mais il s'agit là de plaques hématiques transformées, et dans lesquelles l'hématine s'est déjà résorbée en partie. Toutes les plaques dont nous venons de parler sont en effet constituées par des suffusions sanguines, dues à l'irruption du sang hors des vaisseaux congestionnés et prédisposés à la rupture par leur friabilité.

Civiale parlait de *vésicules* ou *phlyctènes* accompagnant assez fréquemment les lésions précédentes, et contrastant par leur transparence avec la coloration du reste de la vessie. Ces vésicules peuvent se prolonger « jusque dans la portion membraneuse de l'urèthre », dit-il.

Ces productions qui se voient en effet dans les cas chroniques, et aussi parfois dans la cystite aiguë, ne sont pas « des glandules vésicales surdistendues par du mucus et à conduit excréteur bouché », comme le disent Cornil et Ranvier. Elles sont vraisemblablement dues au soulèvement de l'épithélium par des exsudats séreux localisés, ou par de véritables cellules embryonnaires, que l'intensité de la diapédèse a accumulées sous l'épithélium. Celui-ci est lui-même très-modifié ; sa couche superficielle a disparu ; seule la rangée de cellules profondes persiste, mais avec des cellules très déformées, très irrégulières de forme et d'arrangement.

La surface libre de ces cellules épithéliales restantes est recouverte de débris épithéliaux en voie d'élimination, de globules de pus et de sels urinaires. En certains points (correspondant aux exulcérations dont nous avons parlé), l'épithélium disparaît complètement, mais la perte de substance ne va pas plus loin et n'entame pas le chorion muqueux, différence essentielle avec les ulcérations dont nous parlerons plus tard ; le *derme muqueux*, généralement beaucoup plus épais qu'à l'état normal, est bourré de cellules rondes infiltrées dans les intervalles conjonctifs et remplissant les espaces et les voies lymphatiques.

Les *vaisseaux sanguins*, muqueux et sous-muqueux sont à la fois dilatés et épaissis ; leur couche endothéliale a proliféré ; à leur périphérie sont amassés de nombreux éléments embryonnaires. A côté de ces lésions générales d'inflammation chronique, la muqueuse vésicale présente des lésions plus spéciales à étudier.

Ce sont : 1° des productions hypertrophiques, des *végétations* ; 2° des pertes de substance véritables, des *ulcérations*, entamant toute son épaisseur. Quelques-unes de ces lésions peuvent se rencontrer dans les formes aiguës de la cystite, mais c'est vraiment dans la forme chronique qu'elles se présentent dans tout leur développement, et c'est pour cela que nous avons réservé leur étude jusqu'à maintenant.

Les productions se font parfois sous forme de *granulations*. Celles-ci siègent aussi au point habituel des lésions, vers le trigone, et leur volume varie d'une petite tête d'épingle à une lentille ; dans ce dernier cas, ce sont de vrais *tubercules*.

Parfois, les productions engendrées par la cystite se présentent sous forme de filaments grêles et allongés, de *villosités*. Ces villosités sont essentiellement constituées par des fibres conjonctives, entremêlées de cellules embryonnaires soulevant l'épithélium et s'en coiffant. On n'est pas encore bien fixé sur la question de savoir si elles contiennent des vaisseaux. Certains auteurs (Clado, Guyon) leur en refusent ; d'autres ont trouvé des vaisseaux à leur centre.

Dans certains cas assez rares, les excroissances prennent l'aspect de véritables *fongosités*, formées de tissu embryonnaire entourant des houppes vasculaires. Cette forme fongueuse appartient aux cystites chroniques très anciennes, et peut se caractériser peut-être cliniquement par de faciles hématuries. Ces fongosités ont ordinairement le volume d'une lentille, d'une framboise, d'une grosse noisette même. Elles sont de coloration rouge, souvent irrégulières de surface et lobulées comme une mûre. Elles sont sessiles et largement implantées sur la muqueuse. Comme les villosités vasculaires, dont leur surface libre peut être garnie d'ailleurs, elles sont essentiellement constituées par des houppes vasculaires plus ou moins volumineuses et ramifiées, soulevant la muqueuse et ayant entraîné avec elles du tissu embryonnaire. Elles ont donc la même structure que les villosités et ont aussi la même origine ; ce sont des productions muqueuses d'ordre irritatif, elles sont plus grosses voilà tout.

Nous ne ferons que signaler les formes *pseudo-membraneuses* que nous avons nommées déjà, et qui appartiennent aussi bien aux formes chroniques qu'aux formes aiguës. Nous en ferons bientôt une étude spéciale.

A côté de ces productions diverses de la muqueuse, il faut étudier maintenant les pertes de substance, les *ulcérations* qu'elle peut présenter.

Les ulcérations inflammatoires et non spécifiques, qu'il

faut bien distinguer des ulcérations néoplasiques et tuberculeuses, de ces dernières surtout avec lesquelles les anciens auteurs les ont confondues dans beaucoup de cas, occupent encore de préférence le plancher de la vessie et le pourtour de l'orifice uréthro-vésical.

Elles sont rares, en somme, si on en distingue les simples desquamations épithéliales, les simples exulcérations, et si on considère seulement celles qui comprennent toute l'épaisseur de la muqueuse et mettent à nu la tunique musculeuse. Elles peuvent avoir une origine traumatique ; c'est un calcul qui a érodé la muqueuse, c'est une sonde à demeure qui a fini par ulcérer les points sur lesquels elle repose. Ou bien, elles correspondent à la chute d'une plaque de *sphacèle*, ou encore elles sont le produit d'une *action microbienne directe*.

On avait décrit autrefois les *ulcères perforants chroniques* de la vessie, se comportant comme l'ulcère de l'estomac, rongeant petit à petit les parois de l'organe et arrivant à la perforation complète. Mais de ces cas il faut douter, ou plutôt établir un triage parmi eux. Les uns sont probablement d'origine tuberculeuse ou néoplasique ; les autres sont peut-être d'origine dystrophique [1] ; on les trouve alors dans les cas compliqués de lésions médullaires. On peut encore trouver cette forme d'ulcération perforante, au fond de ces diverticules que nous avons décrits sous le nom de cellules. Ces ulcérations trouvent là, réunies, les meilleures conditions pour leur naissance et leur développement.

L'inflammation part de la muqueuse, mais n'y reste pas forcément localisée ; elle s'étend en profondeur, et

[1] TUFFIER, *Société anat.*, 1891, p. 572 et 630.

d'abord du côté de la *couche musculaire*. Celle-ci, en dehors de toute inflammation vésicale proprement dite, est déjà très modifiée dans sa structure et sa disposition normale; nous l'avons vu en décrivant ailleurs ses épaississements ou ses amincissements, ses colonnes, ses diverticules. Envahie déjà, du seul fait de l'âge, par sclérose plus ou moins diffuse, elle n'a pas besoin d'une inflammation partie de la muqueuse pour déterminer la prolifération conjonctive dans son sein.

Il n'en est pas moins vrai cependant, que l'inflammation muqueuse retentit sur elle, en aidant et exagérant le travail fibro-formatif qui s'y prépare déjà normalement. *C'est à cette hypertrophie conjonctive qu'aboutissent les vieilles cystites ou les cystites aiguës souvent répétées.* L'infiltration embryonnaire sous-muqueuse gagne peu à peu la tunique musculeuse, s'insinue dans les éléments musculaires, les dissocie et les étouffe par places quand elle s'organise plus tard en tissu fibreux.

Chez des sujets jeunes, atteints de blennorrhagie par exemple, après une atteinte de cystite aiguë ou alors que celle-ci ne s'est pas encore trop souvent renouvelée, cette infiltration peut se résorber et disparaître après l'attaque de cystite; mais ce n'est pas là le fait habituel chez les sujets âgés que nous envisageons et cela en raison même de leur tendance naturelle vers la sclérose. D'ailleurs, ces infiltrations inflammatoires n'évoluent pas toujours vers l'organisation fibreuse ; elles suppurent assez souvent, comme nous le verrons à propos des abcès dits interstitiels.

Dans la plupart des vieilles inflammations vésicales on trouve autour de la vessie, indépendamment des suppurations véritables que nous allons bientôt étudier, une inflammation chronique plus ou moins intense, plus ou moins productive, qui se traduit par de la sclérose ou de la graisse, le plus souvent les deux à la fois *(péricystite scléreuse ou scléro-adipeuse)*. C'est là, du reste, une lésion dystrophique qu'on retrouve d'un bout à l'autre des voies urinaires chroniquement enflammées, autour du rein, autour des uretères, autour de la vessie, de l'urèthre profond lui-même.

Entre le revêtement séreux de la vessie, dans les points où celui-ci existe, et les couches les plus externes de la tunique musculeuse, se dépose ce tissu fibreux mélangé de graisse, à la place du tissu cellulaire normal. Cette scléro-adipose est diffuse, assez uniformément répartie sur tout le pourtour de la vessie, ou bien elle se localise et prédomine par places. Elle peut aboutir parfois à la formation de véritables tumeurs. Dans un cas de Jean, cité par Hallé [1] et qui avait trait à un prostatique âgé, on pouvait sentir, au-dessus des pubis, une masse du volume d'un œuf, saillante et formée de tissus lardacés. Dans d'autres cas, ce sont des sortes de lipomes qu'on a signalés (lipomatose diffuse ou circonscrite).

Ces tumeurs, fibreuses ou lipomateuses, sont surtout nettes dans les points du pourtour vésical, qui sont en dehors du revêtement séreux, dans la partie extra-péritonéale de la périphérie vésicale.

Souvent on trouve des masses symétriques allongées le long des uretères près de leur terminaison vésicale [2]. Ou bien, elles se développent autour des vésicules séminales et du canal déférent en formant des tumeurs dures pouvant en imposer par le toucher rectal pour des vési-

[1] HALLÉ, Les péricystites. *Ann. génér. urin.*, 1892.
[2] HALLÉ, *loc. cit.*.

culites, pour des néoplasmes de la face postérieure de la vessie, pour une hypertrophie prostatique beaucoup plus considérable que celle qui existe en réalité, etc., etc.

Souvent aussi ces foyers de péricystite scléreuse ou scléro-adipeuse doublent des cellules vésicales ou les incorporent dans leur masse, de sorte qu'à l'incision de ces tumeurs on trouve, perdus au milieu d'elles, des prolongements directs de la vessie sous forme de cellules.

La péricystite fibreuse, que nous venons de passer en revue, est une lésion dystrophique, produit de l'inflammation chronique de la vessie. Elle n'est du reste que la continuation à l'extérieur de l'appareil vésical, de la sclérose qui envahit et étouffe la couche musculaire de la vessie et qui n'est elle-même qu'une localisation particulière du processus scléreux général qui frappe tout le système urinaire du vieillard.

3° Forme pseudo-membraneuse. — Les pseudo-membranes peuvent se rencontrer dans la cystite chronique; mais elles sont, le plus souvent, attachées aux formes ou aux poussées aiguës de la cystite. Guyon en a donné une excellente étude d'ensemble[1].

Il faut tout d'abord faire parmi ces pseudo-membranes une distinction absolument nécessaire pour la clarté de la description. Elles se divisent en deux catégories bien différentes :

1° Tantôt ce sont simplement des exsudats fibrineux, de couleur blanc-jaunâtre au gris-sale, englobant des leucocytes, des cellules épithéliales et des micro-organismes; elles sont analogues alors à des fausses membranes diphtériques;

[1] Guyon, *Leçons cliniques sur les affections chirurgicales de la vessie et de la prostate*, Paris 1888, p. 832.

2° Tantôt ce sont des débris des parois même de la vessie, pouvant contenir toute l'épaisseur de ces parois dans quelques cas, et dans lesquels on retrouve les vaisseaux, les fibres élastiques et musculaires, et même la tunique séreuse de la vessie ; elles représentent alors une véritable *exfoliation de la vessie* dont une certaine étendue de parois, frappée de mort, s'est séparée des parties saines et est tombée dans la cavité vésicale pour être éliminée. Tantôt c'est la muqueuse seule qui s'élimine, tantôt c'est la muqueuse et la musculeuse, tantôt enfin on trouve même la séreuse.

Cette seconde variété de cystite pseudo-membraneuse, qu'on pourrait appeler plus justement *cystite gangréneuse* (Pinard et Varnier), a été observée surtout chez les femmes en état de grossesse ou après l'accouchement, et on a expliqué la gangrène plus ou moins étendue de la vessie par la compression intense exercée sur les vaisseaux du viscère, soit par l'utérus gravide, soit par la tête fœtale dans un accouchement laborieux[1].

On l'a notée aussi chez la femme, en dehors de la grossesse et de tout déplacement utérin, et chez l'homme (faits de Lever, Dolbeau, H. Lée, Dubar, cités par Guyon).

Peut-être l'inflammation intense seule peut-elle rendre compte de ces faits de sphacèle partiel, et Guyon penche pour cette opinion en se basant sur les examens histologiques qui ont relevé dans tous ces cas, des lésions inflammatoires très prononcées au sein de la membrane éliminée. Mais de pareilles observations se comptent et, en tout cas, on n'a pas publié, que nous sachions, de faits analogues visant les cystites des vieux prostatiques.

[1] PINARD ET VARNIER. Rétroversion de l'utérus gravide. Cystite gangréneuse. *Annales de Gynécologie*, nov. 1886, février, mai 1887.

Certains avaient trait à des cystites cantharidiennes intenses, d'autres visaient des calculs anciens de la vessie, d'autres enfin suivaient des opérations de taille ou de lithotritie ; et on peut peut-être se demander si parfois ce n'étaient pas des lambeaux taillés par le chirurgien lui-même.

Au contraire, la première variété, les simples fausses membranes, a été assez quelquefois notée dans les cystites des vieux[1].

Ces fausses membranes sont très variables d'aspect, d'étendue et de siège. Parfois elles forment un semis de petites plaques variant des dimensions d'un grain de millet à une lentille, et répandues çà et là, de préférence dans la région du col, sur le trigone vésical.

Ou bien, les ilots sont plus étendus et parfois même forment un revêtement continu sur une plus ou moins grande surface, vers le plancher vésical de préférence encore (autour de l'orifice uréthro-vésical, autour des orifices urétéraux, etc.). Dans les cas où le sujet a subi une opération, comme la taille par exemple, on a pu voir les fausses membranes se prolonger sur les lèvres de l'incision vésicale hypogastrique, ou sur celles de la boutonnière périnéale si c'est la taille basse qu'on a pratiquée.

Les fausses membranes peuvent même s'étendre plus loin encore, dans les uretères, le bassinet et les calices eux-mêmes.

[1] Nous avons observé nous-même un cas de cystite à grandes fausses membranes chez un homme de 65 ans entré à l'hôpital pour une rétention d'urine complète, d'origine prostatique, et à qui nous fûmes obligé de pratiquer la taille hypogastrique. Il guérit fort bien du reste, quoique les membranes se fussent étendues à la plaie opératoire. Ces membranes étaient remarquables par leur étendue et leur épaisseur (Voir *Lyon Médical*, 27 février 1898).

Leur couleur est *gris sale* ordinairement, ou *jaunâtre*, ou *hématique*.

Leur *consistance* est très variable ; tantôt elles sont molles et friables, peu épaisses d'ailleurs ; tantôt elles sont très fermes et peuvent se laisser arracher sans se rompre par d'assez fortes tractions.

Leur *adhérence* est en général faible du reste. Il n'est pas rare de les voir, en partie décollées, flotter dans la vessie.

La membrane est infiltrée, dit Guyon, de *dépôts phosphatiques et calcaires* sous forme de grains ou de sable fin, faciles à reconnaître par le palper entre deux doigts.

Nous avons déjà dit que ces membranes sont essentiellement formées d'un réticulum de fibrine. Ce réseau emprisonne des leucocytes, des cristaux de phosphate ammoniaco-magnésien et de nombreux microcoques, surtout ceux de la fermentation ammoniacale (micrococcus ureœ).

Les caractères cliniques de cette forme pseudo-membraneuse sont les suivants.

Elle n'est jamais primitive. C'est une cystite aiguë ou chronique ordinaire qui la précède. Elle s'observe de préférence dans les *cystites avec rétention* ; c'est la rétention qui crée les conditions prédisposantes à l'inflammation particulièrement intense qui aboutira à la production des pseudo-membranes (Guyon)[1].

Rien ne l'annonce de loin ; peut être cependant une fétidité particulière de l'urine (Guyon). Elle débute par

[1] Aujourd'hui on a accusé le *coli-bacille* d'être le véritable agent pathogène de la cystite membraneuse. C'est dans cette forme, paraît-il, qu'on a trouvé ce microbe prédominant, et à l'état de de la plus grande pureté.

une recrudescence marquée des symptômes de la cystite, surtout avec des *douleurs* et de la *purulence.* Assez souvent de véritables *hématuries* surviennent, soit par le fait de la congestion intense qui accompagne l'acuité de l'inflammation, soit peut être par le fait du décollement des membranes qui a déchiré les vaisseaux sous-jacents. C'est surtout *une odeur repoussante de pourriture de pièce anatomique* qui annonce ordinairement la formation des fausses membranes. Mais les seuls symptômes vraiment pathognomoniques sont : *l'expulsion de morceaux de membranes par l'urèthre*, *ou les débris de membranes qu'on peut ramener au bout de la sonde* après le cathétérisme.

Les petits débris ou les petites membranes passent aisément, mais les membranes un peu volumineuses où les gros fragments se moulent *en cylindre* pour la traversée uréthrale ; souvent elles ne passent que difficilement, créent des *interruptions brusques du jet d'urine*, produisent des *douleurs* et des *efforts d'expulsion* très pénibles parfois. Assez souvent aussi la membrane engagée reste dans le col ou le canal, en les obstruant et amenant une *rétention mécanique.*

Cette rétention n'est pas toujours curable par le cathétérisme, car la sonde se bouche facilement elle-même par les fausses membranes quand elle pénètre dans la vessie, ou se coiffe de la membrane qui obstrue l'urèthre ou le col, et alors ne laisse pas couler l'urine. Il faudra donc faire de vigoureuses injections pour la déboucher, et, même ainsi, on ne réussit pas toujours à retirer l'urine, car les yeux de l'instrument ne tardent pas à s'encrasser de nouveau.

C'est dans ces conditions qu'on peut être amené à

faire la cystotomie, et c'est là une bonne indication de cette opération qui débarrassera largement le réservoir des membranes et des produits septiques qui les accompagnent.

Les membranes rendent la cystite particulièrement grave. Le danger ici c'est la *rétention des membranes* et de *l'urine septique* dans la vessie, les voies de résorption étant largement ouvertes au-dessous des membranes détachées.

En outre, dans les cas qui guérissent, les débris de membranes peuvent servir de noyau à la formation de *calculs*.

B. — Des abcès vésicaux et péri-vésicaux

I. Description générale. — Il arrive parfois de rencontrer, soit aux autopsies de vieux urinaires, soit au cours d'interventions pratiquées sur eux de leur vivant, du pus collecté, des abcès véritables situés : 1° ou dans l'épaisseur même des parois vésicales ; 2° ou autour de la vessie.

Ces abcès qui sont la conséquence directe, mais plus ou moins tardive, d'une inflammation de la cavité vésicale, peuvent se voir à la suite d'une cystite aiguë ; mais ordinairement ils apparaissent plutôt comme conséquence d'une vieille cystite chronique et c'est souvent ainsi qu'on les observe chez les prostatiques à vessie infectée. Ayant pu observer nous-même quelques cas de cette dernière catégorie, nous croyons devoir tracer ici l'histoire générale de ces suppurations, liées aux *catarrhes vésicaux* des vieux dysuriques.

Notre description, pour être plus claire, suivra la division que nous avons déjà établie plus haut. Elle visera d'abord les abcès formés dans l'épaisseur même des parois vésicales (cystite interstitielle suppurée) ; ensuite ceux qui se développent autour du viscère (péricystite suppurée). Mais nous verrons, chemin faisant, que ces deux formes ont souvent les relations les plus étroites.

1° ABCÈS PARIÉTAUX (CYSTITE INTERSTITIELLE SUPPURÉE). — *a). Anatomie pathologique.* — Les abcès situés dans l'épaisseur même de la vessie ne sont pas rares. Peut-être seraient-ils reconnus plus fréquents encore, si on faisait l'autopsie de toutes les vessies de vieux, pour chercher à les découvrir.

Leur *forme* et leur *volume* sont des plus variables. Parfois, c'est seulement du *pus infiltré* par petits foyers, çà et là, entre les mailles des tuniques vésicales et spécialement sous la muqueuse qu'il décolle en ces points de la musculeuse sous-jacente ; ou bien, il se collecte en une véritable *nappe purulente*, étalée sur une plus ou moins grande surface. D'autres fois enfin le pus se ramasse en *collections arrondies*.

Il peut y avoir également un seul de ces foyers, une seule de ces collections ; ou bien la suppuration se fait en des points multiples.

Les abcès interstitiels sont rarement bien étendus ou bien volumineux. Souvent les collections ont le volume d'un pois ou d'une noisette au plus (petits abcès sous-muqueux). Exceptionnellement, on a signalé des abcès de la grosseur d'une noix, d'une orange même. Mais, en pareil cas, il faut se méfier et bien vérifier si ces abcès sont vraiment interstitiels et ne sont pas dûs au contraire à de la péricystite suppurée, qui, elle, peut donner naissance à des suppurations de grande étendue. Il y a encore une autre cause d'erreur : ce sont les abcès développés dans une grosse cellule vésicale dont l'orifice de communication avec la vessie s'est plus ou moins obstrué. On a fait remarquer il est vrai que la collection dûe à une cellule était plus circonscrite, plus arrondie, plus saillante ; tandis que l'abcès pariétal vrai était généralement plus étalé, plus diffus. Mais ce sont là des caractères un peu subtils, de bien peu de valeur réelle au point de vue pratique.

Le siège de ces abcès, par rapport à l'étendue générale de la vessie, est très variable. Ils peuvent se trouver partout. Tantôt c'est à la partie antérieure, tantôt au sommet, tantôt à la partie postérieure, tantôt enfin à la base de l'organe qu'on les observe. A ce dernier niveau il y a encore une confusion qu'il faut éviter, c'est de prendre pour un abcès vésical vrai, une collection purulente qui aurait la prostate pour point de départ ; et on sait que chez les vieux dysuriques ces abcès prostatiques ne sont pas rares. Voillemier et Le Dentu pensaient que la région du trigone n'était jamais le siège d'abcès ; Guyon en a rapporté cependant deux exemples [1].

D'autres auteurs en ont signalé encore d'analogues après lui. A l'autopsie d'un vieux prostatique nous en avons vu un nous-même, gros comme une grosse noisette, siégeant immédiatement au-dessous de l'embouchure urétérale gauche dans la vessie et communiquant avec la cavité vésicale par un pertuis arrondi assez étroit.

Au point de vue de leur siège en profondeur, on peut les diviser en deux catégories : 1° abcès *sous-muqueux* ;

[1] GUYON, *Leç. clin. sur la vessie et la prostate*, p. 900.

2° abcès *intra-musculaires*. Et cette division est bonne, car les premiers sont souvent très petits (pois, chénevis) ; les seconds sont parfois assez volumineux au contraire.

b). Symptômes. — Le tableau clinique de ces suppurations interstitielles, non compliquées de suppurations péricystiques, est on peut le dire nettement, et pour éviter toute discussion oiseuse, purement théorique et cliniquement impossible dans la presque totalité des cas. *L'exploration*, même très soigneuse, par *l'abdomen*, le *toucher rectal* (ou même ces deux moyens combinés), le *cathétérisme*, restent muets comme renseignements.

La *cystoscopie* ne renseigne pas davantage que les autres moyens.

Ces abcès sont des trouvailles d'amphithéâtre ou d'opération. Ce qui se peut diagnostiquer dans certains cas, c'est la péricystite qui les double, mais qui ne permet pas davantage, d'ailleurs, d'affirmer leur existence. Un gros abcès interstitiel, chose déjà rare, viendrait-il faire une saillie appréciable du côté du rectum ou du côté de l'abdomen, qu'est-ce que cela prouverait pour le siège de l'abcès ? Comment savoir s'il est interstitiel ou dû à de la péricystite ? On a bien parlé, dans certaines observations, d'irruption abondante passagère de pus dans la vessie, et de miction d'un pus presque pur concomitante. Mais, chez les vieux urinaires, tout au moins ceux que nous étudions, tant de causes peuvent donner naissance à ces décharges purulentes, même momentanées et intermittentes par l'urine, que c'est là un caractère tout à fait insuffisant pour faire même simplement soupçonner l'ouverture d'un abcès dans la vessie.

L'*évolution* de ces abcès interstitiels est le suivant. Les suppurations à *petits foyers interstitiels* disséminés au milieu de la couche musculaire, peuvent rester fort longtemps stationnaires, enkystés pour ainsi dire, sans tendance rapide à l'accroissement et à l'ouverture spontanée à l'intérieur ou autour de la vessie. Les *collections sous-muqueuses*, après être restées un certain temps aussi stationnaires, finissent par s'ouvrir du côté de la cavité vésicale et se cicatrisent probablement très vite, quand elles sont petites ; un peu volumineuses, elles peuvent laisser, après elles, des poches plus longues à se cicatriser, où l'urine finit par stagner quand elles siègent aux points déclives, et, de la sorte, servent d'amorce à de nouvelles suppurations et à la formation de poches purulentes plus étendues.

Si la collection purulente siège dans les parties un peu *profondes* de la *couche musculeuse,* un peu plus loin de la muqueuse, elle s'ouvrira plus volontiers du côté de l'extérieur, et si c'est dans des points correspondant au tissu cellulaire périvésical, elle deviendra le point de départ d'une péricystite suppurée. L'ouverture, quand elle est étroite, donnera lieu dans ces conditions à la formation d'un véritable abcès en *bouton de chemise.*

Si, au contraire, l'ouverture se fait dans les points où la vessie correspond directement à la cavité péritonéale, le pus peut s'épancher immédiatement dans le péritoine, et quelques faits épars dans la science sont là pour en témoigner ; mais ils sont rares et peut-être pas très authentiques au sens d'abcès pariétaux purs. Dans les quelques cas qu'on a rapportés de cette ouverture, en effet, c'était dans le cul-de-sac recto-vésical qu'elle s'était faite, et la péritonite purulente s'était localisée à ce niveau, comme enkystée. Or, on doit se demander si dans ces conditions on n'a pas eu affaire à de la péricystite ayant créé des adhérences partielles du côté du péritoine, plutôt qu'à un abcès interstitiel.

On trouve signalées dans les vieux auteurs (Chopart, Civiale) des ouvertures du côté du *rectum*, du côté du *colon*, du côté des *anses intestinales* elles-mêmes. Mais, de ces cas il convient de douter encore fortement, car ces ouvertures viscérales demandent pour s'établir une inflammation péri-vésicale et un travail d'adhérences préalables qui appartiennent à une véritable péricystite ; nous rentrons alors dans l'histoire de cette dernière que nous allons maintenant décrire.

2° ABCÈS PÉRI-VÉSICAUX (PÉRICYSTITE SUPPURÉE). — *a). Anatomie pathologique.* — Ils sont *secondaires* et succèdent à l'ouverture de la vessie d'un abcès pariétal, comme nous l'avons vu pour certains de ces abcès, ou bien ils se développent primitivement et isolément en dehors de la vessie.

La péricystite suppurée, isolée ou associée aux suppurations interstitielles, s'observe généralement chez les vieux urinaires et les prostatiques en particulier. Ceci ressort nettement de toutes les observations publiées.

Le *volume* de ces abcès est, à l'inverse de certains abcès interstitiels, généralement assez considérable. La collection purulente contient fréquemment un demi verre, un verre même de pus; parfois même la cellulite suppurée et diffuse, décolle au loin les organes ou les repousse, et peut aboutir à la formation d'un demi-litre, d'un litre de pus ; c'est dans ces cas qu'on a pu, par exemple, prendre l'abcès collecté pour une vessie pleine d'urine.

Le *siège général* de ces abcès est dans ce tissu scléro-adipeux de dégénérescence qu'on a décrit diffus ou localisé autour des vessies très anciennement enflammées ; et ordinairement la *péricystite suppurée* coexiste avec la *péricystite scléreuse,* est noyée même au milieu d'elle.

Mais parfois le *siège précis* des abcès péri-vésicaux est assez difficile à déterminer, même à l'autopsie. On peut les confondre, et ils se confondent souvent en réalité, avec les abcès interstitiels très externes, développés dans les couches les plus périphériques de la musculeuse. D'autres fois ils paraissent très distants de la vessie au contraire. C'est qu'alors l'inoculation pyogène qui les cause s'est arrêtée sur un territoire lymphatique très éloigné du point d'absorption (la cavité vésicale), ou bien que l'abcès s'est développé au milieu de régions ou organes voisins de la vessie (péritoine, paroi abdominale, etc.) englobés par la péricystite, qui les a fait peu à peu adhérer au réservoir urinaire.

Quoique pouvant se trouver n'importe où, sur tous les points de la périphérie vésicale, les abcès péri-vésicaux affectent cependant des régions de prédilection. C'est sur la face antérieure de l'organe, c'est sur la face postérieure, plutôt qu'au sommet ou sur les parties latérales qu'ils se développent de préférence.

On les voit cependant assez souvent sur les parties latérales ; mais alors la face postérieure est prise en même temps. On les voit encore sous le plancher de la vessie et autour du col vésical ; mais il y a là encore parfois de grandes difficultés à distinguer les abcès péri-vésicaux véritables des abcès venus de la prostate elle-même. Et pour éviter des causes d'erreur, il faut peut-être ranger *les abcès du col vésical,* dont parlent les anciens, dans *les abcès prostatiques* proprement dits.

Quelquefois, il est difficile de distinguer la suppuration périvésicale vraie de celle qui se fait dans une *cellule vésicale* et la remplit. Ces cellules, comme on le sait, sont plus ou moins perdues, enfouies dans la péricystite scléreuse générale, et certaines d'entr'elles, suppurées, peuvent en imposer pour des abcès du tissu scléreux lui-même. On se rappellera cependant certains caractères propres aux cellules, et que nous ne ferons que rappeler maintenant : régularité des parois, forme arrondie généralement, orifice vésical presque toujours possible à retrouver en le cherchant minutieusement, etc.

Dans les cas douteux, l'analyse histologique de la paroi limitante de l'abcès peut seule trancher la question (Hallé)[1].

Certains abcès de la face antérieure, volumineux, étendus, arrivent à occuper toute la cavité périvésicale ; ils rentrent, du reste, dans l'étiologie générale des suppurations de cette cavité[2]. Nous examinerons leurs signes cliniques habituels quand nous parlerons du diagnostic.

En dépouillant avec soin les observations publiées çà et là sous cette rubrique « phlegmon ou abcès de la cavité de Retzius », on peut se rendre compte que certaines d'entr'elles se rapportent manifestement à des inflammations parties de la vessie elle-même.

Ce sont ces *abcès antérieurs* que les chirurgiens connaissent le mieux ; car leur attention est mieux appelée en clinique sur cette région, et c'est là que la péricystite suppurée se traduit le plus évidemment avec un gâteau inflammatoire plus ou moins étendu ou même les signes

[1] HALLÉ, Péricystite. *Ann. gén. urin.*, 1892.

[2] BOUILLY, *Tumeurs aiguës et chroniques de la cavité prévésicale.* Th. agrég., Paris, 1883.

d'une collection fluctuante. C'est aussi dans cette région que les interventions par la voie hypogastrique, si fréquentes depuis une dizaine d'années, ont permis de dépister des abcès localisés, peu apparents à l'extérieur, et sans signes réactionnels bien nets du côté des parties superficielles.

Les observations sont assez fréquentes, quand on les cherche, où le chirurgien, taillant par la voie hypogastrique et parvenu au-dessous de la paroi musculaire abdominale, trouve des adhérences insolites, passe à travers et tombe sur du pus avant d'avoir encore vu la vessie.

La chose nous est arrivée une fois chez un homme de 63 ans à qui nous pratiquions la taille haute pour des calculs phosphatiques ; chez lui, la prostate grosse, malaisée à cathétériser, ne nous avait pas engagé à la lithotritie, opération de choix cependant en face de pareils calculs. En tâchant de décoller le péritoine que nous cherchions en vain au milieu d'un tissu épais, dur, d'apparence inflammatoire, nous ouvrîmes un abcès renfermant un quart de verre de pus environ, et derrière lequel se cachait la vessie.

Sur les autres points du pourtour de l'organe, les abcès sont moins connus en clinique, car les signes sont beaucoup moins nets, mais on a pu cependant les découvrir dans certains cas, et nous verrons comment à propos du diagnostic. Ils n'en seraient pas moins plus fréquents qu'on ne pense, si on songeait encore ici à faire soigneusement l'autopsie des vieux urinaires. Les cas de péricystite sur la *face postérieure de la vessie* semblent être les plus habituels après ceux de la face antérieure de l'organe, si on en juge par les observations recueillies çà et là dans les auteurs (Chopart, Civiale, Voillemier et Le Dentu[1], Guyon[2], Hallé[3]).

Nous en avons observé, par hasard, deux beaux exemples à l'amphithéâtre, sur deux vieux prostatiques dont nous examinions les vessies à tout autre point de vue.

Chez l'un d'eux, il y avait deux petits abcès sous-muqueux sur la face postérieure de l'organe, et, en même temps, une collection purulente assez volumineuse, étendue en nappe derrière la vessie elle-même, entre celle-ci et le cul-de-sac recto-vésical repoussé en arrière, et qui descendait jusque dans le triangle interdéférentiel, mais sans aucun rapport apparent avec la prostate.

Chez l'autre, il y avait aussi un gros abcès recto-vésical, sans autre suppuration dans la paroi même du viscère ni du côté de la prostate. Mais les lésions de cystite chronique étaient intenses sur le sujet, et en outre la muqueuse du bas-fond était remplie de petites ulcérations.

Chopart avait déjà fait remarquer que beaucoup d'abcès vésicaux se dirigeaient du côté du périnée. Mais probablement a-t-il fait certaines confusions avec les abcès prostatiques, mal étudiés et peu connus à son époque.

Dans plusieurs cas de ces observations d'abcès rétro-vésicaux, on trouve notées autour d'eux des péritonites locales, du *cul-de-sac de Douglas* principalement, soit suppurées, soit adhésives. Nous verrons bientôt pourquoi.

Parfois, les abcès de la face postérieure siègent au niveau de la traversée vésicale de l'uretère ; ils peuvent

1 Le Dentu, *Traité des maladies de la prostate et de la vessie*. Paris, 1881.
2 Guyon, *Leçons cliniques sur les maladies de la vessie.*
3 Hallé, *Loc. cit.*

même se prolonger ensuite autour de ce conduit lui-même. Dans un cas cité par Lapeyronie et reproduit par Civiale[1], le pus partait de l'orifice inférieur de l'uretère et remontait jusqu'au rein. Mais peut-être ces cas correspondent-ils à des urétérites véritables plutôt qu'à des péricystites suppurées. Indépendamment de ces abcès antérieurs ou postérieurs qui semblent constituer la majorité des cas, on trouve aussi çà et là plusieurs observations d'*abcès latéraux,* ou plutôt *postéro-latéraux*, car ils empiètent alors presque toujours en même temps sur la face postérieure de la vessie.

Quelques-uns de ces abcès siègent sur le *sommet* même de l'organe et parfois semblent se prolonger dans la direction de l'ouraque vers l'ombilic. Peut-être suivent-ils alors la direction de certaines poches ou diverticules congénitaux qui s'étendent de ce côté et prolongent la vessie dans ce sens.

Quant aux suppurations qui sont localisées à la *région du col vésical,* directement sous le plancher vésical, elles sont difficiles à distinguer, comme nous l'avons dit souvent déjà, des suppurations prostatiques proprement dites, et se rattachent plutôt à l'histoire de ces dernières dans la majorité des cas.

Lorsque l'on étudie de près tous ces abcès périvésicaux des vieilles cystites, on voit qu'il y a : 1° des abcès isolés indépendants de toute communication avec la cavité vésicale ; 2° des abcès plus ou moins largement communiquants avec l'intérieur même de la vessie. Nous ne parlerons pas de leur coexistence ou de leur communication plus ou moins fréquente avec les abcès pariétaux

[1] *Traité pratique sur les maladies gén. urin.*, t. III, p. 107. Paris, 1842.

et interstitiels. Cette dernière condition n'a pas d'intérêt et en outre, non seulement dans beaucoup de cas les abcès pariétaux et abcès périvésicaux coexistent et communiquent, mais bien mieux ils se confondent très intimement ensemble, comme nous le disions plus haut déjà, sans qu'on puisse dire exactement, pièces en mains, si on a affaire à une péricystite suppurée véritable ou un abcès pariétal des couches musculaires les plus externes de la vessie.

Cela arrive en particulier dans ces vieilles inflammations chroniques où le tissu fibreux a envahi la périphérie vésicale, en même temps qu'il a pénétré dans la couche musculeuse elle-même et l'a remplacée complètement sur certains points.

Tout autre est l'intérêt de la *communication* ou de la *non-communication avec la vessie*, avec la cavité vésicale. Il semble que les péricystites suppurées avec communication vésicale soient les plus graves. *Ce sont celles où les abcès sont les plus étendus ; ce sont celles où la réaction autour d'elles et dans les organes adjacents est le plus intense.* Sans doute, on peut retrouver les mêmes conditions de gravité avec des péricystites non communiquantes ; mais ce n'est alors que par exception. Pour les autres, c'est presque la règle.

Il arrive ainsi qu'on voit les abcès s'étendre loin de la vessie, fuser au-dessus des téguments, incorporer à leur masse inflammatoire les organes voisins, le péritoine et l'intestin. C'est alors que sur une surface fort large du pourtour de la vessie, on voit adhérer des masses intestinales formant tumeur avec elle ; c'est alors aussi qu'on note des péritonites partielles plus ou moins étendues, simplement adhésives ou bien avec des foyers suppurés à leur centre. C'est dans ces cas enfin qu'on a vu les abcès s'étendre, sous forme de plastron ou de phelgmon, du côté des plans superficiels et tendre à se fistuliser au dehors, ou dans l'intérieur des organes qu'ils ont englobés (vessie, rectum, etc.).

La communication de la péricystite avec l'intérieur de la vessie peut se faire de très différentes façons, et c'est là un point très difficile à établir dans beaucoup de cas. Nous étudierons bientôt cette question à propos de l'évolution de ces péricystites. Mais ce qu'il faut noter dès maintenant, c'est que c'est *précisément à la cystite chronique des vieux prostatiques que se rapportent presque toutes les observations publiées de ces péricystites suppurées et étendues,* d'origine non spécifique, ni tuberculeuse ni cancéreuse, bien entendu.

Nous pouvons maintenant résumer toutes les formes de péricystite suppurée qui ont été signalées chez les vieux dysuriques. Cette péricystite suppurée semble se présenter sous trois formes, ou plutôt avec trois degrés, entre lesquels on observe bien des intermédiaires du reste.

Dans un premier degré, l'abcès périvésical est peu volumineux, étendu en nappe autour de la vessie, ou disséminé par petits foyers dans la gangue fibreuse chronique qui enserre la vessie chroniquement enflammée. Il est alors tout près de la vessie, *collé contre elle,* et parfois peu distinct des abcès pariétaux proprement dits.

A un deuxième degré, l'abcès est plus volumineux, déjà *collecté* sur une plus grande surface, et plus à distance pour ainsi dire ; il peut faire saillie ou tumeur en des points du pourtour vésical, mais sans créer de réaction bien vive à son voisinage.

A un troisième degré enfin, degré qui peut se voir dans

les péricystites isolées, indépendantes, non communiquantes avec la cavité vésicale, mais qui appartient surtout aux péricystites communiquantes, l'abcès a une *tendance extensive* et crée une réaction marquée autour de lui. C'est lui qui aboutit aux phlegmons plus ou moins étendus, aux adhérences avec les organes voisins, et qui se peut révéler par des signes très apparents, alors que les formes précédentes restent latentes la plupart du temps et passent inaperçues en clinique.

Indépendamment des suppurations et des fistules qui en sont la conséquence et dans leurs formes simplement adhésives, ces péricystites ont des conséquences sérieuses ; ce sont les adhérences créées par elles qui gênent parfois l'opérateur pour décoller le péritoine au-devant de la vessie. Ce sont elles qui déterminent la fixation du cul-de-sac péritonéal anté-vésical, sur l'importance de laquelle on a insisté au cours de la taille hypogastrique chez les vieux (E. Rollet).

Ce sont ces adhérences disséminées et partielles qui peuvent rendre l'ampliation de la vessie douloureuse ou irrégulière chez certains sujets, créent certaines variétés de rétentions douloureuses, favorisent la production de poches ou de diverticules, ou même de hernies vésicales. Ce sont enfin ces adhérences, cette gangue dure et inextensible entourant la vessie qui peuvent la gêner dans sa rétraction quand elle a été distendue longtemps, entraver son resserrement progressif qui est la guérison en pareil cas, et perpétuer de la sorte par un cercle vicieux la stagnation d'urine et la cystite qui est sous sa dépendance. Ces faits ont été bien mis en évidence par Le Dentu[1].

[1] VOILLEMIER et LE DENTU, (*loc. cit.*).

Les formes du premier degré, et même beaucoup de cas du deuxième degré, n'ont guère de tendance à l'extension ni à l'ouverture spontanée. Les abcès sont comme perdus dans la péricystite générale fibreuse qui les entoure. Si elles changent de caractère pour devenir plus actives à un moment donné, c'est que des infiltrations ou des inoculations nouvelles parties de la cavité vésicale sont venues leur donner un coup de fouet et leur faire prendre l'allure des cas que nous allons maintenant étudier.

Les formes du deuxième degré sont déjà plus disposées à l'extension et à l'ouverture du côté des organes voisins. Mais cette terminaison est lente à venir et les cas ne sont point rares où ces abcès ont été tolérés longtemps sans bruit et où c'est par hasard seulement, à l'autopsie ou au cours d'une opération, qu'on a découvert leur existence.

Le mode d'évolution de ces péricystites torpides des deux premiers degrés quand elles se mettent à « marcher » n'est pas différent du reste de celui que nous allons maintenant étudier pour celles du troisième degré.

L'évolution plus ou moins rapide de la péricystite suppurée du troisième degré est la *marche extensive* et la *tendance à l'ouverture spontanée*. Celle-ci se fait d'ailleurs de côtés variables.

Et d'abord, l'ouverture d'un abcès primitivement périvésical et non communiquant avec la cavité vésicale peut-elle se faire dans l'intérieur de la vessie ? La chose n'est pas impossible à concevoir, mais elle est difficile à prouver. Exposons les différents mécanismes *théoriques* qu'on peut concevoir.

Voici une péricystite suppurée compliquée d'abcès

interstitiel isolé de la vessie tout d'abord. La communication vésicale peut se faire par ce dernier qui s'ouvre à la fois du côté de la vessie et du côté du foyer de péricystite. Ou bien encore, l'abcès interstitiel concomitant de la péricystite communiquait primitivement avec la vessie ; il n'a eu besoin ensuite que de se fusionner avec l'abcès périvésical pour faire communiquer ce dernier avec la cavité du viscère. Ou bien enfin, le foyer de péricystite suppurée double une « cellule » de la vessie, et c'est la perforation plus ou moins tardive de celle-ci qui ouvre la voie de communication avec la grande cavité vésicale.

Toutes ces conditions peuvent se retrouver ; tous ces cas peuvent se réaliser dans la pratique. Seulement, il est bien difficile en général de dire comment les choses se sont exactement passées pour un cas donné. Quoi qu'il en soit, l'abcès périvésical, une fois qu'il communique avec la cavité de la vessie, affecte les caractères généraux que nous reconnaissons aux abcès communiquants et rentrent dans les allures de ces derniers. C'est alors qu'on peut voir ces collections périvésicales former de grosses tumeurs, dont l'ouverture spontanée ou chirurgicale au dehors laisse échapper de l'urine et du pus, ce qui peut faire croire que c'est la vessie elle-même qui a été ouverte. Plusieurs chirurgiens ont pu observer des cas de ce genre, soit au cours d'une cystotomie, soit à la suite de ponctions faites pour des accidents de rétention. Nous retrouverons ces faits à propos du traitement.

L'abcès périvésical a peu de tendance à s'ouvrir du côté de la vessie, nous venons de le dire ; c'est vers *les organes environnant le viscère ou du côté des plans superficiels* (du côté de la paroi abdominale notamment) *que ces collections ont tendance à se diffuser et à s'ouvrir.*

La collection se vide parfois dans le péritoine, et le fait a été souvent noté pour les péricystites postérieures. Dans ces cas, on a vu les péritonites purulentes du cul-de-sac recto-vésical dont nous parlions plus haut. Ce sont, en effet, presque toujours des péritonites *partielles, localisées,* qu'on trouve mentionnées dans les observations : le fait s'explique par les adhérences préalables qu'a créées petit à petit autour d'elle la péricystite.

Nous n'avons pas trouvé de cas bien net, bien positif, où l'épanchement, ayant lieu dans la grande cavité péritonéale, sans adhérences protectrices préalables, avait déterminé une péritonite généralisée. Civiale[1] cite un cas de ce genre, mais il est probable qu'il eut affaire à de la tuberculose vésicale et péritonéale. Les lésions pulmonaires constatées chez son malade, la marche même des lésions, etc., font penser à un cas que de nos jours on n'hésiterait pas à rapporter à une infection péritonéale tuberculeuse diffuse.

Elle peut se vider dans le *rectum* par l'intermédiaire de la péritonite suppurée ou simplement adhésive. Dans le premier cas, il peut y avoir des poches purulentes intermédiaires entre la péricystite et le rectum ; l'abcès peut prendre l'allure d'un abcès pyo-stercoral très irrégulier. Dans le deuxième cas, l'ouverture expose moins à la formation de ces clapiers et il se forme alors des fistules recto-vésicales assez directes. De même pour les ouvertures qu'on a signalées dans le *colon*, dans *l'intestin grêle.*

[1] *Loc. cit.*, T. III, p. 118.

Toutefois, ici, il faut faire quelques réserves sur l'authenticité des cas de ce genre qu'on a publiés comme appartenant aux péricystites vraies, aux péricystites qui ont pour point de départ l'inflammation primitive de la vessie elle-même. Il y a, en effet, une série de cas qui ne rentrent nullement dans ceux que nous étudions et où la péricystite est secondaire à l'inflammation non pas de la vessie mais des organes ambiants (intestins, péritoine, épiploon, etc.), dans lesquels les anses intestinales ou l'épiploon viennent s'accoler, adhérer en masses plus ou moins volumineuses à la vessie, et s'ouvrir ensuite dans sa cavité par l'intermédiaire d'abcès. Jusqu'à ce jour, c'est surtout des fistules vésico-intestinales de ce genre qu'on a observées ; les cas bien sûrs de fistules vésico-rectales développées autour des vessies des vieux urinaires infectés existent ; ceux de fistules vésico-intestinales sont plus douteux. Il peut y en avoir, mais nous n'en avons pas trouvé de bien nets.

La suppuration périvésicale peut enfin se vider du côté de l'extérieur, et alors c'est surtout du côté de la *paroi abdominale antérieure*, vers l'ombilic ou l'hypogastre, parfois du côté de l'aine, que l'ouverture a été notée. Quant à l'ouverture du côté du *périnée,* elle a été signalée aussi dans quelques cas ; mais là encore, ainsi que nous l'avons fait remarquer plusieurs fois déjà, une question délicate est à trancher. Est-ce bien une suppuration vésicale vraie, partie de la vessie même, qui est venue se faire jour du côté du périnée ? N'est-ce pas un abcès de la prostate qui, lui, a une tendance bien naturelle et bien connue à se faire jour de ce côté ? Voilà ce qu'il est difficile de dire, en l'absence d'observation bien rigoureusement faite ou de pièces d'autopsies bien démonstratives.

Même s'il arrive par hasard au chirurgien taillant par le périnée d'ouvrir une suppuration profonde à un moment donné, il lui est difficile d'affirmer l'origine et le point de départ de cette suppuration, à cause du peu de jour que donne la taille basse sur les plans profonds, et dans laquelle le doigt plutôt que l'œil renseigne l'opérateur.

Pour ce qui regarde au contraire l'ouverture d'une péricystite à la paroi antérieure de l'abdomen, les conditions sont toutes différentes et les faits positifs ne sont plus à chercher. Là, beaucoup d'observations précises viennent fixer l'opinion, et le contrôle *de visu* est plus facile à faire au cours d'une opération pour vérifier les rapports et le point de départ d'un abcès périvésical. Nous allons voir à propos du diagnostic comment apparaissent ces abcès sous la paroi abdominale antérieure.

Cependant, si le phlegmon d'origine vésicale n'est pas situé au niveau de la ligne médiane et paraît éloigné de la région vésicale, on peut facilement errer, même après qu'on l'a ouvert largement et qu'on peut explorer sa cavité avec le doigt, sur son origine véritable. Nous citerons cependant à propos du traitement un cas de ce genre dans lequel nous avons eu affaire à un phlegmon iliaque que l'opération a démontré être d'origine nettement vésicale, et sur la nature exacte duquel nous nous étions mépris avant l'intervention.

b) Tableau clinique. — Le diagnostic exact de la péricystite suppurée peut se faire assez souvent, et c'est là encore un point de son histoire clinique bien différent de ce que nous avons vu pour les abcès pariétaux proprement dits. Il est toutefois environné d'une grande obscurité dans certains cas.

Et d'abord, chez les vieux urinaires que nous étudions spécialement ici, il ne faut guère compter sur les symptômes généraux, comme la fièvre, l'altération de l'état général, les douleurs pulsatiles, etc., pour dépister une suppuration profonde du côté de la vessie. Fréquemment ces abcès évoluent chez eux sans grande réaction et souvent aussi, chez eux, quelques-uns de ces symptômes généraux, quand ils existent, peuvent être mis sur le compte d'accidents urinaires autres que la péricystite.

A. — Les conditions les meilleures pour le diagnostic, sont celles où la suppuration siège au-devant de la *face antérieure* de la vessie. Mais nous avons déjà vu qu'elle pouvait s'y présenter avec une netteté très variable, suivant les circonstances.

Tantôt c'est à une forme vraiment phlegmoneuse qu'on a affaire, et alors la péricystite antérieure revêt l'aspect classique du *phlegmon pré-vésical de Retzius,* dont nous n'avons ici qu'à rappeler les principaux traits : tuméfaction hypogastrique partant du pubis, s'enfonçant même derrière lui, et remontant à une distance variable au-dessous de l'ombilic, parfois jusqu'à l'ombilic lui-même ; tuméfaction ordinairement bien médiane, laissant les fosses iliaques souples à côté d'elle ; tuméfaction rappelant, par conséquent, par sa forme et sa situation, la vessie distendue. Ce phlegmon apparaît et reste longtemps dur, de consistance solide, même quand il a suppuré, à cause des adhérences et des exsudats inflammatoires qui l'environnent.

D'autres fois, la péricystite ne se présente plus sous forme phlegmoneuse aussi nette avec gâteau inflammatoire étendu à distance et une grande dureté. Elle forme une collection molle, même fluctuante, qui peut en imposer pour une vessie pleine, par exemple. Ou bien elle est, en réalité, soulevée par la vessie distendue derrière, comme il arrive dans la rétention. C'est ce qui explique la surprise et l'erreur de certains chirurgiens qui, croyant ponctionner une vessie remplie d'urine, ont retiré du pus.

Enfin, dans certains abcès très avancés en évolution on peut rencontrer une collection pré-vésicale sonore ou gargouillante, dûe à la formation de gaz dans la cavité purulente.

Dans les deux formes que nous venons de décrire sommairement, le diagnostic de phlegmon ou d'abcès périvésical se fait aisément. Même dans le cas de collection fluctuante et tendue pouvant simuler une vessie pleine, on a, quand on est prévenu, le moyen d'éviter l'erreur ; c'est, bien entendu, le cathétérisme soigneux de la vessie, quand on le peut, pour essayer de vider la tumeur.

Mais parfois, le cathétérisme ne peut pas se faire, et alors il peut devenir très malaisé de reconnaître l'abcès périvésical au-devant de la vessie distendue derrière. Dans ce cas, *la douleur* du palper pourra donner quelques renseignements, mais c'est surtout ce palper très soigneusement pratiqué qui montrera s'il n'existe pas en dehors de la collection fluctuante une certaine base d'induration trahissant la nature inflammatoire.

Chez les sujets maigres on sentira, en outre, qu'une épaisseur anormale de tissus sépare la main qui palpe la vessie distendue.

Chez les sujets gras ou infiltrés, l'erreur peut être impossible à éviter. Une fois, nous avons fait la cystotomie hypogastrique dans ces conditions, chez un vieillard qui avait eu de fortes hématuries et dont nous supposions la vessie pleine de caillots, car il y avait une matité assez étendue dans l'hypogastre. Mais nous trouvâmes sous les muscles, au-devant de la vessie, un gros abcès, et derrière lui une vessie peu distendue.

Il ne suffit pas du reste de faire, en pareil cas, le diagnostic de phlegmon ou d'abcès ; il reste à savoir de quoi l'inflammation observée est symptomatique, si elle vient vraiment de la vessie, et si c'est bien à une péricystite d'origine vésicale qu'on a affaire. Pour cela, il n'y a guère qu'un moyen, qui malheureusement ne peut pas donner de certitude absolue : il faut se reporter aux *antécédents urinaires et vésicaux* du malade, et, dans le cas particulier qui nous occupe, celui d'un vieillard atteint de rétention ou même de cystite chronique depuis un temps plus ou moins long, le moyen est bon et le diagnostic causal bien plus aisé à faire que chez un jeune, par exemple, qui n'aurait pas de passé urinaire ; l'abcès sera très naturellement alors rapporté à un point de départ vésical.

Les troubles *actuels* et *récents* de la miction ne peuvent en rien servir pour le diagnostic de l'origine vésicale de l'abcès ; les douleurs, les épreintes, les difficultés de miction, et même la rétention existent en effet, même dans les inflammations périvésicales qui n'ont pas la vessie comme cause.

Les cas où le diagnostic de la véritable origine est le plus malaisé, quoique celui d'une inflammation suppurée apparaisse cependant nettement, sont ceux de ces phlegmons abdominaux qui siègent, non plus sur la ligne médiane, dans la région prévésicale, mais dans une région plus ou moins éloignée de la vessie, comme la fosse iliaque, l'aine, etc., ainsi qu'on en trouve signalés quelques exemples. Dans ces cas de péricystite se développent autour des diverticules d'une vessie large et lâche, ou encore en état de cystocèle, on pourra être fort embarrassé, et ce n'est guère que par exclusion et par un examen très soigneux du malade, qu'on arrivera parfois à trouver l'origine réelle. C'est ici particulièrement qu'il faudra tenir compte des vieux accidents urinaires du sujet, de sa vessie anciennement malade, et qu'il faudra aussi se rappeler des cellules, des poches anormales dont peut se garnir si facilement la périphérie d'une vessie de vieillard.

Il est des cas enfin où, non seulement l'origine vésicale, mais la suppuration elle-même devient presque impossible à diagnostiquer ; ici, d'ailleurs, le diagnostic a moins d'importance que dans les formes précédentes en raison du peu de volume de l'abcès et surtout de sa faible tendance à l'extension. Ce sont ceux où la suppuration très chronique, froide pour ainsi dire, se localise étroitement, s'enkyste en quelque sorte au-devant de la vessie, sans déterminer des symptômes locaux marqués, et où l'abcès pré-vésical devient une découverte de pur hasard quand on le trouve, au cours d'une opération par exemple.

B. — Les cas où la suppuration périvésicale se fait en *arrière de la vessie* peuvent encore se reconnaître à la rigueur en clinique. Mais le diagnostic est ici beaucoup plus aléatoire. Quand par le toucher rectal, pratiqué un peu au-dessus de la prostate, on sentira une tuméfaction douloureuse, chaude, derrière la vessie ou du côté du cul-de-sac de Douglas, et que, d'autre part, on aura affaire à un vieux dysurique atteint de catarrhe, on est en droit de penser à la péricystite que nous avons étudiée. Mais souvent aussi, l'abcès pourra exister en arrière de la vessie et ne pas être reconnu cependant, soit qu'il soit trop élevé au-dessus du doigt explorateur, soit qu'il soit étalé en nappe sans pouvoir donner de la fluctuation ou même de la résistance, soit enfin qu'il forme une collection froide perdue derrière l'organe et sans réaction inflammatoire autour. Quoi qu'il en soit, il convient d'examiner à ce point de vue tous les sujets atteints de vieilles cystites chroniques, et peut-être arriverait-on à dépister plus souvent ces abcès.

C. — Les cas où la suppuration se fait *sur les parties latérales* ou en dehors des points relativement « explorables » que nous venons d'examiner, ne prêtent à aucune considération diagnostique pratique ; c'est un diagnostic « en chambre » dont il vaut mieux ne pas parler.

Le diagnostic d'un *abcès périvésical* bien collecté d'avec une *cellule vésicale* pleine de pus rentre dans les mêmes conditions.

N'avons-nous pas vu que souvent, même à l'autopsie, pièces en main, il était souvent très difficile de distinguer ces deux poches ?

II. Pathogénie des abcès vésicaux et péri-vésicaux. — La formation d'abcès dans l'épaisseur des parois vésicales n'a rien qui doit surprendre comme complication d'une cystite.

L'inflammation un peu vive ou chronique de toute muqueuse, soit d'un conduit, soit d'une cavité, peut s'accompagner plus ou moins tôt de suppuration du côté des parties immédiatement sous-jacentes, et même de points éloignés de la surface primitivement enflammée.

Pas n'est besoin, comme on a pu le croire, d'une *ulcération* de la muqueuse pour amener la formation d'un abcès interstitiel. Sans doute les ulcérations, en servant de porte d'entrée plus large aux germes pyogènes ou à l'urine infectieuse, favoriseront-elles puissamment la suppuration profonde, et, dans plusieurs cas, on a noté la coïncidence de ces ulcérations et des abcès vésicaux ; mais leur présence n'est nullement nécessaire.

Du fait même de la cystite, il y a, comme l'anatomie pathologique le montre, une accumulation considérable de leucocytes, non seulement dans la muqueuse et dans le tissu immédiatement sous-jacent à elle, mais au milieu même de la tunique musculaire dont les faisceaux sont écartés et dissociés en quelque sorte par l'infiltration leucocytique. Rien n'est donc plus aisé que de comprendre la formation des abcès sous-muqueux et interstitiels.

Comment expliquer celle des abcès périvésicaux ? Dans les inflammations des muqueuses, comme dans celles de la peau, il faut, comme on sait, faire jouer un rôle tout spécial à la propagation inflammatoire par la voie lymphatique, pour expliquer les suppurations un peu lointaines et à distance. Les abcès éloignés deviennent alors des lymphangites ou même des adénites suppurées.

En est-il de même pour la vessie ? La question eût été difficile à trancher de façon ferme, il y a quelques années seulement. A l'heure actuelle, avec les recherches modernes qui ont mis hors de doute les lymphatiques et les ganglions périvésicaux, il ne faut pas chercher ailleurs une interprétation des abcès périvésicaux, non communiquant avec la cavité vésicale, sans relations apparentes avec elle.

Civiale avait déjà fait remarquer que l'indépendance

de certains abcès vésicaux, vis-à-vis de la cavité vésicale devait être rapprochée de l'indépendance analogue de certains abcès péri-uréthraux vis-à-vis de l'urèthre lui-même ; il y a des abcès périvésicaux sans nulle communication avec la cavité vésicale, comme il y a des abcès péri-uréthraux sans nulle communication avec l'urèthre.

Dans les cas où l'abcès périvésical communique avec la vessie, l'interprétation lymphatique n'est point nécessaire. Cette catégorie de péricystites suppurées sont souvent alors sous la dépendance directe d'ulcérations, et surtout d'ulcérations siégeant au fond des cellules vésicales. Les ulcérations peuvent agir de différentes manières ; ou bien elles servent d'amorce à des infiltrations d'urine septique, et ce sont alors de véritables *abcès urineux*[1] qui se forment autour de la vessie comme autour de l'urèthre ; ou bien sans laisser infiltrer l'urine, elles permettent l'introduction directe des agents pyogènes au sein des tissus interstitiels, puis périvésicaux. Dans les cas d'ulcérations situées au fond des cellules vésicales, les conditions sont tout spécialement favorables pour la formation rapide et directe des foyers périvésicaux, puisque le tissu pariétal de la vessie a disparu au niveau de ces cellules, et que l'ulcération de la muqueuse, qui seule forme toute la paroi de la cellule, conduit directement dans l'atmosphère péricystique. Ces ulcérations des cellules se retrouvent souvent sur les pièces d'anatomie pathologique. Nous en avons trouvé aussi souvent dans le bas-fond vésical, qui se comporte comme une vaste cellule, à beaucoup de points de vue.

[1] C'est à ce point de vue, et à ce point de vue seulement, qu'on doit encore admettre les *abcès urineux* de la vessie, qu'on trouve décrits dans quelques vieux ouvrages.

C. — Calculs vésicaux.

Les calculs s'observent assez fréquemment chez les prostatiques ; calculs primitifs (uriques surtout), calculs secondaires ou phosphatiques, calculs mixtes formés de noyaux uriques entourés d'un revêtement phosphatique.

I. Origines. — Modes de formation. — L'explication du calcul urique, pur ou mixte, n'est pas difficile à fournir chez ces malades. On sait combien il est fréquent sur les sujets d'âge moyen d'observer la gravelle urinaire, le sable tout au moins, et cette lithiase est principalement l'apanage de gens plutôt sédentaires, faisant assez bonne chère, se traitant « de douillette façon », condition qui se trouve souvent réalisée chez les prostatiques.

Tant que le sujet reste jeune et pisse largement, sable et petits graviers s'éliminent assez aisément, et, dans beaucoup de cas, assez complètement pour ne jamais déterminer la formation de calculs véritables chez le sujet graveleux ; mais une fois l'âge de la dysurie venue, les conditions d'élimination sont toutes différentes, et la stagnation facile des concrétions uriques dans la vessie, dans le bas-fond vésical en particulier, favorisent évidemment le conglomérat de toutes les concrétions en un calcul plus ou moins volumineux. Nous avons eu pour notre part l'occasion d'observer et d'opérer deux malades atteints de calculs uriques purs, et prostatiques en même temps. Généralement alors les calculs sont multiples et pas très gros. Chez l'un de nos malades, il y en avait quatre, le plus petit était gros comme un pois, le plus gros comme une petite amande.

Les calculs secondaires, phosphatiques sont très faciles à expliquer chez les prostatiques anciens, porteurs de vessies infectées, atteintes du « catarrhe lithogène » typique, dont parlaient les vieux auteurs, et dans les meilleures conditions pour laisser précipiter les sels urinaires.

Cette prédisposition toute particulière que crée la cystite chronique pour le dépôt de concrétions calculeuses est chose bien connue, mais on ne sait pas encore le mécanisme exact de cette formation calculeuse.

Or, examinant attentivement le dépôt des vieux catarrhes vésicaux, on peut parfois se rendre compte du moment où les calculs commencent à apparaître, à se montrer en germe tout au moins. Dans l'enduit purulent et visqueux qui tapisse les parois du viscère ou qui est accumulé dans son bas-fond, on sent à un certain moment, en écrasant cet enduit entre deux doigts, comme de petits grains calcaires, plutôt tangibles que visibles, et mélangés à cette masse. Quelquefois même, la muqueuse vésicale est recouverte d'une gomme blanchâtre, d'une boue crayeuse non concrétée en calculs encore, mais représentant un dépôt phosphatique épais et diffusé sur les parois de l'organe, ou formant des flocons plus ou moins épais dans le liquide urinaire lui-même.

Dans ce liquide, on trouve un grand nombre de cristaux de phosphates ammoniaco-magnésiens et des phosphates de chaux ; des oxalates calcaires y existent aussi, mais plus rarement et en petite quantité. On trouve enfin des éléments organiques.

La théorie classique, celle qu'on répète partout, est la suivante : l'urine de ces vieux urinaires infectés est alcaline ; or, pour que les phosphates terreux de l'urine puissent rester en dissolution, comme dans l'urine normale, il faut que celle-ci soit acide. Dès qu'elle devient alcaline, ils se précipitent ; et comme, d'autre part, l'alcalinité est due à la décomposition de l'urée par un ferment ou un micro-organisme spécial, il se dégage ainsi du carbonate d'ammoniaque qui va former avec les phosphates le sel ammoniaco-magnésien. Les sels précipités ont une grande tendance à se ramasser autour d'un corps étranger quelconque, et la vessie en fabrique elle-même sur place (débris d'épithélium, fragments de fibrine, etc.).

Si l'on pousse plus loin l'explication du catarrhe lithogène, on rencontre encore bien des obscurités. On sait que, pour le foie, la cholécystite lithogène à cessé d'être une hypothèse depuis les travaux de Galippe, Hanot et Létienne[1], Gilbert et Dominici[2]. On a trouvé des micro-organismes au centre de calculs biliaires, et ces parasites qui amènent l'inflammation des voies biliaires amènent aussi la formation de calculs par des actions chimiques définies. Les uns fixent l'azote, les autres oxydent l'ammoniaque et forment des azotates, etc.

Ils peuvent donc exercer dans les liquides organiques des actions chimiques électives, provoquer des dédoublements, entraîner la précipitation de sels maintenus dissous à l'état normal. Et pour les calculs biliaires, les microbes trouvés ont été le coli-bacille et le bacille typhique.

[1] HANOT et LÉTIENNE, *Soc. biologie*, décembre 1895.

[2] GILBERT et DOMINICI, *Soc. biologie*, février 1896 ; GILBERT et FOURNIER, *Ibidem*, octobre 1897.

En serait-il de même pour les calculs secondaires urinaires ? La question est loin d'être résolue, et la théorie des calculs urinaires « microbiens » pas démontrée encore. C'est dire qu'on ne sait rien de sûr sur le rôle précis du bactérium-coli, l'agent infectieux principal des voies urinaires.

Agit-il directement comme cause et comme noyau en quelque sorte de calcul par action chimique *immédiate*, ou n'agit-il que pour la formation de ce calcul en rendant simplement l'urine alcaline ? On ne peut répondre. Peu importe au fond, du reste, puisque l'agent infectieux est toujours la cause directe ou indirecte du calcul secondaire.

Ce qu'il faut retenir de tout ceci au point de vue clinique, et sans s'égarer dans la discussion bactériologique spéculative, c'est que évidemment *l'infection* (de quelque nom microbien qu'elle porte l'étiquette) apparaît comme une cause vraiment active des concrétions calculeuses secondaires ; mais son mode d'action est complexe. Ce n'est pas seulement par l'alcalinité de l'urine et la précipitation secondaire des sels urinaires qu'elle s'exerce pour former les calculs.

Elle s'exerce aussi par *l'inflammation* de la muqueuse vésicale qui donne les déchets épithéliaux, les matières grasses et albuminoïdes, les caillots, etc., qu'on trouve dans le dépôt des vieilles cystites infectieuses, et ces éléments forment les noyaux autour desquels vont s'amasser les sels précipités.

Cette inflammation est-elle même aidée par la stagnation urinaire dans les cas de rétention ; elle peut être créée de toutes pièces même par cette rétention et les phénomènes congestifs qui l'accompagnent. Enfin, c'est cette rétention qui empêche l'élimination régulière de tous ces dépôts inflammatoires et qui réalise encore par là la condition favorable à l'organisation de véritables calculs autour de ces corps étrangers. C'est-à-dire qu'ici encore *l'infection* n'explique pas tout et que l'*évacuation incomplète* du contenu vésical est une condition adjuvante de premier ordre à l'action lithogène de cette infection. Or, c'est la condition qu'on retrouve par excellence chez les malades que nous étudions.

II. **Symptomes.** — Les calculs se traduisent chez les prostatiques comme chez les autres malades par leurs caractères symptomatiques habituels, mais chez eux quelques-uns des signes ordinaires peuvent manquer d'une part, et, d'autre part, ceux qu'on y retrouve peuvent subir certaines modifications.

C'est ainsi qu'il ne faut guère songer retrouver ici *le signe de l'arrêt brusque du jet* pendant la miction ; le symptôme exige pour se produire que le calcul vienne glisser sur l'orifice urétro-vésical à un certain moment et obturer ainsi plus ou moins complètement cet orifice ; il est assez constant chez les enfants et les gens jeunes, dont le plancher vésical ne présente pas de bas-fond et même forme chez les très jeunes sujets un plan incliné de haut en bas et d'arrière en avant sur lequel le calcul roule tout naturellement, le malade étant dans la position verticale, pour venir tomber sur le col.

Chez le vieillard, les conditions sont exactement opposées, et la présence du cul-de-sac rétro-prostatique qui attire et retient les concrétions calculeuses libres non emprisonnées dans d'autres diverticules vésicaux, explique suffisamment la rareté des signes en question sur les malades que nous étudions.

Les *douleurs* dues à la présence d'un calcul sont parfois difficiles à distinguer de celles qui relèvent de la cystite et de l'obstacle prostatique lui-même chez des malades qui, en dehors de tout calcul, ont des *épreintes douloureuses de la vessie, du ténesme vésico-anal, de la pesanteur périnéale, etc., etc.* Et, dans certains cas, le clinicien ne trouvant en face de lui que des symptômes faciles à expliquer par la seule dysurie prostatique, peut méconnaître la calculose vésicale et ne pas même la soupçonner.

De même pour les *hématuries* si communes chez les prostatiques et pouvant succéder chez eux, tout comme chez les calculeux, à des fatigues, à des exercices physiques un peu violents, etc.

Généralement cependant, le médecin prévenu et expérimenté peut arriver à soupçonner la pierre chez le prostatique, en dehors même du cathétérisme explorateur, et en regardant les choses d'un peu près, peut trouver dans les signes communs au prostatisme et à la calculose, certaines particularités qui peuvent faire pencher son diagnostic du côté de cette dernière.

La *douleur* a bien quelque chose de spécial quand le prostatique est calculeux. Elle n'est pas seulement à l'état d'endolorissement continu ou d'épreintes douloureuses au moment des mictions ; elle revêt un caractère d'acuité toute particulière, à certains moments, et en dehors même de toute miction et de tout effort dysurique ; c'est à la suite d'une marche, d'une course en voiture ou en chemin de fer, d'une brusque secousse parfois, qu'elle atteint son maximum d'intensité, pour diminuer ensuite avec le repos, le calme.

Inversement, on sait que le repos au lit, l'immobilité, exaspère souvent les spasmes et les épreintes de certains prostatiques qui préfèrent se lever, se promener un peu, trouvant dans cet exercice un peu de soulagement à leur dysurie douloureuse.

Souvent aussi la douleur du calcul conserve chez le prostatique ce caractère classique d'*irradiation dans la verge et jusqu'à l'extrémité du gland*. Nous avons retrouvé presque toujours ce symptôme en interrogeant les malades intelligents et pouvant se rendre bien compte de leurs sensations. Cette douleur spéciale peut manquer, mais quand elle existe, elle est certainement de grande valeur pour le diagnostic de la pierre.

Les renseignements tirés de l'*hématurie* sont moins importants que ceux fournis par l'examen attentif du caractère de la douleur. Le pissement de sang est chose si fréquente chez les prostatiques et au moment des poussées congestives qui les surprennent à la moindre occasion, qu'on ne peut lui attribuer une valeur aussi nette que chez des sujets plus jeunes où il apparaît parfois comme un des premiers symptômes de la pierre. Et cependant, si on le note apparaissant de façon bien régulière, bien précise après la fatigue, l'exercice violent, la marche, etc., et jamais en dehors de ces conditions, il reprendra alors, même chez le prostatique que nous étudions, sa valeur séméiologique habituelle.

Pour dire vrai, toutefois, il faut reconnaître que chez certains malades la douleur peut manquer ou être très effacée. Cette absence de réaction douloureuse se voit surtout chez les malades dont la vessie est devenue complètement atone et incapable de contracture douloureuse quand les tuniques se contractent sur le calcul, et même sous l'influence de l'irritation causée par la présence du calcul.

Le cathétérisme explorateur peut être parfois très difficile à pratiquer chez les prostatiques, ou à pratiquer de façon assez complète pour que le médecin puisse se faire une opinion ferme sur la présence ou l'absence de calculs vésicaux. Ceci est connu, on l'a redit assez souvent, et est exact somme toute ; mais il ne faut rien exagérer et ne pas prendre cette affirmation trop à la lettre. La vérité est que le chirurgien exercé à la pratique vésicale arrivera toujours, pourvu que le malade s'y prête et au besoin consente à une anesthésie, à explorer assez complètement une vessie de vieillard pour y découvrir un calcul. Seul un calcul enchatonné dans une cellule étroite d'orifice, ou de situation très aberrante pourrait échapper.

Le bas fond, a-t-on dit, est difficile à scruter avec l'explorateur. Ceci est exact parfois, et dans les cas de culs-de-sac rétro-prostatiques très développés, il est arrivé à des chirurgiens, habiles cependant, de ne pas sentir le calcul qui y est caché. Mais ce qui est surtout vrai, c'est de ne pouvoir, dans ces conditions parfois, saisir le calcul et le broyer ; c'est la lithotritie qui devient alors difficile, plutôt que le simple toucher de la pierre. Quand on se trouve en présence d'une vessie à bas fond, on doit se servir d'un explorateur à long bec qui permette de fouiller, une fois renversé derrière la prostate, le fond même de ce cul-de-sac. Si on ne se sert pas de cet artifice, on promène la tige de l'explorateur au-dessus de la dépression rétro-prostatique et du calcul (ou des calculs) qu'elle loge et on ne sent rien du tout. De même et surtout pour la prise du calcul, si le lobe moyen fait une forte saillie (en croupion par exemple) au-dessus de l'orifice uréthro-vésical, quoique le bas fond soit peu développé et rien que du fait de cette forte saillie ; les pierres pourront se cacher entièrement derrière elle et au-dessous d'elle et deviendront ainsi difficilement accessibles au chirurgien, d'autant plus que la tige du lithotriteur aura quelquefois pour effet d'appliquer la saillie, pour peu qu'elle soit mobile, contre le calcul, et par suite de maintenir celui-ci entre le lobe moyen et la paroi vésicale correspondante (Guyon et Bazy).

Nous avons déjà dit deux mots des calculs enchatonnés ou des calculs enfermés dans des diverticules plus ou moins lointains, et avons fait ressortir les difficultés bien connues de diagnostic en pareil cas. Nous devons encore mentionner ceux dans lesquels on trouve la vessie presque uniformément tapissée à son intérieur d'une sorte d'enduit phosphatique épais et concret et qui représente comme un énorme calcul étalé sur la paroi vésicale.

Nous avons pu observer un cas de ce genre, que nous avons traité par la taille sus-pubienne et dans lequel il n'y avait pas de calculs isolés, mobiles, méritant ce nom par leur volume. Tout ce qu'on obtenait par l'exploration vésicale avant l'opération était une impression râpeuse avec petits frottements rugueux, plus marqués en certains points qu'en d'autres, sur la surface interne de la vessie ; l'ouverture vésicale montra de petites lamelles phosphatiques libres ou peu adhérentes du côté du plancher vésical et du bas-fond, et sur tout le reste de la face interne du viscère, un enduit épais, une boue crayeuse, dans laquelle on sentait, en l'écrasant entre deux doigts, des grains phosphatiques sous forme de fin gravier.

Il faut réserver le *pronostic* chez les vieux urinaires ; et d'abord la récidive de leurs pierres est fréquente après l'opération. C'est chez eux qu'on observe surtout, peut-être exclusivement même, ces récidives indéfinies, quelle que soit du reste l'opération qu'on ait employée contre eux. On a accusé la lithotritie de ces récidives, en disant qu'elle pouvait laisser des débris de calculs dans la vessie et des amorces toutes prêtes par conséquent à de nouvelles concrétions calculeuses. Nous avons vu ce qu'il fallait en penser. La vérité est que c'est la persistance de la cystite lithogène et des conditions encore obscures faisant que l'urine précipite ses phosphates, qui explique très simplement la fréquence de ces récidives.

En outre, les opérations pratiquées contre ces calculs, sont tout spécialement graves chez les sujets âgés, infectés souvent depuis longtemps, sensibles au traumatisme, que sont les malades que nous étudions. Cela n'a pas besoin de développement.

II. **Complications.** — Enfin, le calcul chez les prostatiques peut déterminer certaines complications locales qu'on note également parfois chez d'autres malades, mais qui trouvent certainement chez eux des conditions spécialement favorables à leur éclosion.

Les calculs logés dans les cellules ou au fond des diverticules des vieilles vessies enflammées et à parois ramollies, finissent par déterminer, dans la cavité qui les loge, des *ulcérations* plus ou moins profondes, point de départ des abcès vésicaux et périvésicaux que nous avons longuement étudiés plus haut.

Quelquefois, c'est la prostate elle-même qu'ils ulcèrent à leur point de contact, par une sorte d'usure lente, comme le montrent certains faits publiés par quelques observateurs. Brodie, Civiale, Mercier, ont rapporté des cas de ce genre ; l'atlas de Guyon et Bazy[1] en figure deux beaux exemples.

Dans le premier cas, l'autopsie a révélé les lésions suivantes : prostate extrêmement volumineuse ; le lobe moyen est surtout hypertrophié ; il envoie dans la cavité vésicale un prolongement en forme d'éventail. La face supérieure de ce lobe moyen est aplatie, ulcérée, et l'ulcération offre une forme allongée assez analogue à celle que présente la pierre qu'on trouve dans la vessie.

La vessie est agrandie, hypertrophiée, présente de nombreuses colonnes ; elle renferme une urine puriforme. Elle présente à sa partie supérieure une sorte de cul-de-sac, de logette qui contient la pierre. Celle-ci se trouvait donc suspendue au-dessus de la prostate qu'elle venait toucher à chaque miction, frottant sur elle, l'ulcérant et déterminant ainsi les douleurs vives dont se plaignait le malade. Cette pierre ovoïde, arrondie, granulée à sa surface, était de couleur blanchâtre (phosphatique).

Dans le deuxième cas ayant trait également à une hypertrophie en éventail du lobe moyen de la prostate, voici les lésions qu'avait produites le calcul.

La vessie du malade contenait quelques petits calculs, et c'est le frottement de ces calculs contre la saillie formée par la prostate qui avait donné à cette saillie, ainsi qu'au reste de la muqueuse vésicale, l'aspect tomenteux qu'elles présentaient.

L'hypertrophie prostatique atteignait surtout le lobe gauche qui était de la grosseur d'une prostate ordinaire.

Le lobe droit, moins hypertrophié, formait sous la muqueuse, qui était saine, une saillie assez volumineuse

[1] *Atlas des voies urinaires*, pages 317, 322.

se rapprochant par son aspect de la saillie que forme l'un des tubercules quadrijumeaux par exemple.

Les lobes gauche et moyen étaient tellement usés qu'on les dirait coupés par un instrument tranchant.

De pareils faits peuvent expliquer certaines hémorrhagies répétées, et aussi les douleurs vives et incessantes du côté du col et du bas fond vésical qu'éprouvent beaucoup de prostatiques calculeux, malgré les calmants, malgré le repos complet lui-même.

D. — Complications vésicales pouvant constituer une forme fruste de la maladie urinaire.

Nous venons d'étudier longuement les complications vésicales, dont la fréquence est si grande et le rôle si important au cours de la maladie urinaire sénile. Ces complications se groupent toutes, nous l'avons vu aussi, autour de la cystite ; elles ont toutes la cystite pour point de départ, et cette cystite est elle-même la compagne habituelle de la maladie urinaire arrivée à une certaine période de son évolution ; la plupart des sujets âgés en subissent les atteintes ; beaucoup d'entr'eux aussi n'en guérissent jamais complètement quand elle les a touchés.

Il est même certains cas où les lésions vésicales revêtent un tel caractère de précocité, en survenant de bonne heure, avant toute autre complication, avant même tous les troubles dysuriques sérieux, et apparaissent tellement isolées en quelque sorte, qu'on peut se demander si ce sont bien alors des *complications*, et si elles ne constituent pas plutôt une *forme particulière de la maladie urinaire des vieillards*, dans laquelle l'urine s'évacue encore librement, et où ce ne sont plus les accidents de rétention, ou même de dysurie, qui dominent, mais bien l'inflammation vésicale chronique, avec les urines purulentes et parfois calculeuses qui en résultent.

Dans cette forme, les malades seraient des *catharreux vésicaux* plutôt que des *rétentionnistes*, et certainement la maladie urinaire sénile emprunte parfois cet aspect un peu fruste et détourné, sous lequel il faut bien savoir deviner la véritable origine.

Les complications que nous allons passer maintenant en revue, n'ont bien souvent, au contraire, qu'un rapport très indirect, d'occasion pour ainsi dire, avec la maladie sénile ; ce sont, la plupart du temps, des accidents simplement surajoutés à elle.

E. — Complications prostatiques.

I. Abcès prostatiques. — 1° Etiologie et anatomie pathologique. — Ils sont ici de deux origines : 1° ou bien c'est un traumatisme de la région prostatique, presque toujours instrumental, qui les produit ; 2° ou bien ils sont consécutifs à l'uréthro-cystite qui complique si souvent l'état de nos malades.

Les manœuvres instrumentales diverses employées dans un but explorateur ou thérapeutique peuvent très aisément entraîner l'inflammation aiguë de la prostate chez les malades que nous étudions.

Les poussées congestives sont faciles chez eux, souvent même la congestion est chroniquement installée du côté de la prostate et du col vésical ; le moindre frottement peut enflammer le foyer qui ne demande qu'à brûler ;

et de la prostatite aiguë à l'abcès il n'y a qu'un pas. Bien entendu, l'inflammation suppurative sera encore bien plus facile à déterminer si, à la contusion instrumentale plus ou moins forte, s'adjoint la blessure du canal, la fausse route avec tous ses degrés. Et, de fait, beaucoup d'abcès prostatiques ou péricervicaux proviennent de cette dernière origine. Pas n'est besoin d'une plaie bien profonde de la région ; il suffit que la muqueuse ait été percée pour que l'inoculation directe du tissu sous-jacent par l'urine septique d'une vieille vessie infectée produise la suppuration. Nous avons fait l'autopsie d'un vieux prostatique rétentionniste qui avait succombé à des accidents fébriles aigus qu'on avait mis simplement sur le compte de la fièvre urineuse. Nous avons trouvé un abcès volumineux, saillant sur la face postérieure de la vessie au niveau de la région interdéférentielle. Il se prolongeait obliquement dans la base de la prostate qui lui adhérait et venait aboutir à 1 centim. environ au-dessous de la muqueuse uréthrale à la partie inférieure du *verumontanum*. A ce niveau, cette muqueuse était percée d'un orifice pas plus large qu'une tête de grosse épingle, auquel faisait suite un petit trajet de 4 ou 5 millimètres se dirigeant du côté de l'abcès, mais sans communiquer avec lui.

Quelques jours avant la mort du malade, un médecin avait tenté de le cathétériser avec une bougie armée pour essayer de faire passer une sonde à la suite. Les tentatives avaient été infructueuses et le malade avait saigné pendant une demie journée.

Dans d'autres cas, la fausse route est beaucoup plus profonde et il peut en résulter des abcès périnéaux sans rapport apparent avec la prostate elle-même. A l'amphithéâtre, nous avons trouvé une fois sous la partie antéro-latérale gauche du plancher vésical un peu au-dessous de l'embouchure uréthro-vésicale, un abcès gros comme une noix, assez éloigné de la vessie elle-même et sans rapport apparent avec la prostate hypertrophiée, dont le lobe gauche ne semblait pas, extérieurement, avoir rapport avec l'abcès. En ouvrant l'intérieur du canal prostatique on vit une fausse route partir du côté gauche du canal, traverser par un trajet direct et régulier, obliquement en haut et en dehors, le lobe gauche à son centre et venir se terminer contre la vessie même à l'endroit où commençait l'abcès.

Nous n'avons eu aucun renseignement sur le malade ; mais il est bien probable que le médecin avait dû se servir d'un instrument métallique pour pénétrer de force dans la vessie et avait cru passer le défilé du canal, alors qu'il passait en réalité en dehors de ses parois.

L'origine traumatique des abcès prostatiques chez les vieux est sans doute la plus fréquente, mais l'uréthro-cystite si commune chez eux suffit à elle seule, dans certains cas, à produire les abcès prostatiques. Elle peut directement se compliquer, comme toute inflammation de muqueuse, d'inflammation sous-jacente, à un certain moment et sous l'influence d'une poussée très aiguë par exemple ; elle peut aboutir au même résultat, tout en restant subaiguë ou chronique, en agissant alors par les ulcérations, par l'absorption directe des agents pyogènes, etc. Nous ne reviendrons pas sur ces faits que nous avons longuement étudiés à propos des abcès vésicaux proprement dits. Ce sont les mêmes conditions ici. Seulement il faut distinguer ici deux cas différents comme origine.

Tantôt c'est la vessie elle-même qui est le point de départ de l'abcès. Ce sont les ulcérations du trigone ou du bas fond par exemple qui ont servi d'amorce à des abcès sous muqueux d'abord, puis plus profonds et qui finalement, quoique partis de la vessie, ont envahi secondairement la prostate. Tantôt c'est la muqueuse prostatique elle-même qui a été le point de départ de l'abcès. Dans les cas un peu anciens de cystite chronique chez les vieux prostatiques, il est assez habituel de trouver la muqueuse uréthrale atteinte des mêmes lésions que la muqueuse vésicale. Les productions diverses, granulations, excroissances, que nous signalions dans les vieilles cystites et qui ont précisément pour siège électif la région du trigone, se prolongent très ordinairement dans la portion prostatique de l'urèthre. De même pour les ulcérations.

Dans ces conditions, la production d'abcès développés dans l'épaisseur de la prostate s'explique tout aussi bien que celle d'abcès vésicaux. Comme pour ces derniers du reste, on pourra avoir tous les degrés et toutes les formes. Tantôt ce sera un petit abcès sous muqueux, tantôt un abcès interstitiel plus ou moins volumineux, tantôt enfin on aura des suppurations péri-prostatiques par diffusion d'un abcès intra-prostatique, ou même primitives. Les abcès seront confluents ou isolés, etc. Nous n'insisterons pas sur ces caractères appartenant à la prostatite aiguë en général et que nous n'avons pas à retracer ici.

Qu'ils soient d'origine traumatique ou non, ce qu'il faut bien savoir c'est qu'à une certaine période de leur évolution les abcès prostatiques peuvent fort bien se confondre avec les abcès d'origine vésicale qui siègent au niveau du trigone et du bas fond. Nous ne disons pas se confondre comme symptômes, car souvent ils n'en possèdent pas de bien nets, ni les uns ni les autres, mais se confondre même à l'autopsie quand on a la pièce en main.

Nous avons pu distinguer, dans les deux abcès que nous rapportions plus haut, l'origine prostatique par les fausses routes reconnues; et dans les cas traumatiques analogues on pourra faire la différence ; mais en dehors de ces cas comment distinguer souvent dans une collection occupant à la fois la base de la vessie et la prostate, ce qui appartient à l'origine vésicale ou à l'origine prostatique ? Est-ce un abcès primitif de la prostate qui a fusé autour de la vessie ou même s'est ouvert dans elle comme J. L. Petit en a donné des exemples ? On n'y voit qu'un intérêt théorique d'ailleurs, car encore une fois les unes et les autres de ces suppurations passent ordinairement tout à fait inaperçues en clinique et le traitement, quand il est possible et que le diagnostic a été fait, est le même dans les deux cas ; mais il importait de faire cette remarque pour empêcher qu'on ne rapporte à la vessie trop aveuglément certains abcès périvésicaux de la région du plancher vésical.

2° Symptômes. — Tout ceci dit de leur origine, qui seule est bien particulière au sujet qui nous occupe, nous devons maintenant passer rapidement en revue les autres points de l'histoire clinique de ces abcès, car la plupart d'entre eux n'ont plus rien de bien spécial et rentrent dans l'étude générale des abcès de la prostate[1].

Le diagnostic de ces abcès est parfois très difficile. Ils

[1] V. Segond. Thèse Paris, 1880.

se présentent moins nets que chez l'adulte. Les causes en sont d'abord qu'ils n'offrent pas souvent la forme aiguë et extensive du *phlegmon prostatique* qu'on observe chez les blennorrhagiques par exemple. Ce sont généralement des abcès à marche plus froide, et beaucoup d'entre eux évoluent d'une façon plus ou moins latente et torpide ; on les a rencontrés par hasard à l'autopsie ou au cours d'une intervention[1]. En outre, et c'est peut-être là la véritable raison de leur dissimulation facile, ils sont trop aisément masqués derrière les symptômes de la dysurie proprement dite, derrière la rétention d'urine, la fièvre urinaire. Cette dernière couvre trop de choses peut-être, et certains malades sont emportés par des accidents de suppuration sur un point des voies urinaires qui sont qualifiés « d'empoisonnés par l'urine », parce qu'on ne sait pas, ou qu'on ne peut pas découvrir la cause précise de leurs accidents aigus. Chez un homme jeune, au contraire, le tableau clinique de la prostatite aiguë est bien plus net ; il se présente en relief, car tout l'intérêt est concentré là ; la vessie est saine ou n'est atteinte que momentanément, les reins sont sains, et les troubles de miction ne relèvent que de la lésion unique qui est en jeu. Prenons au contraire le vieux prostatique. Ici, la *fièvre* ne saurait donner de renseignements précis. Elle est souvent installée en permanence en dehors de toute complication.

La difficulté d'uriner, *les douleurs de miction* ne

[1] En dépouillant les observations authentiques de suppurations prostatiques chez les vieux, éparses çà et là dans la science, on voit que les formes à *phlegmon* proprement dites sont très rares chez eux ; leur formation n'a pas été bruyante en général ; leur évolution lente à se faire aussi. Civiale rapporte l'histoire d'un septuagénaire dont l'abcès mit *trois ans* à évoluer du côté de l'ouverture spontanée.

peuvent également rien apprendre puisqu'elles font partie de l'état ordinaire du malade.

Il en est encore de même du *ténesme ano-rectal,* très fréquent dans certaines hypertrophies prostatiques ou même au cours de certaines cystites (cystites du col disaient les anciens), et alors qu'il n'y a pas de prostatite aiguë du tout.

Pour le *toucher rectal,* même incertitude de renseignements. Qu'apprendra l'augmentation de volume d'un organe qui est précisément hypertrophié chez beaucoup de vieillards dysuriques ? La prostate sera très douloureuse dans le cas de phlegmon, dit-on, mais peut-on compter absolument sur un caractère aussi subjectif ? Même *l'écoulement de pus par la miction* ou par *la sonde* ne sera pas pathognomonique, puisque la cystite purulente peut fournir du pus presque pur et en grande quantité. Si l'abcès n'est pas gros du reste et qu'il se vide par l'urèthre, un peu de pus s'écoule et c'est tout ; l'abcès peut rester inaperçu. On voit combien sera difficile chez le vieux le diagnostic d'une suppuration prostatique qui ne sera pas très volumineuse ou très bien placée pour l'exploration.

Les seuls cas où le diagnostic sera possible sont en effet les suivants. Une circonstance favorable, c'est d'abord quand l'abcès sera périprostatique, soit que le pus né primitivement au milieu de la prostate soit arrivé à franchir la coque de tissus prostatiques qui l'entourait et se soit répandu autour d'elle, soit que le pus ait primitivement pris naissance autour de la glande sans que celle-ci elle-même soit abcédée *(phlegmon périprostatique d'emblée)*[1]. Il faut en outre que le pus col-

[1] C'est là encore une analogie de plus avec certains abcès vésicaux que nous

lecté siège en arrière (comme il arrive souvent du reste) entre le rectum et la vessie, pour être senti par le toucher rectal ou être trahi par une fistule rectale.

S'il se porte vers le périnée, lieu d'extension le plus commun après le précédent, il pourra encore être assez aisément rattaché à sa véritable origine, surtout pour un chirurgien prévenu de la migration fréquente de l'abcès prostatique de ce côté, et en s'aidant de commémoratifs.

S'il fuse, au contraire, vers des points d'ouverture exceptionnels, région inguinale, trou obturateur, ombilic, abdomen, etc., bien étudiés et classés dans la thèse de Segond, on se méprendra plus d'une fois sur le point de départ véritable de la suppuration. Peut-être, après l'ouverture de ces abcès sera-t-il plus aisé, avec un stylet, avec le doigt même, de découvrir de quel côté ils se dirigent et s'enfoncent; mais souvent encore on pourra errer. Enfin, comment reçonnaître l'origine et même l'existence d'une suppuration qui se sera ouverte dans la vessie par exemple ? et certains abcès prostatiques peuvent s'ouvrir directement dans le réservoir urinaire.

La condition d'un abcès périprostatique n'est pas cependant absolument nécessaire pour le diagnostic d'un abcès prostatique. Si l'abcès intra-prostatique est petit, il pourra, il est vrai, passer souvent inaperçu, soit qu'il reste enfoui et plus ou moins latent dans l'épaisseur de la glande, soit qu'il se vide du côté de l'urèthre, en donnant simplement un peu de pus et de sang qui peuvent se confondre avec les mêmes éléments contenus dans l'urine

avons vu s'établir d'emblée autour de la vessie, sans suppuration sous-muqueuse ou interstitielle préalable. De même que pour ces abcès périvésicaux, du reste, on invoque pour ces phlegmons périprostatiques différentes explications. La plus rationnelle pour rendre compte de ces suppurations à distance est l'assimilation à des lymphangites ou adénites suppurées.

de la cystite chronique et qui sont vite taris, du reste, quand l'abcès est petit. Mais s'il est volumineux et aboutit à la fonte de la majeure partie des tissus prostatiques, en ne laissant autour de lui qu'une coque mince de la glande, on arrive à sentir la fluctuation aussi bien que si le pus était tout à fait en dehors de la prostate.

De même, quand la suppuration prostatique ouverte du côté de l'urèthre, ce qui est son lieu d'ouverture habituel, a laissé de véritables *cavernes* dans l'épaisseur de la glande, où le pus et l'urine viennent se mélanger, on peut, par le doigt rectal, vider ces poches dans le canal et acquérir ainsi les renseignements les plus précieux sur leur existence, leur volume relatif, etc.

Dans quelques-uns de ces cas aussi, la sonde introduite par l'urèthre pourra s'engager dans l'orifice de communication uréthral de la poche et entrer ensuite dans cette dernière en laissant couler de l'urine purulente, alors même qu'on ne l'a pas poussée jusque dans la vessie. Ce sera là parfois une source de renseignements pour reconnaître un abcès vidé du côté de l'urèthre.

Enfin, il arrive aussi assez souvent que le passage de la sonde crève l'abcès prostatique non ouvert encore. C'est même là un accident que quelques auteurs ont voulu ériger en méthode thérapeutique réglée. L'écoulement de pus et de sang qui se fait alors par la sonde, joint à une détente dans l'état général du malade et à une amélioration de l'état local, au point de vue de la miction, de la douleur, etc., signalent assez nettement cette rupture d'un abcès de la glande.

II. Calculs prostatiques. — 1° ANATOMIE PATHO-

LOGIQUE. — *a). Calculs endo-prostatiques.* — Les calculs endo-prostatiques bien décrits par Ch. Robin, Thompson, sont *azotés* ou *phosphatiques.*

Les calculs *azotés* (sympexions) se rencontrent toujours chez le vieillard, et commencent à se former dès l'âge adulte, à partir duquel ils constituent un processus presque physiologique.

Leur volume est le plus souvent très petit, leur consistance dure, leur forme des plus irrégulières, leur couleur tantôt ambrée, tantôt verdâtre ou même noirâtre, leur nombre considérable ordinairement.

Au microscope, ils semblent formés de strates concentriques, rappelant la structure des grains d'amidon, et entourant un noyau plus foncé ; parfois il n'y a que le noyau pour ainsi dire, ou inversement il est très petit par rapport aux strates périphériques.

Ils sont formés d'une matière organique azotée sur laquelle on n'est pas encore bien fixé au point de vue de l'origine non plus. Launois les rattache à une évolution particulière des cellules épithéliales de la glande.

Les calculs *phosphatiques*, formés de phosphate de chaux pur, ou de phosphates et de carbonates, ou même d'oxalate de chaux et de phosphate ammoniaco-magnésien, sont de volume généralement plus gros que les précédents[1], moins consistants, de forme rugueuse ou

[1] Ici les auteurs ne sont pas du tout d'accord ; pour les uns les gros calculs qu'on a signalés parfois dans la prostate peuvent parfaitement dériver de ces calculs phosphatiques ; pour eux, on peut rencontrer des calculs de cette origine ayant les dimensions d'une noisette, d'une noix et plus, restant logés dans l'épaisseur de la prostate, entourés même d'une enveloppe ou faisant directement saillie du côté de l'urèthre. D'autres, au contraire, nient que de si gros calculs soient d'origine endo-prostatique. C'est l'opinion de Guyon en particulier (voir Legueu, *Ann. génito-urin.*, 1895). Il n'y a pas, pour Guyon, de vrais calculs de la *prostate* ; il n'y a que des calculs de la *portion prostatique* de l'urèthre.

lamellaire, de couleur brunâtre ; ils sont multiples ordinairement, parfois même très nombreux comme les précédents.

Marcet, cité par Civiale, en a trouvé plus de cent chez le même sujet, et Cruveilhier a cité un cas où le nombre des concrétions était si considérable qu'on ne put les compter.

Plusieurs opérateurs ont aussi rencontré de ces calculs endo-prostatiques et en grand nombre, en ouvrant des prostates abcédées ou fistuleuses, ou en faisant des tailles périnéales.

Les calculs que nous venons d'étudier en général ne sont pas très intéressants pour le sujet qui nous occupe. Les calculs azotés sont la règle chez les vieillards, mais leur importance clinique est nulle. Quant aux seconds, nous avons vu que beaucoup d'auteurs leur refusaient aussi le droit d'être volumineux. Ceux que nous allons maintenant passer en revue peuvent donner lieu à des troubles venant compliquer plus ou moins le tableau de la maladie urinaire et donner lieu à des erreurs de diagnostic.

b). Les calculs *extra-prostatiques* se forment sur place, *calculs autochtones* ; ou descendent de la vessie et des reins, *calculs exotiques* (Jullien).

Les premiers sont des concrétions phosphatiques que l'urine dépose sur place chez nos vieux, soit dans une ulcération de la muqueuse prostatique, une fausse route de la région, soit autour de la sonde laissée à demeure, soit même autour d'un calcul endo-prostatique affleurant l'urèthre. Peu à peu ils grossissent, quand ils ne sont pas évacués de bonne heure, et peuvent arriver à un volume parfois considérable. On en a vu de gros comme des amandes, des noix même. En se développant, ils se creusent une loge de plus en plus large dans le tissu prostatique et finissent par entrer dans l'épaisseur même des lobes, tout en continuant de faire saillie dans le canal uréthral par une de leurs faces.

Les seconds venus de la vessie ordinairement (fragments de calculs échappés à une lithotritie, concrétions phosphatiques arrêtées dans l'urèthre prostatique par une pointe, derrière une déviation du canal, etc., etc.), finissent comme les précédents par grossir s'ils ne sont pas rapidement balayés par l'urine et par se creuser une loge plus ou moins vaste dans l'épaisseur de la prostate (fig. 29) ; ou bien ils se trouvent à cheval pour ainsi dire sur le col, mi-partie dans la vessie, mi-partie dans l'urèthre.

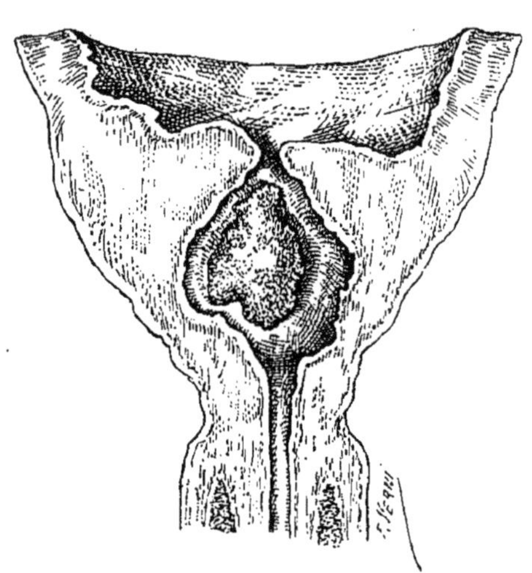

Fig. 29. — Calcul volumineux de la région prostatique chez un vieux de 66 ans. Il flotte, en grelot, dans une cavité anfractueuse creusée en plein tissu prostatique.

2° Symptômes et diagnostic. — La symptomatologie des *calculs endo-prostatiques* n'existe pas pour ainsi dire dans la variété endo-prostatique que nous avons vu exister comme pierres ténues et miliaires, encombrant les canaux glandulaires et les acini. Parfois cependant elles viennent s'accumuler sous la muqueuse uréthrale de préférence au niveau du verrumontanum, et peuvent se révéler à la sonde qui passe par une sensation de râpe fine dans la traversée prostatique. Les symptômes de *pesanteur périnéale, d'agacement* dans les parties profondes de périnée, etc.) signalés quelquefois n'ont pas de valeur et sont communs avec ceux de toutes les prostatites par exemple.

Les calculs *extra-prostatiques* peu volumineux ne se révèlent guère aussi que par les frottements produits au passage des instruments. Quand ils sont plus développés ils ont vraiment des symptômes spéciaux, tels que *douleurs* plus ou moins vives au moment de la miction ou après un exercice prolongé et violent, *hématuries, rétention incomplète* et difficulté de vider complètement la vessie. Malheureusement, d'une part ces signes sont communs avec les calculs vésicaux, qui assez souvent coïncident avec eux; et, d'autre part, chez nos malades ils existent souvent identiques rien que du fait de la maladie urinaire. C'est ainsi notamment que les hématuries, et surtout la dysurie, ne signifient plus grand'chose chez eux. Des douleurs vives et fixes du côté du périnée *avec irradiation rectale*, et aggravation nette à la suite de la fatigue, des secousses pourraient peut-être mettre sur la voie dans quelques cas, mais elles peuvent se retrouver aussi avec des caractères très similaires par le seul fait de l'hypertrophie.

L'*exploration par l'urèthre* fait souvent sentir le calcul, nous l'avons vu [1]. Mais s'il s'est enfoncé dans l'épaisseur de la prostate, dans une loge un peu loin du canal, l'instrument peut passer à côté de lui sans le toucher.

[1] Les anciens se servaient aussi, quand ils soupçonnaient l'existence de calculs prostatiques, de grosses bougies molles rapportant l'empreinte du calcul qu'elles avaient frôlé à leur passage. Ce moyen n'est plus guère usité aujourd'hui.

Chez l'homme jeune, *le toucher rectal* peut alors rendre des services. Avec le doigt rectal, on peut sentir une dureté spéciale « pierreuse » en un point de la glande, et surtout si le calcul, un peu volumineux, s'est porté du côté de la face postérieure de la glande. Mais chez des vieux à grosse prostate ce moyen lui-même devient bien incertain[1].

Les calculs prostatiques un peu volumineux finissent par déterminer autour d'eux de l'infection et de l'inflammation qui se traduisent par des abcès s'ouvrant soit dans l'urèthre, soit dans le rectum, soit même au périnée et laissant après eux des fistules persistantes tant que le calcul n'a pas disparu.

F. — Complications sur les urétères et le bassinet.

I. Anatomie pathologique. — Chez les vieux, les calices, le bassinet, les urétères participent au processus général de dégénérescence fibreuse. Leurs tuniques s'indurent, s'épaississent, se doublent d'une couche adipeuse d'épaisseur variable. En même temps leur cavité est souvent accrue, car la distension partie de la vessie remonte jusqu'à eux.

On peut voir ainsi les calices et le bassinet acquérant des dimensions insolites refouler excentriquement le parenchyme rénal lui-même, et contribuer encore, par la compression, à l'atrophie plus rapide des éléments nobles du rein.

[1] On a signalé aussi une *crépitation*, parfois très nette, qui se produit sous le doigt rectal, et qui est due à des calculs multiples, faisant cliquetis les uns contre les autres.

L'urétère dans certains cas, soit par épaississement de ses parois, soit par augmentation de son calibre, et ordinairement par les deux influences réunies, peut acquérir le volume du petit doigt, et roule dur et ferme sous la main qui l'explore.

L'accroissement de sa lumière explique bien, ainsi que le fait remarquer Guyon, pourquoi chez de tels sujets des calculs volumineux venant du rein peuvent traverser l'urétère sans réaction douloureuse, sans colique néphrétique. La destruction des fibres musculaires de la paroi qui empêche le spasme, agit encore pour produire le même résultat.

1° Urétérites. — *Les lésions inflammatoires* de l'urétère et du bassinet, ascendantes et d'origine vésicale, n'ont rien de particulier chez les vieux prostatiques rétentionnistes, ne diffèrent pas là de ce qu'elles sont chez tous les malades atteints de cystite chronique et d'infection ancienne des voies urinaires inférieures, quelle qu'en soit la cause, rétrécissement, calculs, etc. Hallé [1] les a remarquablement décrites, et c'est d'après lui surtout que nous allons en rappeler les principaux caractères anatomo-pathologiques.

Les urétères sont gros, parfois même très largement dilatés et peuvent atteindre le volume d'un doigt et même du pouce. Dans certains cas on a même pu les voir aussi gros qu'une anse intestinale (Maurice Pollosson).

La dilatation est uniforme à la partie moyenne du conduit, sinueuse et moniliforme, au contraire, à ses deux extrémités; parfois aussi l'urétère paraît tordu sur son grand axe, et prend un aspect spiroïde.

[1] Hallé, *Urétérites et pyélites*. Th. Paris, 1887, G. Steinheil, éditeur.

Les parois du canal uretéral sont plus ou moins épaissies ; la muqueuse est injectée et couverte d'arborisations vasculaires souvent même ecchymotiques, sa surface est recouverte d'un pus visqueux, glaireux.

Aux deux extrémités du conduit, à l'union de ce conduit au bassinet d'une part, à l'embouchure vésicale de l'autre, existent, saillants dans la lumière du canal, des replis valvulaires très prononcés. Ces replis peuvent être nombreux et séparés par des dilatations ampullaires intermédiaires.

Ils s'étagent alors dans les trois ou quatre derniers centimètres qui précèdent l'abouchement à la vessie ou au bassinet, formant ainsi, de concert avec des brides celluleuses tendues sur la surface externe de l'uretère et plus courtes que la paroi sous-jacente, les bosselures de l'uretère dilaté. Ces replis se voient aussi, mais beaucoup plus rarement dans la partie moyenne du canal.

A l'union même du bassinet et de l'uretère, le conduit se rétrécit notablement et forme même des coudures plus ou moins marquées à ce niveau.

L'embouchure vésicale est souvent normale et l'orifice vésical n'est pas dilaté, ni le trajet intra-pariétal de l'uretère non plus. Dans les cas de distension ancienne des voies urinaires cependant, l'orifice vésical est forcé, agrandi, et immédiatement derrière lui la dilatation de l'uretère commence dans l'épaisseur même de la paroi vésicale[1].

Autour de l'uretère anciennement enflammé se fait peu

[1] Englisch (Soc. imp. des médecins de Vienne, avril 1898) a communiqué l'observation d'un prostatique, chez lequel l'autopsie révéla une énorme dilatation du bassinet et de l'urétère droit, et l'extrémité vésicale de celui-ci formait une véritable poche sacciforme.

à peu un travail de *péri-urétérite*. Cette péri-urétérite est *fibreuse* ou *fibro-lipomateuse*. Elle augmente considérablement l'épaisseur des parois urétérales et le volume apparent du conduit. Elle immobilise même parfois l'uretère qui est comme plaqué contre la paroi postérieure de l'abdomen, au milieu de cette gangue qui l'entoure. C'est aussi cette péri-urétérite qui forme ces cordons cellulo-fibreux, dont nous parlions, tendus sur la face externe de l'uretère et qui, empêchant sa dilatation régulière, favorise la formation des bosselures échelonnées le long du conduit.

2° Pyélites. — Le *bassinet* est dilaté. Les parois apparaissent souvent minces et flasques à l'amphithéâtre quand elles ont été vidées du contenu qui les distendait. La muqueuse est ramollie, friable, vascularisée comme celle des uretères ; à sa surface s'étale un pus glaireux plus ou moins abondant.

La muqueuse du bassinet est même *ulcérée* par places, et dans certains cas tapissée de concrétions phosphatiques (lithiase secondaire des vieilles pyélites).

Les calices sont distendus aussi et communiquent largement avec le bassinet dilaté. L'aspect général du bassinet et des calices représente alors une poche amincie, bosselée même en certains points, et communiquant avec des logettes secondaires qui sont les calices transformés.

Dans les cas de pyélites avancées et anciennes, avec distension extrême de toutes les voies urinaires supérieures, la dilatation du bassinet et des calices peut être telle que la substance rénale atrophiée et refoulée excentriquement n'arrive plus qu'à former une très mince épaisseur à la périphérie de la poche volumineuse formée par le bassinet et les calices. Mais, quand on ouvre ces reins il est facile de reconnaître que la poche principale et les loges secondaires sont uniquement constituées par la dilatation progressive des cavités naturelles préformées (bassinet et calices), et nullement par les nouvelles loges creusées dans la substance rénale (Hallé). Celle-ci n'est pas détruite, elle est refoulée; c'est le contraire qui a lieu dans les cas de tuberculose par exemple.

Dans les vieilles pyélites on retrouve encore, autour du bassinet et des calices, cette production abondante de tissu fibreux ou fibro-adipeux que nous avons signalée déjà autour de tous les organes urinaires anciennement enflammés.

L'*uretéro-pyélite* est, dans les cas qui nous occupent, toujours d'origine *ascendante.*

Nous n'avons donc pas à différencier ici comme pour la néphrite, les formes ascendantes et descendantes de l'affection; l'uretéro-pyélite descendante, en effet, ne peut guère se concevoir que dans certains cas de tuberculose du rein, où le rein est primitivement frappé, et où les voies urinaires s'infectent secondairement par les produits venus du rein.

II. **Symptomatologie.** — La période où la cystite chronique commence à se compliquer de lésions ascendantes du côté de l'urétère et du bassinet, est absolument insaisissable en clinique.

L'inflammation et la distension ne viennent pas se fixer brusquement, en effet, sur les voies urinaires supérieures, elles ne dépassent la vessie que lentement, progressivement.

Longtemps même après que les lésions se sont fixées sur les organes en question, les signes cliniques ne varient pas ; le trouble des urines, les accidents d'intoxication urinaire, etc., etc., restent les mêmes que lorsque tout se passait encore dans la cavité vésicale. Et ce n'est souvent que lorsque les désordres sont déjà très étendus, qu'apparaissent quelques signes nouveaux, ou simplement l'accentuation de signes déjà existants, que le praticien doit savoir interpréter.

C'est d'abord *la constance et l'abondance de la pyurie.* Quel que soit le traitement employé, tous les jours, à chaque miction même, la quantité de pus est abondante dans l'urine ; et comme les deux côtés sont toujours envahis ici avec une simple différence de degré, on n'observe guère, chez les vieux catharreux que nous étudions, ces intermittences dans l'émission du pus qu'on note pour d'autres cas de pyélite ou de pyonéphrose, où *la lésion est unilatérale*, et où, de temps à autre, la rétention purulente se faisant du côté malade, le côté sain seul fonctionne et donne passage à des urines claires pendant un certain temps.

Ici, dans les cas assez rares du reste où l'urétéro-pyélite s'est compliquée d'une véritable rétention purulente du rein (pyonéphrose vraie), les urines ne changent guère de caractère à cause de la bilatéralité des lésions ascendantes, et aussi de l'abondance de la suppuration dûe à la seule cystite.

Il ne faut donc pas s'attendre à rencontrer ici, même quand il y a pyonéphrose vraie, les crises assez nettes de rétention et d'évacuation purulentes qu'on observe chez d'autres malades. Il peut bien y avoir, à certains moments, des décharges plus abondantes de pus, ou des douleurs plus vives le long des urétères et dans les reins ; mais ces phénomènes se détachent beaucoup moins vigoureusement que chez d'autres urinaires, pour la raison que nous avons indiquée[1].

L'aspect du pus n'a rien de bien spécial : il est comme celui du catarrhe vésical lui-même. On peut, dit-on, y retrouver, ainsi que dans les sédiments de l'urine, des cellules du bassinet et des calices du rein ; mais on peut aussi constater ces éléments en dehors de l'uretéro-pyélite confirmée et, en tous cas, ils sont incapables de fournir des renseignements précis sur le degré des lésions ascendantes.

La palpation des uretères ne donne pas de renseignements bien positifs, quand l'uretère n'est pas très volumineux, très dilaté, et surtout quand il n'y a pas autour de lui de péri-urétérite épaisse qui le fait reconnaître aux doigts explorateurs et jalonne son trajet.

Elle peut être faite de différentes façons suivant les régions que traverse l'uretère. Et d'abord, la partie inférieure du conduit peut être explorée par *le toucher rectal*. Il est inutile, pour cet examen, que la vessie ait été au préalable distendue par un liquide ou l'urine.

En enfonçant un peu profondément le doigt rectal (au besoin en se servant de deux doigts pour faire ce toucher) on peut atteindre la dernière portion du conduit uretéral et la suivre tout le long de la partie interne des vésicules séminales et jusqu'à la base de celles-ci. Si le conduit est gros, bosselé, et surtout induré par de la péri-urétérite, on le sent rouler assez nettement sous le doigt.

[1] C'est ainsi encore que les malades dont nous nous occupons ici n'ont pas, ou n'ont que très rarement du moins, ces accès de *coliques urétérales* que présentent des sujets plus jeunes et qui accompagnent les décharges purulentes du rein sur les voies urinaires inférieures. Nous avons vu pourquoi plus haut.

Le *palper abdominal* de l'uretère est souvent pratique chez les sujets maigres et à paroi abdominale dépressible; quand l'uretère est distendu, dur et épaissi, on peut arriver à le sentir sous forme d'un cordon fibreux plus ou moins gros, plus ou moins sinueux même. L'uretère sain et normal ne peut pas être senti, si ce n'est par des virtuoses.

On se souviendra, pour effectuer utilement ce palper, que le conduit est à son origine situé à quatre centimètres en dehors de la ligne médiane. Au moment où il entre dans le bassin, il se rapproche de cette ligne médiane et n'en est plus distant que de trois centimètres. Enfin, quand il arrive au détroit supérieur, il s'écarte de nouveau en dehors pour aller chercher la vessie.

Le sujet sera couché sur le dos, dans l'état de résolution le plus complet. Le chirurgien, avec le bout des doigts, déprimera doucement la paroi abdominale sur une ligne verticale en dehors du bord externe du grand droit, puis *il ira de suite reconnaître le conduit à l'endroit où il est le plus accessible, c'est-à-dire vers le détroit supérieur* qui forme un plan osseux, rigide, sur lequel on peut faire rouler l'uretère. De là, il remontera vers le rein en suivant le conduit. A droite, les doigts explorateurs passent, pour arriver jusqu'à l'uretère, entre le cœcum et l'intestin grêle ; à gauche, entre l'S iliaque et l'intestin grêle.

L'uretère peut encore être exploré au niveau de son embouchure vésicale *par la cystoscopie*. Une fois l'orifice uretéro-vésical trouvé on ne se contente pas de voir si l'urine qui s'écoule par lui est claire ou purulente, on fait le cathétérisme du conduit (cathétérisme cystoscopique des uretères). Albarran, au dernier congrès international de Moscou[1] a montré les perfectionnements qu'il avait apportés à l'instrumentation et à la technique du cathétérisme cystoscopique, et il faut espérer que cette méthode d'exploration deviendra désormais pratique, ce qu'elle n'avait pas été jusqu'ici, au moins chez l'homme.

G. — Complications sur les reins.

I. **Anatomie pathologique.** — Le rein des vieillards, en général, est plus petit que celui de l'adulte ; il semble ramassé, « contracté ». Cette diminution de volume tient à la sclérose qui envahit progressivement l'organe. Qu'elle soit secondaire et ait pour point de départ le système vasculaire du rein, vaisseaux ordinaires et glomérules, ou le système urinifère, les tubes urinaires eux-mêmes, ou bien, au contraire, comme le veulent d'autres théories, qu'elle soit primitive et frappe d'emblée le tissu conjonctif interstitiel du rein, la sclérose suit la même marche et aboutit plus ou moins tôt aux mêmes résultats.

Sur une coupe qui partage le rein sénile en deux moitiés, on voit une atrophie plus ou moins marquée de la substance corticale qui, dans certains cas, disparaît au point que la base des pyramides arrive à toucher presque la surface du rein. Les colonnes de Bertin sont envahies elles-mêmes par des bandes fibreuses régulières ou interrompues çà et là par des amas graisseux. Dans les cas plus avancés, la substance médullaire jusqu'alors restée intacte au milieu de la sclérose ambiante finit par être

[1] Août 1897.

étouffée au milieu d'elle. Elle s'atrophie, les pyramides perdent leur forme et leur disposition régulière, elles se laissent pénétrer par la dégénérescence fibro-graisseuse et en certains points il n'en persiste plus que des débris.

Le rein du vieillard peut être atteint par deux variétés de néphrites : 1° la *néphrite scléreuse* non infectieuse ; 2° la *néphrite infectieuse*.

1° Néphrite scléreuse non infectieuse. — De l'état sénile du rein dont nous venons de parler à la néphrite scléreuse il n'y a qu'un pas et même l'état en question n'est pas autre chose alors que le début, le premier degré, de la néphrite scléreuse véritable.

Cette néphrite scléreuse, complication locale de l'artério-sclérose généralisée du vieillard, peut donc évoluer en dehors de toute lésion inflammatoire ou de tout obstacle du côté des voies urinaires inférieures. Mais il n'en est pas moins vrai que l'existence de ces lésions favorise et hâte considérablement son développement.

L'obstacle au cours de l'urine, notamment en dehors de toute infection générale ou partie de la vessie, la *rétention aseptique*, en un mot, peut produire par elle-même, au bout d'un temps plus ou moins long, des lésions de tissu sur le rein.

Ce fait, vérifié dans quelques cas cliniques, est réalisé expérimentalement par les ligatures incomplètes de l'uretère. A la dilatation progressive et ascendante des urétères du bassinet et des calices, s'ajoute peu à peu l'envahissement fibreux du rein qui conduit à l'atrophie de son parenchyme.

2° Néphrite infectieuse. — Quant à la néphrite infectieuse, elle est, chez le prostatique comme chez tous les autres malades, le résultat d'une infection qui reconnaît un double mécanisme suivant les cas. Ou bien cette infection vient des voies urinaires inférieures, part de la vessie ou de l'urèthre et remonte par l'urétère jusqu'au bassinet (néphrite ascendante) ; ou bien elle arrive au rein par la voie de la circulation générale ; les colonies microbiennes, comme on disait autrefois, les poisons solubles, comme on a dit plus tard, les agents infectieux, comme on pourrait dire pour ne rien préjuger, viennent s'arrêter dans le rein et l'infecter, apportés par le sang qui traverse l'organe (néphrite descendante).

Voilà du moins le double mode d'infection classiquement admis ; et sans doute l'infection est possible par ces deux voies ; mais il ne faut pas faire une distinction aussi tranchée en pratique. Dans beaucoup de cas, les deux infections s'associent. C'est ainsi que sur un organisme infecté depuis un certain temps déjà, il n'est pas douteux que l'infection est aussi bien générale que localisée aux voies urinaires, et alors les deux modes ascendant ou descendant se combinent toujours.

Il est bien difficile, du reste, de faire la part exacte de l'influence qu'ont chacun de ces deux modes, suivant les cas particuliers. Il y a des cas qui ne peuvent, sans doute, s'expliquer que par infection descendante, mais nous pensons que dans le plus grand nombre, c'est l'infection ascendante qui joue certainement le principal rôle. Les désordres échelonnés sans interruption tout le long des voies urinaires supérieures à partir de la vessie et jusqu'au parenchyme rénal lui-même (urétérite et pyélite), sont bien la preuve objective de l'action ascendante.

La néphrite infectieuse peut aboutir simplement à de la sclérose, ou bien elle mène à la suppuration. Il y a donc : *a)* une néphrite infectieuse, scléreuse ; *b)* une néphrite infectieuse suppurée.

a) La néphrite scléreuse secondaire à l'infection, une fois bien établie, se caractérise par les lésions anatomiques suivantes dont Albarran[1] a donné une bonne description macroscopique et histologique. Le rein prend une surface extérieure bosselée ; les bosselures séparées par des sillons profonds parfois divisent le rein en plusieurs lobes, subdivisés eux-mêmes en lobulations plus petites. Çà et là disséminés sur la surface de l'organe, on note de petits kystes transparents dont les plus gros sont comme un pois.

La capsule de l'organe est mince, mais ferme et se détache facilement du parenchyme sous-jacent. La capsule graisseuse est devenue dense, serrée (péri-néphrite scléreuse) ; parfois, au contraire, elle est envahie par une infiltration graisseuse énorme (périnéphrite graisseuse, lipomatose péri-rénale), mais c'est plutôt dans les néphrites suppurées que s'observe cette lipomatose.

Aux coupes histologiques de ces reins, on retrouve également la sclérose ; sclérose qui paraît débuter par la couche médullaire entre les pyramides, et qui se propage secondairement à la couche corticale et enserre les tubes et les glomérules.

Dans les cas avancés de sclérose rénale, les *tubes* s'aplatissent de plus en plus, leur épithélium dégénère, et ils finissent par disparaître. Au-dessus de certains points rétrécis par la sclérose, des dilatations se produisent devenant le point de départ des petites formations kystiques qu'on voit çà et là à la surface du rein. De

[1] Albarran, *Rein des urinaires*. Th. Paris, 1889, G. Steinheil, éditeur.

même que les tubes, les *glomérules* sont envahis par le tissu fibreux, ils deviennent de véritables boules fibreuses; certains d'entr'eux peuvent subir aussi une transformation kystique.

Albarran a insisté sur la *très inégale répartition* des lésions. Certaines portions très voisines d'une zone de sclérose avancée sont au contraire le siège d'une véritable hypertrophie compensatrice (portant à la fois sur le glomérule et sur l'épithélium des tubes).

b) Dans les *néphrites suppurées* on trouve parfois des reins ayant l'aspect extérieur du gros rein blanc ; mais le plus souvent, chez le prostatique, ils restent plutôt petits à cause de la sclérose dont ils étaient déjà frappés antérieurement aux abcès.

La surface du rein montre quelquefois des petits abcès miliaires ou du volume d'un petit pois ; plus rarement elle est interrompue par de grosses cavités purulentes ouvertes même dans le tissu périrénal .Mais, c'est qu'alors il y a eu plutôt une véritable *pyonéphrose*, compliquée ou non de périnéphrite suppurée.

Dans la *néphrite rayonnante* les pyramides parcourues par des stries de couleur grise, se détachent sur un fond rouge foncé ; de même dans la substance corticale.

Quelques-unes de ces stries ont la forme d'un coin à base périphérique, base correspondant aux abcès miliaires de la surface.

En plus des stries purulentes on note aussi des ecchymoses rayonnées.

Dans la *néphrite diffuse* infiltrée, le rein a une couleur rouge sombre, plus intense dans la substance corticale; sur ce fond taches marbrées grises. On note en différents points de petits abcès.

L'épithélium de la couche médullaire considérablement proliféré, dilate et remplit les tubes urinaires. L'épithélium de la couche corticale subit des lésions de dégénérescence.

La suppuration se diffuse dans les bandes fasciculaires de la sclérose, s'infiltre à distance entre les éléments encore conservés du rein ; ou bien elle se fait par petits foyers circonscrits autour des canalicules et des glomérules surtout ; les foyers périvasculaires sont les plus rares (Albarran).

Les véritables *pyonéphroses*, les reins à vastes cavités, formant de grosses poches multiloculaires sont rares chez les prostatiques.

La *périnéphrite suppurée* se voit au contraire. Mais elle est très rarement consécutive à l'ouverture directe d'un foyer suppuré du rein dans l'atmosphère périrénale, un foyer un peu gros, entendons-nous, et dont on retrouve trace à la surface du rein ; elle succède plutôt, soit à la rupture d'un tout petit abcès superficiel qui ne laisse plus de marque apparente après lui et qu'on ne peut guère retrouver à l'autopsie, par exemple ; soit encore mieux à l'inoculation indirecte de la loge rénale par les agents infectieux sortis du rein par la voie lymphatique.

La *néphrite descendante non suppurée* se caractérise d'une part par des phénomènes congestifs intenses, ou même des hémorrhagies véritables, d'autre part par une action inflammatoire plus ou moins vive sur l'épithélium des tubes et des glomérules.

La congestion produit parfois de véritables ecchymoses sous-capsulaires. Les hémorrhagies siègent surtout dans la substance corticale ; le sang s'infiltre sous la capsule glomérulaire entre les tubes ou pénètre dans leur intérieur. Ces formes hémorrhagiques sont particulièrement fréquentes chez les *sclérosés*, chez nos malades par conséquent.

Les lésions inflammatoires prédominent dans la substance corticale. L'épithélium des tubes contournés est trouble, les cellules sont devenues granuleuses, le noyau indistinct. Les glomérules sont enflammés eux aussi ; le bouquet vasculaire est entouré de nombreuses cellules embryonnaires qui forment aussi des amas sous la capsule du glomérule, et même, dans les cas les plus aigus, en dehors du glomérule et autour de lui.

Dans *les formes suppurées de la néphrite descendante* des foyers purulents se forment autour des embolies microbiennes aussi bien dans la substance médullaire que dans la substance corticale ; c'est cependant dans celles-ci qu'ils sont généralement le plus nombreux, et ils prennent volontiers là une forme pyramidale à base tournée vers la périphérie (Albarran).

II. Symptomatologie. — Quand le rein est atteint de néphrite, les urines prennent l'aspect caractéristique décrit par M. Guyon sous le nom « d'urines rénales ». Mises dans des verres, et abandonnées au repos, *elles ne s'éclaircissent pas complètement par ce repos,* même au bout d'un très long temps, ni *même par la filtration*, comme le font les urines venues claires des reins et chargées secondairement de pus, dans la vessie par exemple. Elles gardent toujours, une fois le gros dépôt tombé au fond du verre, un aspect lactescent « comme du sirop d'orgeat très étendu d'eau ». C'est à leur origine, au niveau même du filtre rénal, qu'elles ont été troubles et elles gardent ce caractère initial. Elles sont en outre peu foncées en couleur, pâles plutôt[1], ce qui tient en partie à leur pauvreté en principes excrémentitiels ; ce sont, du reste, des urines d'un rein sclérosé, atteint de néphrite interstitielle et infecté en outre par voie ascendante.

La polyurie est un symptôme caractéristique de l'irritation rénale. Mais elle peut être simplement sous la dépendance d'une congestion temporaire ; elle ne traduit pas fatalement des lésions définitives du rein. Quand elle s'accompagne des urines dont nous venons de parler (*polyurie trouble*), elle prend alors une valeur séméiologique de premier ordre. On peut alors voir des malades rendre en 24 heures, 3, 4 et même 5 litres de cette urine pâle et laiteuse dont nous parlions.

La douleur rénale spontanée a de l'importance. Fixée toujours aux mêmes points, revenant souvent avec ténacité, elle doit faire craindre la complication rénale. Généralement elle n'est pas très aiguë ; elle est sourde, profonde, à caractère gravatif ; les malades la comparent volontiers à « une barre », à « un point », situé dans le fond de l'espace inter-ilio-costal. Cette douleur est variable d'intensité avec les circonstances. La fatigue, le refroidissement, les explorations des voies urinaires l'aggravent.

La douleur rénale à la pression est également importante à noter ; elle a cependant moins de valeur que la douleur spontanée fixe et durable ; la palpation du rein faite en effet sur certains sujets contractés, ou par des

[1] Ce caractère est, chez nos malades, masqué par l'abondance du pus venu de la vessie ou des uretères, et n'apparaît bien nettement que lorsque le dépôt a eu le temps de s'effectuer au fond du verre.

mains peu exercées, peut éveiller de la douleur par compression de tout autre organe que le rein. Toutefois, si on trouve le rein nettement sensible à la pression c'est un indice précieux.

La palpation méthodique des reins (procédé classique de Guyon, ou celui de Glénard) ne donne guère de renseignements utiles, que si le rein est notablement augmenté de volume, dans les cas de distension considérable du bassinet ou des calices, surtout dans les cas de pyonéphrose véritable.

Nous avons déjà dit que les cas de pyonéphrose volumineuse étaient rares chez les prostatiques, les grosses tumeurs dues à la pyonéphrose étant plutôt le fait des dégénérescences tuberculeuses du rein ou des oblitérations calculeuses.

L'examen microscopique de l'urine peut évidemment donner des renseignements intéressants pour la recherche de la complication rénale. Si elle montre beaucoup de *cellules du parenchyme rénal* ou leurs débris, dans les sédiments urinaires ; si elle décèle surtout des *cylindres* en assez grande quantité, on aura de bonnes présomptions en faveur d'une lésion matérielle du rein. Il faut savoir cependant que l'examen des débris épithéliaux examinés, ne peut donner matière à des conclusions trop précises. Les différents épithéliums qui s'échelonnent tout le long des voies urinaires, à partir de la vessie, jusqu'aux canaux collecteurs (épithéliums pavimenteux, cylindriques, ou de transition, suivant les conduits examinés), ne peuvent pas toujours être nettement différenciés dans les sédiments où ils sont mélangés et déformés. On ne peut guère être affirmatif pour une lésion rénale, que lorsque les débris épithéliaux reproduisent le moule des canaux

Enfin, dans beaucoup de cas, le microscope ne permet de faire aucune distinction : c'est lorsque la fermentation ammoniacale a envahi l'urine et que ce sédiment est transformé en une masse visqueuse, en une glaire purulente où toute trace de tissus organisés a disparu.

Mais c'est surtout *l'analyse chimique de l'urine* qui donnera les bons renseignements en l'espèce. Non pas par la découverte ni même le dosage de *l'albumine* qu'on trouvera, car l'énorme quantité de pus sécrété tout le long des voies urinaires masque à ce point de vue l'albumine qui pourrait venir du rein lui-même ; mais par la faible proportion trouvée de certains éléments, l'urée en particulier. L'urée peut tomber au chiffre de 10, 8, 6 grammes seulement par 24 heures.

Enfin, c'est surtout lorsque la néphrite est créée que l'on observe tous les symptômes *d'empoisonnement par l'urine* que nous avons longuement décrits déjà, et qui apparaissent alors dans toute leur force et leur gravité (troubles digestifs, accidents fébriles, etc., etc.).

La néphrite ascendante ne débute point de façon aiguë chez les prostatiques. Comme les lésions ascendantes de l'urétère et du bassinet, elle s'installe lentement, sournoisement et prend des allures *chroniques d'emblée* pour ainsi dire.

La variété descendante peut revêtir une forme aiguë, qui surprend un malade en bon état encore, avec peu ou pas de cystite, sans purulence des urines encore. C'est alors une sorte de *néphrite médicale,* par opposition à la première, qui est une *néphrite chirurgicale.* La néphrite descendante est donc plus bruyante que l'autre, ressort davantage au point de vue symptomatique, puisque le tableau clinique qui l'environne est beaucoup moins compliqué que dans l'autre cas, et par conséquent plus facile à reconnaître dès son apparition. Elle est du reste bien plus rare que la seconde.

H. — Complications sur les testicules. — Orchite des prostatiques.

Les testicules des prostatiques qu'on est obligé de sonder se prennent parfois d'une inflammation plus ou moins vive. L'orchite des vieux prostatiques s'observe surtout dans les cas où on a été obligé d'employer la sonde à demeure pendant un assez long temps. Pilven[1] donne la proportion suivante pour fréquence de l'orchite après passage d'instruments chez les différents urinaires : 1 fois sur 15 pour les calculeux, 1 fois sur 10 chez les prostatiques, 1 fois sur 25 chez les rétrécis.

Cette orchite est ordinairement consécutive, en réalité, a une uréthrite développée sous l'influence du cathétérisme ; elle n'est pas différente alors comme mécanisme de l'orchite consécutive à la blennorrhagie et se fait comme elle, soit par propagation directe de l'inflammation uréthrale à l'épididyme par le canal déférent pour les uns, soit par une lymphangite funiculaire descendant jusqu'au testicule pour les autres.

Dans quelques cas, où le cathétérisme ne paraît pas la cause bien nette de l'orchite, soit que celle-ci ait apparu très peu de temps après son emploi, soit qu'il n'y ait pas eu d'uréthrite cathétérienne à proprement parler, l'origine par l'uréthrite ne peut guère être invoquée. On a

[1] Pilven, *Orchites consécutives au passage d'instruments par l'urèthre*. Th. Paris, 1894.

alors mis en cause la prostate elle-même [1]. Cette glande infectée pour une cause ou pour une autre, parfois même suppurée par places dans des conditions que nous avons étudiées au chapitre des abcès de la prostate [2], déverse ses produits infectés au voisinage de l'embouchure des canaux éjaculateurs et ceux-ci les transmettent aux glandes génitales.

Enfin, il est des cas particulièrement graves d'ailleurs, que nous étudierons plus loin, où l'orchite ne semble pas devoir relever d'une autre origine que d'une infection généralisée dont elle n'est alors qu'un phénomène localisé.

L'orchite des prostatiques débute de façon assez variable suivant les cas et suivant les origines.

Parfois, comme il arrive après un cathétérisme maladroit ou brutal par exemple, elle a un début brusque, aigu, avec douleur intense, gonflement considérable, infiltration œdémateuse des bourses même. Mais généralement, l'invasion du testicule est plus torpide, moins aiguë. La région inguinale devient peu à peu pesante pour le malade, et si on l'examine à ce moment, on trouve seulement un peu de tuméfaction du cordon et de l'épididyme sans réaction locale bien accusée. La pression même n'est pas très douloureuse à leur niveau comme

[1] V. Lozé, Th. Paris, 1897 ; Guépin et Lozé, *Gaz. des Hôpitaux* et *Revue générale*, 19 février 1898.

[2] Sans parler des véritables *abcès* de la prostate, il faut savoir que la prostatite chronique, la prostatite simplement *catarrhale* n'est pas rare chez nos vieux ; soit qu'elle représente le reliquat d'anciennes prostatites blennorrhagiques par exemple, soit que la prostate ait été inoculée par des sondes malpropres, soit encore que les urines purulentes de la vessie soient venues infecter les canaux prostatiques à leur embouchure dans l'urèthre. Cette prostatite chronique passe inaperçue en clinique, masquée qu'elle est par les signes de l'hypertrophie et de la cystite chronique ; mais souvent l'explorateur à boule ramène, chez nos malades, du muco-pus à son passage au niveau de la prostate, et l'urine du premier jet balaie des grumeaux et des filaments venus de l'urèthre prostatique.

dans la forme aiguë. Puis, peu à peu, le gonflement se dessine, la bourse s'empâte de plus en plus, en même temps que la vaginale se distend par du liquide qui persistera ensuite longtemps après disparition de la poussée épididymo-testiculaire.

On a noté que dans ces orchites, à l'inverse de ce qui se passe pour l'orchite blennorrhagique, le testicule était ordinairement envahi tout aussi bien que l'épididyme. Il est gros, douloureux, et surtout il devient parfois le siège de véritables abcès, comme on en a rapporté des exemples. Ces abcès sont aigus ou chroniques. La glande peut être rapidement détruite par la suppuration avec les caractères cliniques du phlegmon ; ou bien des foyers se forment çà et là dans le testicule, et s'ouvrent plus ou moins tard ou même peuvent rester longtemps cachés, comme enkystés[1].

La façon dont évolue l'orchite des vieux prostatiques est très variable aussi suivant les sujets.

Tantôt (forme bénigne) l'affection marche de façon assez aigüe, mais franche aussi, à la façon de l'orchite blennorrhagique des sujets jeunes et vigoureux ; après un ou deux septenaires, l'orchite se termine par résolution, laissant seulement comme traces de son passage un peu d'hydrocèle vaginale. C'est l'orchite des prostatiques pas encore cachectiques et pas infectés profondément.

Tantôt (forme commune) la complication testiculaire se caractérise par une évolution plutôt subaiguë, mais beaucoup plus lente que dans la forme précédente et,

[1] Dans une pièce de Laugier, on voyait dans le testicule quatre ou cinq excavations, dont la plus grande pouvait loger un gros pois, séparées par des intervalles de parenchyme normal. Ces excavations creusées dans le parenchyme renfermaient du pus concrété.

surtout par le défaut de résolution franche, celle-ci traîne indéfiniment, ou si elle se fait elle ne dure pas et des rechutes sont fréquentes. C'est *l'épididymo-orchite à répétition*, et dont les poussées successives se succèdent sans causes nouvelles ou à l'occasion de la moindre intervention sur le canal. C'est dans ces cas qu'on peut avoir aussi des abcès véritables du testicule, surtout quand l'organe a déjà été le siège d'inflammations multiples. C'est la forme qu'on observe de préférence chez les prostatiques voués à la vie cathétérienne depuis quelque temps déjà, et dont le sang charrie partout, et en assez grande quantité, les agents pyogènes recueillis dans les voies urinaires chroniquement infectées [1].

Tantôt enfin (forme grave) l'orchite s'accompagne de phénomènes généraux très alarmants, avec de la fièvre, de l'adynamie. Des abcès étendus vident complètement le testicule, et la mort survient plus ou moins vite. Mais alors la complication testiculaire passe vraiment au second plan, devant l'intensité des autres phénomènes, car ces formes qui surviennent chez les sujets gravement infectés ne sont qu'une epiphénomène de l'empoisonnement généralisé.

I. — Complications sur les vésicules séminales.

L'état des vésicules séminales chez le vieillard est un point encore obscur de la pathologie.

Les traités d'anatomie classique semblent peut-être consacrer une erreur à ce sujet.

[1] Il serait intéressant à ce point de vue de rechercher soigneusement le contenu microbien de ces abcès testiculaires. Nous ne sachons pas que cette étude ait été faite.

Pour Cruveilhier, les vésicules séminales sont beaucoup plus développées chez l'adulte que chez l'enfant et le vieillard. Cette opinion est reproduite, accentuée même par Testut, qui dit ; « Le réservoir spermatique diminue de volume chez le vieillard[1] ».

Nous avons examiné, à l'amphithéâtre, un très grand nombre de vésicules séminales, et, sans vouloir être trop affirmatif, nous serions enclin à émettre une opinion inverse. Les vésicules séminales des vieux nous ont semblé toujours aussi développées que celles des jeunes sujets ; et chez les vieux, porteurs de grosses prostates, ces vésicules, sont au contraire, sensiblement plus grosses que celles des jeunes.

Duplay avait fait déjà des recherches analogues[2], sur des vieillards de Bicêtre. Chez plusieurs d'entre eux, il avait observé une hypertrophie notable des vésicules devenues plus dures en même temps, une sorte d'induration hypertrophique en un mot ; et pour cet auteur, cette induration coïncidant avec des lésions analogues du côté du tissu conjonctif qui entoure le bas-fond vésical, est d'origine inflammatoire[3].

Il faut du reste s'entendre sur la signification exacte de ce qu'on appelle « volume » de la vésicule. La vésicule peut être plus grosse de deux façons différentes : soit par hypertrophie de ses parois, soit par ampliation de sa cavité. Or, il nous a semblé que la vésicule des vieux prostatiques subissait une augmentation de volume de par cette double raison.

1 Voir aussi l'excellente thèse de Guelliot, *Des vésicules séminales*, Paris 1882.

2 Duplay, *Archives générales de médecine*, t. VI, 1855.

3 Il est vrai que, d'autre part, Duplay et après lui Godard ont signalé au contraire le *ratatinement* et l'*atrophie* des vésicules chez certains sujets âgés. Mais ces faits semblent l'exception.

L'induration hypertrophique des parois peut bien appartenir en propre à la paroi vésiculaire, comme l'a signalé Duplay ; mais le plus souvent, elle est doublée d'une périvésiculite absolument analogue à la péricystite scléreuse que nous avons étudiée, et qui prolonge cette dernière autour des vésicules, autour de l'extrémité inférieure des conduits urétéraux eux-mêmes. Cette périvésiculite n'est pas forcément du reste la continuation et la dépendance de la péricystite du bas-fond et de la face postérieure de la vessie ; elle traduit aussi à l'extérieur, dans certains cas, l'inflammation chronique des cavités vésiculaires.

Ces cavités vésiculaires, en dehors de toute inflammation, nous ont apparu *dilatées* chez le vieillard prostatique ; mais pour bien voir ces particularités, il faut fendre la vésicule. Si on se borne, en effet, à examiner son aspect extérieur, elle paraît moins bosselée qu'à l'état normal, plus unie, ce qui pourrait laisser croire que les culs-de-sac ampullaires se sont atrophiés, ont disparu, alors, au contraire, qu'ils se sont dilatés, agrandis, et plus ou moins fusionnés en certains points.

Chez certains sujets même, nous avons trouvé des vésicules sous forme de grandes poches aplaties à paroi peu épaisses, contenant peu de liquide, et de consistance flasque. C'est peut-être cette flaccidité qui a pu faire croire à la diminution de volume des vésicules séniles comparées aux vésicules des jeunes qui sont plus fermes, plus pleines, plus arrondies. Mais si on ouvre celles qui ne sont pas envahies par une sclérose trop intense et trop étendue, on s'aperçoit vite que les cavités intra-vésiculaires sont très spacieuses.

Dans les vésicules séminales étouffées par une périvésiculite trop intense et pénétrées par l'élément fibreux devenu prédominant, le volume extérieur de l'organe peut encore rester très considérable et cependant les cavités intérieures disparaître.

On trouve alors à la coupe du réservoir, çà et là, des cellules irrégulièrement distribuées, dont quelques-unes peuvent se séparer tout à fait du tube dont elles émanent, se fermer et devenir peut-être l'origine de kystes. Ce sont d'anciennes ampoules noyées, et comme perdues au milieu de la sclérose pariétale ou générale de l'organe, et qui rappellent les petites cellules vésicales qu'on trouve ainsi enfouies dans la péricystite scléreuse des vieilles vessies enflammées. C'est probablement ainsi que se développent certains kystes qui finissent par envahir une bonne partie ou la totalité des vésicules. Kocher, Ralp ont cité de ces cas.

Chez certains prostatiques on observe des lésions suppurées franches de ces réservoirs.

Civiale avait déjà remarqué, au cours d'autopsies de sujets morts de rétention d'urine, la dilatation considérable qu'offraient les orifiees des conduits éjaculateurs et la quantité de matière purulente que ces canaux fournissaient quand on venait à comprimer les vésicules séminales.

La suppuration de la vésicule sous forme *d'abcès vésiculaire collecté* paraît très rare chez nos malades, tout au moins ceux qui sont en dehors de la gonorrhée et de la tuberculose. Nous n'avons, pour notre part, jamais trouvé pareille lésion dans nos recherches cadavériques, même au voisinage de foyers de suppuration prostatique, même en coïncidence avec les catarrhes de la vessie les plus anciens et les mieux accusés.

La suppuration du canal éjaculateur et la transformation purulente du liquide des cavités vésiculaires, s'observe au contraire assez souvent à l'autopsie des sujets atteints de vieux catarrhes vésicaux ou d'abcès prostatiques. Nous en avons trouvé une dizaine de cas sur les sujets que nous avons examinés à l'amphithéâtre.

La pathogénie des différentes lésions de l'appareil vésiculaire chez les vieillards, dont nous venons d'esquisser l'étude, n'est pas difficile à concevoir. Les lésions scléreuses et scléro-kystiques ne sont qu'un cas particulier de la sclérose générale du vieillard et du vieil urinaire en particulier. Quant aux inflammations plus franches, plus aiguës, et qui se traduisent par le catarrhe purulent de ces voies spermatiques, elles peuvent s'expliquer très aisément et de la même façon que les inflammations prostatiques. C'est de l'urèthre prostatique infecté de différentes façons, comme nous l'avons vu plus haut déjà, que part par continuité l'infection des voies spermatiques (canaux éjaculateurs, vésicules, cordon et testicule). La condition favorable à l'éclosion des phénomènes infectieux et à leur propagation, c'est la stagnation des sécrétions dans les glandes génitales du vieillard, stagnation qui se complique d'hypersécrétion, et qui aboutit : 1° à la *dilatation de la glande* et de ses canaux excréteurs ; 2° à un *état congestif* habituel de la glande qui favorise son inflammation (GUÉPIN et LOZÉ, *loc. citato*).

Il est facile de comprendre, d'après la situation relativement élevée des vésicules séminales, un peu éloignées du doigt introduit dans le rectum et habitué à n'explorer ordinairement que la prostate ; d'après ce qu'on sait sur leur enfouissement fréquent chez le vieux, au milieu des masses de péri-cystite scléreuse ou lipomateuse, etc., etc., combien doit être obscure la clinique de leurs lésions chez le vieillard ; et de fait les observations de spermatocystite chronique ou même aiguë, reconnue et bien diagnostiquée sur le vieil urinaire, ne se rencontrent pas, que nous sachions du moins. Ce qu'on trouve, ce sont des cas ayant trait à des inflammations d'origine blennorrhagique, ou encore plus fréquemment à l'infection tuberculeuse.

CHAPITRE V

Étiologie.

---

§ I. — Cause première. — Causes secondes.

Il n'est pas besoin d'entrer ici dans de longues dissertations, comme on l'a fait tant de fois dans les ouvrages classiques, pour chercher les causes premières les plus variées.

La maladie urinaire des vieillards ne reconnaît, comme son nom l'indique, qu'une cause première unique, la *sénilité*, précoce ou venue à son heure. Quelle que soit la part réciproque qu'on fasse, suivant son opinion personnelle, à l'inertie vésicale d'un côté, à l'obstacle prostatique de l'autre, c'est la sénilité qui crée ces deux facteurs ; quelle que soit l'idée qu'on se fasse du mécanisme intime des lésions qui envahissent la glande ; quel que soit l'âge du sujet, c'est la sénilité qui entre encore en jeu, et si le sujet est jeune encore, c'est de la sénilité anticipée. Regardez alors ses cornées serties de l'arc sénile, regardez son cuir chevelu prématurément gris ou dépouillé, regardez sa face sillonnée par les varicosités de l'athérome, regardez ses artères battre à distance, à la radiale, à la temporale, au triangle de Scarpa, et vous verrez que le fourreau, sinon la lame, de pareil sujet est déjà bien usé ; soit que l'hérédité le lui ait transmis déjà en mauvais état dès sa naissance, soit que le défaut d'hygiène, une vie trop mouvementée, ou trop de bien être au contraire, l'aient vite encrassé.

Cette influence de la sénilité générale, de l'artériosclérose plus ou moins généralisée de la vieillesse, M. Guyon et ses élèves en ont fait ressortir toute l'importance étiologique, et presque tous les auteurs se sont ralliés à cette conception. A propos de l'histologie de l'hypertrophie nous avons vu déjà cependant, qu'on a essayé tout récemment de soustraire certains types d'hypertrophie prostatique à cette grande cause première, et qu'on a décrit par exemple des hypertrophies glandulaires liées seulement à une activité prolongée de la glande (Albarran et Motz). Nous allons voir dans un instant que quelques-uns reviennent aussi à l'influence étiologique exclusive de certaines inflammations ou infections. Ces opinions peuvent être discutées et peuvent trouver leur confirmation dans quelques faits particuliers ; mais il ne nous semble pas qu'on doive à l'heure actuelle, faire retour à certaines idées du passé et refuser nettement, même pour les cas en question, toute influence à la sénilité. Précoce, ou venue à son heure, celle-ci nous apparaît au contraire, comme un facteur essentiel et constant.

C'est ainsi, par exemple, que nous ne ferons que mentionner l'opinion récemment émise par Derujinsky, et qui vient directement à l'encontre de celle de Guyon, en faisant retour à l'ancienne théorie de Mercier[1]. L'hyper-

[1] V. *Rev. de Chirurgie*, 1897, tome XVII, et *Ann. gén. urinaires*, août 1897.

trophie de la prostate est pour lui une lésion absolument locale, sans rapport obligé avec l'artério-sclérose générale de la vieillesse. Pas n'est besoin de faire intervenir cette artério-sclérose pour expliquer les lésions de la vessie et même des reins, qui sont secondaires à la rétention d'urine d'origine mécanique et dûes à la gêne apportée à la fonction urinaire par la présence de la glande hypertrophiée.

Comment agit la sénilité ? Quels sont les mécanismes qu'elle emprunte suivant les cas pour aboutir aux différentes formes histologiques d'hypertrophie ? Quels sont enfin les causes secondes qui viennent hâter ou favoriser ses effets ? Voilà les questions dans lesquelles on doit restreindre la discussion.

A propos de l'étude histologique de l'hypertrophie, nous avons déjà fait ressortir les modifications particulières que pouvaient créer du côté de la glande prostatique, en dehors de la dégénérescence sénile proprement dite, l'*activité sexuelle prolongée et les congestions répétées* de l'appareil urinaire inférieur. Nous avons dit quelle idée on pouvait se faire de l'action intime de ces causes secondes sur la glande et sur la vessie, et des changements de structure qu'elles imprimaient à ces organes, nous n'y reviendrons pas.

Nous n'avons plus ici, en réalité, qu'à passer en revue les conditions qui favorisent la production des causes secondes ou préparent le terrain à leur action. Dans un intérêt purement historique, et pour en faire justice, nous ne ferons que citer d'abord toute une série de facteurs qui jouaient, pour les anciens, le rôle de causes véritables et qui ne sont plus considérés maintenant, même comme de simples adjuvants.

Nous ne parlerons pas des « diathèses » (qu'on invoquait partout et pour tout jadis, et dont le rôle étiologique, malgré les noms de Voillemier et Le Dentu qui ont essayé de le défendre à nouveau [1], n'est plus à discuter). Il faudrait, d'ailleurs, commencer par expliquer ce qu'on entend au juste par *rhumatisme, goutte, arthritisme* avant de vouloir faire jouer un rôle défini à une cause pathologique non définie elle-même. Nous serons encore plus sévères pour le rôle prétendu des diathèses mieux déterminées comme la *scrofule* (Mercier), la *tuberculose*, la *syphilis* (J.-L. Petit) ; tout cela ne doit plus se discuter à l'heure actuelle.

Les *causes locales* étaient très nombreuses pour nos devanciers qui invoquaient et discutaient gravement leur influence. Il y avait les *calculs*, les *rétrécissements*, les *sondages répétés*, les *traumatismes du canal*, etc.

Nous ne devons, à l'heure actuelle, ne discuter qu'une influence locale, celle de la *blennorrhagie* sur le développement du prostatisme. J.-L. Petit, Hunter, Velpeau, ont placé cette influence en première ligne.

Éraud (de Lyon) [2] s'est fait à nouveau dans ces derniers temps, le champion de l'influence probable de la blennorrhagie sur le développement de l'hypertrophie prostatique.

« Quand on examine, dit-il, certains hommes âgés de 55, 60, 70 ans, qui viennent consulter pour des troubles urinaires spéciaux, on est frappé de rencontrer chez ces malades des lésions, des symptômes qui vous ramènent de plusieurs années en arrière. Voici, par exemple, un homme de 55 à 65 ans, qui éprouve des difficultés d'uriner, de la douleur avant la miction, des mictions plus fré-

[1] Voillemier et Le Dentu, *Loc. citato*, p. 86.

[2] *Congrès d'Urologie*. Paris, session octobre 1896.

quentes, surtout la nuit. De prime abord, vu le grand âge du malade, vu la nature des accidents, on est porté à poser le diagnostic d'hypertrophie prostatique et de le traiter comme tel. Que si, cependant, on l'examine d'un peu plus près, c'est-à-dire que l'ayant invité à retenir ses urines plusieurs heures, on cherche à recueillir la sécrétion uréthrale, quelque minime qu'elle soit ; si, d'autre part, on le fait pisser d'après la méthode des deux verres, et qu'enfin, après avoir pratiqué le toucher rectal, on recueille, si possible, la petite quantité d'urine émise, on est étonné le plus souvent de trouver, soit dans le premier fond, soit dans le résidu urinaire prostatique, des grumeaux, des filaments plus ou moins nombreux, plus ou moins épais, nageant dans une urine plus ou moins louche. Ces filaments, examinés au microscope, présentent une constitution riche en mucus et surtout en leucocytes plus ou moins jeunes, au milieu desquels on peut déceler, — dans quelques cas rares il est vrai, — des gonocoques, soit épars, soit réunis par groupes de 2 et 3, mais toujours en petit nombre. Somme toutes, de par cet examen, on est amené à conclure qu'on se trouve en présence de lésions qui rappellent en tous points une blennorrhagie plus ou moins ancienne. De plus, si, par le toucher rectal, on s'applique à bien étudier la configuration, la consistance, la sensibilité de la prostate, on reconnaît que tout en étant plus ou moins augmentée de volume, cette prostate ne présente pas la dureté ligneuse, fibreuse, qu'offre en général une prostate vraiment hypertrophiée. — Une dernière preuve se tire du traitement. C'est ainsi que chez ces mêmes malades, alors que la sonde utilisée pour évacuer leurs urines ne leur procure souvent pas de bénéfice, voir même de l'irritation ; on voit par contre les moyens calmants et décongestifs (suppositoires, lavements, instillations), amener une réelle amélioration, soit dans l'évacuation de leurs urines, soit dans le nombre de leurs mictions. On ne peut donc considérer ces malades comme atteints d'une hypertrophie prostatique vraie, d'autant qu'il n'y a ni saillie protubérancielle démontrée par la sonde, ni fibrome appréciable au toucher rectal.

Ainsi, à côté de l'hypertrophie vraie représentée par le fibrome, il y a la congestion prostatique, dont la blennorrhagie paraît être une des causes fréquentes et que d'ailleurs elle peut provoquer à tout âge. En outre, il y a des états mixtes, c'est-à-dire un mélange d'induration fibreuse et de congestion prostatique et, suivant la prédominance anatomique de tel de ses éléments, il y a réaction différente au traitement employé ». La question doit être précisée avec soin. Il ne s'agit pas de savoir si la blennorrhagie contractée par un vieillard peut faire tuméfier sa glande prostatique comme la blennorrhagie du jeune homme qui donne à celui-ci une prostatite aiguë ou subaiguë ; il s'agit de savoir si, en dehors de toute infection récente, d'anciennes blennorrhagies ayant touché la prostate à un certain moment peuvent par la prostatite chronique qu'elles ont créée influer sur le développement sénile de la glande de longues années plus tard.

Voillemier et Le Dentu croyaient à la possibilité de cette influence. « Presque toujours, disent-ils, la blennorrhagie a disparu depuis un temps très long, souvent même depuis plusieurs années, quand la maladie de la prostate commence. C'est pour ce motif que beaucoup de chirurgiens ont contesté son influence ». Guyon la nie formellement. « Nous ne voyons jamais, dit-il, les prostatites conduire à l'hypertrophie de la glande; bien au contraire les lésions inflammatoires, ici comme dans bien d'autres organes, laissent après elles des tissus de nouvelle formation, éminemment rétractiles, qui détermineraient plus facilement l'atrophie de la glande[1]. »

§ II. — Conditions favorisantes.

Les conditions favorisantes sont des plus nombreuses; l'influence de beaucoup d'entr'elles est, comme nous allons le voir, très aisée à expliquer.

Les professions, ou *habitudes sédentaires* (tailleurs, cordonniers, hommes de cabinet, etc.), passaient pour jouer un rôle étiologique sérieux par la stase sanguine qu'elles entretiennent du côté du bassin. Évidemment elles favorisent les phénomènes congestifs du côté du périnée, de la prostate et de la vessie, et exercent une influence fâcheuse sur l'affection, une fois constituée, mais elles ne la créent pas[2].

Que de gens très actifs, en outre, constamment sur pied, dormant peu, se levant tôt, travaillant même constamment au dehors, en plein air, n'ayant jamais connu « le rond de cuir », victimes cependant de la maladie urinaire ! Mêmes remarques pour l'influence de l'*équitation.*

On a beaucoup discuté pour les *excès vénériens*; gens chastes, a-t-on dit, sont pris comme paillards, et sont

[1] *Loco citato,* p. 471.

[2] Voir page 35 l'influence de la stase sanguine sur le développement de l'hypertrophie.

punis par où ils ont péché. L'imagination des pathologistes s'est largement donnée cours sur ce point. Les uns ont accusé plus spécialement le *vice solitaire*, les autres, *la retenue volontaire*, *l'ajournement systématique de l'éjaculation*, pendant le plaisir vénérien, coït ou masturbation.

De ces mauvaises habitudes résulterait, par la congestion trop souvent répétée ou trop longtemps soutenue, qu'elles amènent du côté de la prostate, une sourde et continuelle irritation de la glande qui la prépare plus tard à un développement inusité.

Tout cela n'est pas bien sérieux comme rôle causal direct, mais nous ne faisons aucune difficulté à y voir une influence adjuvante très réelle.

De toutes les causes invoquées, pour le développement de l'hypertrophie prostatique proprement dite, question de sclérose sénile mise à part, ce sont peut-être celles, suivant nous, qui sont les plus actives. De gros excès vénériens peuvent agir évidemment pour amener une déchéance anticipée de l'être, une sénilité précoce, et nous rentrons alors dans la grande cause première ; mais d'autre part, il n'est pas démontré que localement ils ne peuvent pas, pour la prostate tout au moins, entretenir un état irritatif qui, l'âge du développement sénile venu, aidera à cette hypertrophie. Or, on peut faire de gros excès vénériens sans avoir vice de paillardise ; et pour ceux que semblerait innocenter une vie extérieure chaste, l'onanisme avec sa répétition facile, avec ses raffinements intimes, pourrait peut-être expliquer des effets indépendants à première vue d'excès génitaux.

Pour Fenwick aussi[1], l'onanisme joue un rôle évident

[1] *Symptômes cardinaux des maladies des voies urinaires*. London. 1893.

dans la formation de l'hypertrophie prostatique. Il décrit même « une prostate d'onaniste » avec lobes gros et mous, paraissant correspondre à une hyperplasie surtout *glandulaire* de la prostate.

CHAPITRE VI

Diagnostic.

§ Ier. — Diagnostic concernant l'hypertrophie générale.

A. — Diagnostic de l'hypertrophie prostatique.

Le *toucher rectal* est le premier moyen d'exploration qui se présente au praticien, c'est celui auquel il doit avoir recours de prime abord avant tout autre. Nous n'insisterons guère sur la manière de le pratiquer, soit seul, soit combiné avec la palpation hypogastrique. Ce sont là, à l'heure actuelle, des détails très connus et nous ne ferons que les rappeler sommairement.

Pour toucher la prostate par le rectum et retirer de cet examen tous les renseignements qu'il comporte, il faut prendre toujours la précaution de faire coucher le malade sur le dos, les cuisses un peu fléchies.

Avec la pulpe du doigt rectal qui regarde ainsi naturellement en avant, on explore ensuite attentivement la face postérieure de la prostate, on cherche à délimiter ses contours, on tâche de sentir même la face postérieure de la vessie au-dessus de la base de la glande, et à apprécier le bas-fond rétro-prostatique s'il existe.

De la main hypogastrique on tâche en même temps, en déprimant peu à peu et lentement la paroi au moment des mouvements d'expiration que fait le malade, à reconnaître la vessie, à apprécier la distension par le flot transmis au doigt rectal, ou, si elle est vide, l'épaisseur de ses parois, en les faisant rouler entre la main hypogastrique et le doigt enfoncé dans le rectum. On pourra de la sorte aussi sentir parfois des calculs tombés dans le bas-fond vésical. Enfin, chez des sujets un peu maigres ou à paroi abdominale peu tendue, on pourrait arriver à prendre, à sentir entre la main hypogastrique et le doigt rectal la prostate, et à apprécier de la sorte, plus complètement encore que par l'exploration rectale seule, isolée, le volume, les irrégularités, la consistance de la glande.

En ce qui concerne le diagnostic, non plus seulement de l'hypertrophie prostatique, non plus seulement de son volume et sa dureté, mais du rôle obstructeur de la glande sur le col ou dans le canal prostatique, le toucher rectal, même combiné avec la palpation sus-pubienne, ne paraît plus donner aucun renseignement. Cela est d'autant plus vrai que, comme nous l'avons déjà dit souvent, le volume apparent de la prostate, son développement excentrique, ne préjugent rien sur son influence constrictive ou occlusive. Telle prostate, très volumineuse, laisse le canal large et libre ; telle autre, peu apparente au toucher, a déjà encombré le canal ou le col vésical.

Guyon a donc pu dire avec raison « que le toucher rectal, si précieux pour l'examen de la vessie, l'est moins pour celui de la prostate ». Pour la prostate, il ne sert même pas beaucoup à distinguer l'hypertrophie ordinaire de l'hypertrophie symptomatique d'un cancer de l'organe. Or, on sait que c'est là souvent un diagnostic assez épineux, surtout quand le cancer n'est qu'à son début, est encore limité à la prostate elle-même et n'a pas dépassé la loge prostatique sans former la « carcinose prostato-pelvienne diffuse », comme l'a appelée M. Guyon, forme beaucoup plus aisément reconnaissable. Quand le cancer est seulement prostatique, il est, la plupart du temps, impossible de dire si la glande que l'on touche est simplement hypertrophiée ou si elle est cancéreuse. Se fondera-t-on pour affirmer le cancer sur le volume ? Mais on peut avoir des prostates très grosses, bourrées de fibromes par exemple, et qui n'ont rien de cancéreux ; inversement, le cancer au début n'est pas plus volumineux qu'une hypertrophie ordinaire. Sur l'irrégularité des contours ? Mais il y a des prostates séniles très bosselées de surface. Sur la consistance dure, « ligneuse » ? Souvent, en effet, cette consistance est celle du cancer, mais n'avons-nous pas appris à connaître aussi les formes dures, scléreuses, de l'hypertrophie ?

N'est-il pas possible, enfin, que le cancer se greffe sur une hypertrophie plus ou moins ancienne ? Et alors, on conçoit aisément, non pas seulement les difficultés de diagnostic, mais l'impossibilité absolue où on sera de surprendre l'évolution cancéreuse quand elle ne sera encore qu'à son début.

Les rapports entre l'hypertrophie prostatique et le cancer de la prostate ne sont pas cependant encore bien établis. Mais, généralement, les auteurs inclinent pour une certaine corrélation entre les deux affections.

Thomson vit le cancer se développer chez des individus déjà atteints d'hypertrophie simple de la prostate.

Jolly[1], sans apppuyer son opinion sur des observations très probantes, partage les idées de Thomson.

[1] *Archives générales de médecine*, 1869, t. XIII-XIV.

Voillemier[1] considère l'hypertrophie de la prostate comme une cause prédisposante au cancer. « Chez les adultes et les vieillards, dit-il, la durée du cancer est au minimum de 2 mois et au maximum de 9 ans. On peut se demander si, dans ce dernier cas, la maladie n'a pas commencé par une simple hypertrophie prostatique ».

Jullien[2] dit ceci : « Rien n'empêche que chez les vieillards la prostatose pelvienne diffuse ne s'établisse insidieusement sur un sujet déjà prostatique ».

Labadie[3] émet l'opinion qu'il n'existe pas de division bien tranchée entre les tumeurs bénignes et les tumeurs malignes ; à ce sujet il cite Albarran (*Tumeurs de la vessie,* 1892) qui admet la possibilité de la transformation d'une tumeur bénigne en tumeur maligne.

De même, Kapuste, en 1885, dans une thèse de Munich, pense que l'hypertrophie de la prostate est favorable au développement du cancer de l'organe.

La vérité, c'est qu'on trouve souvent en clinique des malades qui, dans la première phase de leur maladie, présentent des symptômes pouvant aussi bien se rattacher à une hypertrophie simple, qu'à une augmentation de volume due au cancer lui-même. A-t-il existé une hypertrophie avant le cancer ? Le cancer s'est-il développé de toutes pièces sans que la prostate ait encore subi l'hypertrophie sénile ? Voilà des questions auxquelles le plus souvent il est impossible de répondre de façon précise.

Du reste, il est aisé de comprendre qu'il soit bien difficile également de savoir si vraiment l'hypertrophie sénile joue un rôle causal, ou même de simple condition

[1] *Maladies de la prostate et de la vessie*, p. 163.
[2] Th. Paris, 1876.
[3] Th. Lyon, 1896.

prédisposante dans la transformation cancéreuse de l'organe, étant donnée la fréquence de l'hypertrophie prostatique à l'âge ou survient ordinairement le cancer ; la grande majorité des prostates sont hypertrophiées à ce moment, c'est presque l'état physiologique des prostates âgées ; si on trouve souvent le cancer développé à son tour sur elles, en pourra-t-on conclure qu'il y a un rapport causal entre les deux affections ? Nullement.

Le diagnostic de l'hypertrophie prostatique avec le cancer est le seul, du reste, qu'il faille discuter sérieusement, et pas n'est besoin de passer en revue, comme on le fait trop souvent dans les livres de pathologie, les affections prostatiques les plus disparates qui peuvent rappeler de plus ou moins loin l'hypertrophie sénile. Pour un clinicien exercé, il n'y a vraiment que le diagnostic différentiel précédent à fouiller.

B. — Diagnostic des déformations sur le col vésical

La seule façon d'avoir quelques renseignements sur l'obstacle prostatique du côté du canal, c'est l'exploration directe du canal avec un cathéter.

Dans quel cas faut-il faire cette exploration ? De quel instrument faut-il se servir ?

Il est inutile de faire une exploration de ce genre dans les cas où le sujet, quoique porteur d'une prostate hypertrophiée, urine encore librement et n'a pas de rétention. Il faut la réserver pour le cas où les symptômes généraux ou locaux nous font reconnaître ou tout au moins prévoir une évacuation incomplète de l'urine.

Chaque auteur a préconisé son instrument pour cette

exploration. Leroy d'Etiolles se servait d'une sonde particulière, dite *sonde à inclinaison*. Mercier avait fondé de grandes prétentions sur son cathéter à courbure brusque pour le diagnostic précis des tumeurs encombrant le canal et l'orifice urétro-vésical.

Le cathéter de Mercier, tous les chirurgiens le connaissent (fig. 30).

M. Guyon fait servir son *explorateur à bout olivaire* des rétrécissements ordinaires de l'urèthre, au diagnostic des obstacles du canal prostatique proprement dit.

Fig. 30. — Sonde exploratrice, à courbure brusque, de Mercier.

Pour l'exploration de la vessie elle-même ou des hypertrophies qui font saillie du côté de la vessie, il se sert d'un *explorateur plein particulier*.

Les saillies qui peuvent arrêter ou dévier la sonde dans le canal prostatique sont, comme nous l'avons vu, développées, soit sur le lobe moyen, soit sur les lobes latéraux.

Quand l'obstacle est médian (lobe moyen), le bec de la sonde pèse plus ou moins sous la luette, barre, éperon, etc., qui surplombe l'orifice urétro-vésical ou s'avance dans le canal, et il faut insister un moment pour lui faire sauter l'obstacle; on le sent alors à un moment donné brusquement dégagé. Parfois, le bec est tout à fait arrêté car il vient buter sous une saillie qui surplombe le canal, et il faut abaisser fortement le pavillon du cathéter entre les cuisses du malade, même s'il est fortement coudé comme celui de Mercier, pour porter en avant le bec et lui faire franchir l'obstacle (fig. 31).

L'obstacle latéral peut tenir, soit à l'hypertrophie prédominante d'un seul lobe latéral (obstacle unilatéral), soit à l'hypertrophie simultanée des deux lobes latéraux (obstacle bi-latéral). Dans le cas *d'obstacle uni-latéral* l'extrémité vésicale de la sonde est obligée de s'incliner latéralement, à droite ou à gauche suivant le cas, et le pavillon se déplace latéralement aussi en sens opposé. De sorte qu'on a pu dire : inclinaison du pavillon à droite, saillie du lobe latéral à gauche, et inversement.

Dans le cas *d'obstacle bi-latéral* le bec de la sonde ne se dévie pas, mais on sent que, lorsqu'il franchit le canal prostatique, il passe dans une sorte de tranchée limitée par deux talus épais et plus ou moins difficiles à écarter.

L'exploration faite non dans le canal lui-même, mais à l'orifice urétro-vésical et plus spécialement du côté de la vessie, demande à être faite avec un instrument métallique. La sonde molle ou souple ne peut plus servir ici.

Voici comment on procède avec l'instrument de Mercier ou de Guyon.

Une fois que le bec est arrivé dans la vessie, on le ramène au contact avec le col, de façon qu'il embrasse l'orifice uréthral par sa concavité. Alors, par de petits mouvements de rotation, à gauche et à droite, en avant et en arrière, vous cherchez à apprécier la surface vésicale du pourtour de l'orifice vésico-uréthral, vous en notez les irrégularités, les dépressions et les reliefs. En rasant ainsi le pourtour de l'orifice interne de l'urèthre, le bec de la sonde, s'il trouve une saillie, remonte sur elle, et sur le pavillon on note le degré de cette ascension, la hauteur de la saillie par conséquent; vous pouvez donc apprécier de la sorte, non seulement la présence d'une tumeur s'élevant de la prostate vers la vessie, mais encore reconnaître son siège, et évaluer à peu près son volume.

En arrière, vous appréciez de même la présence ou l'absence d'un bas-fond rétro-prostatique; si vous pouvez

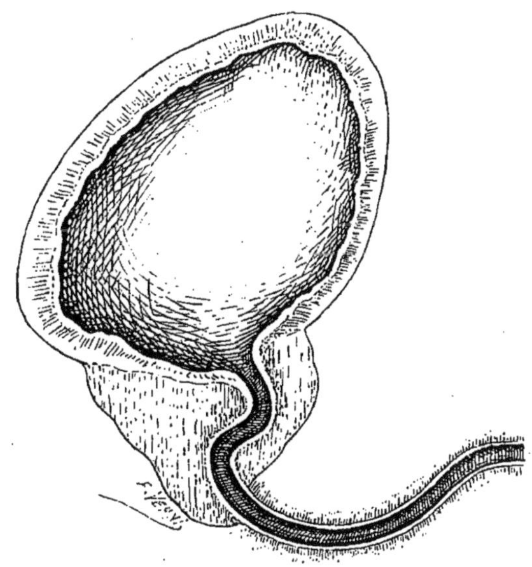

Fig. 31. — Saillie considérable du lobe moyen, surplombant le canal uréthral, et sous lequel vient buter fatalement le bec de la sonde, s'il n'est pas fortement coudé en avant.

facilement retourner l'instrument, bec en bas, vous concluez à la présence d'un bas-fond. Si cette manœuvre reste encore possible ou facile, même quand vous relevez le pavillon de la sonde, vous en concluez que ce bas-fond est très accentué. Et inversement, bien entendu.

Cette manœuvre du renversement en bas du bec de la sonde peut parfois être impossible, malgré l'existence d'un bas-fond considérable. C'est qu'alors il existe une saillie en croupion de poule du lobe moyen, qui arrête ce bec dans sa rotation en arrière (Guyon). Alors il faut enfoncer davantage la sonde de façon à faire passer le bec au-delà de cette saillie ; la manœuvre devient aisée.

Voilà tout au moins ce que dit la théorie, et ce qui se vérifie parfois du reste dans la pratique.

Il ne faut pas cependant prendre toutes ces données au pied de la lettre et leur accorder plus de précision qu'elles ne le méritent. Elles sont fort utiles ; mais elles demandent une main habile et bien exercée au cathétérisme pour rendre tout ce qu'elles peuvent fournir, et, en outre, il y a évidemment, et quoi qu'en aient dit les virtuoses de la spécialité, comme Mercier par exemple, des points que ces explorations ne peuvent guère éclaircir.

Voici une tumeur qui bouche le col en soupape très mobile. Pendant la miction elle retombe sur l'orifice et arrête l'urine, et cependant le cathétérisme ne révèle rien de bien spécial. C'est que la sonde en pénétrant dans la vessie relève facilement l'obstacle, et la main qui sonde ne se doute même pas qu'elle l'a relevé.

Voici encore un cas d'hypertrophie bilatérale. Le bec de la sonde, dit la théorie, va être serré entre les lobes hypertrophiés. Cela est vrai généralement ; mais il peut arriver que le bec, au lieu de s'engager dans la filière elle-même, entre les sommets des lobes, passe en avant ou en arrière (dans la fente libre laissée en avant ou en arrière de leur saillie) et alors la sensation prévue n'existera plus.

On pourrait multiplier les exemples.

§ II. — Diagnostic concernant les lésions vésicales.

A. — Diagnostic de l'atonie.

Le diagnostic de l'atonie vésicale peut se faire, comme nous l'avons vu au cours de sa symptomatologie, rien que par les commémoratifs, et l'inspection de la colonne liquide qui sort de la sonde. Nous avons insisté suffisamment sur ces signes cliniques.

Mais il est des moyens beaucoup plus précis pour la recherche de l'atonie vésicale, et même pour l'évaluation assez précise de son degré.

Pour déterminer le degré de la parésie vésicale, Mallez avait déjà eu l'idée d'adapter à la sonde un petit dynamomètre permettant de mesurer assez rigoureusement la force avec laquelle la vessie projette l'urine.

Dans ces derniers temps les *examens manométriques* faits par Genouville[1] (soit avec le simple manomètre à eau, soit avec un manomètre enregistreur spécial), ont permis d'établir : 1° des courbes du pouvoir contractile de la vessie, mesuré par le degré de réaction sur le manomètre ; 2° des courbes de sensibilité à la distension.

Chez l'individu à vessie normale, si on injecte du liquide dans la vessie, ses parois entrent en réaction ; il se produit une certaine pression. Elle est d'abord latente, inaperçue du malade, c'est le *changement de tonus* qui commence à donner le besoin d'uriner ; puis elle est perçue franchement, c'est la *contraction vraie.* A l'état normal, c'est en général avec une pression type de

[1] GENOUVILLE, Th. Paris 1894, et analyse *in Ann. gén. urinaires*, janvier 1895.

+ 15 centimètres d'eau que se montre le besoin d'uriner. Ce besoin, correspondant aux contractions insensibles du changement de tonus, détermine une ascension très lente du tracé manométrique. La contraction vésicale vraie détermine une ascension rapide, mais non brusque cependant.

Les contractions d'une vessie normale s'inscrivent suivant une courbe à large base, à montée rapide, mais sans brusquerie, à sommet arrondi, et à descente plus lente que la montée. La durée de contraction varie de 1 à 3 minutes. Elle peut faire monter le manomètre à 1^{m}, $1^{m},50$ et plus, sans le secours de la pression musculaire abdominale. Enfin, elle s'accompagne toujours de la sensation nette de besoin d'uriner. La quantité de liquide moyenne nécessaire pour produire le besoin d'uriner est de 135 gr. environ. Quand le besoin d'uriner est survenu, si on continue à injecter du liquide dans la vessie, le besoin d'uriner va croissant, le manomètre monte à 1^{m}, $1^{m},50$; puis, à un certain moment, le liquide injecté revient entre la sonde et le canal, ou même expulse la sonde.

Chez les prostatiques, voici ce qu'on observe suivant les périodes. Dans la première période (exagération du nombre de mictions, troubles congestifs, mais pas de rétention), le muscle vésical a conservé sa contractilité, mais la sensibilité à la tension s'est exagérée. Dans la deuxième période, on constate une diminution progressive de la contractilité. Chez les prostatiques non infectés, sans cystite, la sensibilité à la tension est proportionnelle à la contractilité ; comme à l'état normal on observe le parallélisme de ces deux propriétés de la vessie. Chez les prostatiques infectés, la sensibilité devient très grande au contact et à la tension et cependant la contractilité n'est pas augmentée ; malgré l'excitation de la cystite, la contractilité décroît et ne suit plus la sensibilité qui s'élève. Cette discordance est spéciale aux prostatiques.

Chez eux, sous l'influence de cette sensibilité anormalement élevée, il se produit, même avec de faibles quantités de liquide (100 grammes par exemple) des contractions à la fois *brusques* et de *courte durée*. Assez violentes pour faire monter le manomètre à $1^{m}20$ et plus, elles s'évanouissent rapidement et ne durent pas au-delà de 10 ou 15 secondes. La courbe des contractions ainsi obtenues est intéressante à opposer à celle des contractions de la vessie normale exposée plus haut. Celle-ci donne une courbe bien arrondie du sommet, et à base large ; celle-là dessine un angle aigu ; la base est étroite, la montée brusque, le sommet pointu, la descente brusque.

Dans les cas de vessies atones, *le palper bimanuel* pourra encore rendre des services. A l'aide de ce moyen, et après avoir vidé la vessie le plus complètement possible, on pourra se rendre un compte assez exact de son volume et de son degré de distension. On la sentira s'enfoncer du côté du petit bassin, et on pourra, en faisant rouler au-dessus du pubis, l'une sur l'autre et entre les doigts explorateurs, les parois antérieure et postérieure de l'organe, suivre la vessie du côté de l'abdomen et voir approximativement où elle remonte, même à l'état de vacuité.

B. — DIAGNOSTIC DU BAS-FOND.

La présence d'un bas-fond vésical se reconnaît assez aisément en clinique. Le toucher rectal, quand la vessie n'est pas vide, permet d'abord de reconnaître la paroi postérieure de l'organe qui vient bomber du côté du rectum comme la cystocèle bombe par exemple du côté du vagin. Cette saillie commence immédiatement au-dessus de la base de la prostate. Le doigt, enfoncé dans le rectum, arrive difficilement parfois à trouver la limite supérieure, mais la limite inférieure se détache nettement de la base de la prostate et, quand la vessie est un peu fortement distendue, forme une saillie assez brusque, quoique toujours arrondie cependant, qui dépasse en arrière la glande prostatique.

Quoi qu'il en soit, il convient de faire remarquer que les renseignements fournis par le seul toucher rectal ne sont peut-être pas aussi nets et aussi caractéristiques qu'on peut le supposer *à priori*.

Il faut un peu d'habitude pour affirmer un bas-fond vésical, et surtout en apprécier à peu près les dimensions avec les seules données fournies par le toucher. En tous cas, le bas-fond n'apparaît jamais aussi nettement de ce côté que du côté de la cavité vésicale où la plus petite amorce du plancher vésical dans ce sens saute de suite aux yeux. C'est que par le toucher rectal, quand la vessie est vide, on ne peut rien sentir à cause de la flaccidité de la paroi qu'on touche ; et quand la vessie est distendue, la paroi postérieure tout entière, aussi bien celle qui correspond au bas-fond que celle qui est au-dessus, tend à s'arrondir par la distension même suivant une courbe sphérique régulière qui empêche tout à fait la limitation exacte du bas-fond et ne permet guère de constater qu'une saillie plus ou moins tendue en arrière de la base prostatique. Bien entendu, il en est tout différemment quand un corps étranger, comme une sonde, un calcul, etc., vient jalonner ce bas-fond en quelque sorte et le révèle avec ses contours au doigt rectal.

Heureusement que d'autres renseignements ne manquent pas pour reconnaître le bas-fond vésical.

Indépendamment des signes rationnels tirés de l'âge du sujet, de la présence d'une hypertrophie prostatique assez développée, de certains symptômes révélant la stagnation urinaire dans la vessie, etc., il y a un moyen de contrôle infaillible, c'est l'emploi de la sonde métallique, et en particulier de la sonde à brusque courbure du type de celle de Mercier. Avec cette sonde dont on retourne le bec directement en bas par un demi-tour, dès qu'elle a dépassé la prostate, on peut aisément reconnaître un cul-de-sac rétro-prostatique, en apprécier même la profondeur et le contenu.

Dans les cas où le bas-fond sera très accentué, très profond, on pourra y retourner facilement le bec de cette sonde ou même d'une sonde à grande courbure comme celle de Gély ; inversement, dans les cas où il n'existera qu'à l'état d'ébauche on éprouvera une certaine difficulté à retourner ainsi le cathéter bec en bas. En outre, quand le bas-fond est bien nettement établi, la manœuvre précédente est possible, alors même que l'urine s'est écoulée de la vessie ; dans une vessie, au contraire, dont la paroi postérieure est déprimée *temporairement* seulement par la distension générale de l'organe, la sonde ne peut plus se tourner de la sorte sur elle-même, bec en bas et directement derrière la prostate, une fois le réservoir détendu et vidé ; la dépression temporaire du plancher vésical en arrière a disparu en effet.

Enfin et surtout, existe le signe suivant qui est le plus certain de tous pour affirmer le bas fond. On conçoit que sur une vessie adulte, qui n'est plus la vessie conique de l'enfant et qui possède au niveau de la prostate, et se prolongeant même derrière elle, un plancher plus ou moins large quoique non déprimé, on puisse encore aisément retourner une sonde bec en arrière directement au-dessus de l'orifice urétro-vésical, car alors la longueur du bec retourné peut se loger sur ce plancher. Il faudra déployer peut-être un peu de force, mais on arrivera à faire la rotation sur place. Ce qu'on n'arrivera pas à faire, c'est, une fois cette rotation opérée, faire cheminer aisément, comme dans une cavité libre et par petits mouvements d'avant en arrière et d'arrière en avant, la sonde maintenue dans cette position ; car alors elle râclera le plancher ou la face postérieure de l'organe, déterminera de la douleur et *ne circulera pas librement*. Au contraire, quand il y a un vrai bas fond, la sonde peut être ainsi promenée facilement dans le sens antéro-postérieur, peut même accomplir une rotation complète sur son axe quand son bec plonge dans le bas fond. Elle n'est arrêtée dans le sens antéro-postérieur que quand le bec retourné et attiré en avant vient s'accrocher derrière la prostate elle-même.

C. — Diagnostic des poches et cellules

Dans la très grande majorité des cas, ce diagnostic des cellules vésicales n'est rien moins que facile, quoi qu'en aient pu dire certains auteurs entendus en la matière.

Et d'abord, elles sont trop souvent situées sur des points de la vessie hors de portée de nos moyens d'investigation. Il faut qu'elles soient placées à l'hypogastre, à l'ombilic ou sur une portion basse de la face postérieure de l'organe pour qu'on puisse les sentir. A la rigueur sur les côtés, quand elles se dirigent vers les fosses iliaques, elles peuvent encore se révéler, mais les signes sont déjà plus obscurs[1].

Comme *troubles fonctionnels,* on a beaucoup insisté sur *la lenteur de l'excrétion urinaire ; — sur la possibilité de faire sortir encore du liquide par pression sur la vessie* (et plus spécialement sur la cellule) *le cathétérisme évacuateur ayant été déjà pratiqué ; — sur les envies d'uriner que donne au malade, même après la miction ou le cathétérisme, la pression sur la poche.*

Tous ces symptômes sont notés, en effet, dans la plupart des observations de cellules volumineuses, mais ils n'ont rien de caractéristique. Ils se retrouvent dans la plupart des cas de rétention d'urine par inertie vésicale ; ils prouvent simplement que la vessie ne se vide pas spontanément, ni même par le cathétérisme qui ne s'accompagne pas de pression sur l'abdomen.

On a dit aussi que dans certains cas et quand il n'y a pas de symptômes de cystite du côté de la grande vessie, *la première partie de l'urine rendue par le malade était claire et la seconde trouble.* La seconde vient de la poche vésicale où l'urine dépose toujours davantage que dans la vessie même. Pas n'est besoin de faire ressortir la banalité de ce symptôme qui se voit pour beaucoup de vessies de vieillard sans cellules et sans cystite proprement dite, alors que c'est la fin de l'urine seule qui

[1] Disons d'abord que, seul, le diagnostic général *de diverticules* est possible par les moyens que nous allons indiquer. Comment savoir, en effet, si le recoin heureusement découvert est formé d'une simple hernie de la muqueuse ou de la dilatation de toute l'épaisseur de la paroi ?

est trouble ; or, le pus peut bien venir du bas-fond et non d'une cellule.

Les *signes objectifs* ont seuls une valeur un peu caractéristique dans certains cas, pour des cellules : 1° grosses ; 2° bien placées pour l'exploration.

Il y a d'abord les *bosselures, les grosseurs surajoutées, les irrégularités de contour* que peut présenter une vessie distendue, et c'est seulement alors, quand l'organe est plein, qu'on peut recueillir quelques indices par la palpation. C'est ici que le *toucher rectal* et la *palpation abdominale,* soigneusement et habilement faits, combinés aussi l'un à l'autre et profitant d'une anesthésie au besoin pour bien délimiter la vessie, pourront, à condition que le ventre ne soit pas trop tendu ou trop gros, donner des renseignements sur l'irrégularité de contour de la vessie.

Une fois engagé dans la voie de la cellule et la soupçonnant, le clinicien pratiquera *l'exploration de la vessie* avec l'explorateur ordinaire pour calculs, ou une sonde métallique à bec court assez brusquement coudé.

On commence par vider la vessie de son contenu. Deux cas peuvent alors se présenter :

1° Ou bien les bosselures qu'on sentait autour de la vessie pleine ont disparu après le cathétérisme évacuateur ;

2° Ou bien elles persistent alors que la vessie est vidée.

Dans le premier cas, la certitude d'une cellule, tout au moins d'une poche vésicale, est absolue, surtout si l'injection d'une nouvelle quantité de liquide la fait reparaître.

Dans le second cas, on parcourt soigneusement tous les coins et recoins de la vessie et on cherche, en introduisant le bec dans leur direction, à vider les bosselures.

On peut parfois, à un certain moment, sentir ce bec s'engager dans une cavité et donner issue à une nouvelle quantité d'urine. Le diagnostic de diverticule est bien probable alors.

On peut encore tirer parti du renseignement suivant : on est en train d'explorer une vessie qui est distendue par une certaine quantité de liquide, et on manœuvre librement dans son intérieur. Tout-à-coup la sonde s'engage dans un coin où il lui devient impossible de tourner à l'aise ; elle s'enfonce et se retire assez aisément, mais ne peut tourner sur elle-même. Grande est la probabilité alors qu'on soit entré dans un diverticule vésical, peu large, qui bride le bec de l'instrument.

Civiale conseille enfin le moyen suivant pour dépister certains cas de vessies à cellules ; « J'introduis, dit-il, une sonde dans la vessie et je laisse couler tout ce qu'elle contient ; l'instrument est maintenu en place et le malade est engagé à faire de légers mouvements d'inclinaison à droite et à gauche ; un peu de liquide s'échappe encore ; je sollicite le sujet à pousser et j'exerce une pression sur l'hypogastre ; il coule encore de l'urine. Je cesse la pression pour recommencer un instant après, et j'obtiens une nouvelle quantité de liquide. Cela fait, j'injecte dans la vessie assez d'eau pour la remplir, et jusqu'à ce que le malade éprouve un fort besoin d'uriner. Puis, au moment où le liquide s'écoule, je répète les manœuvres ci-dessus. Si le même résultat a lieu un certain nombre de fois, je suis porté à croire qu'il existe des cellules, puisque, dans l'état normal et quand la cavité de la vessie est régulière, tout ce qu'elle contient s'échappe par la sonde, sans discontinuer, surtout lorsqu'on comprime l'hypogastre. Je suppose qu'on n'a pas découvert de tumeur extérieure à la vessie, car la présence d'un gonflement, qui disparaît par l'écoulement de l'urine, et que l'injection fait reparaître, convertit presque la conjecture en certitude »[1].

§ III. — **Diagnostic des complications.**

Nous avons étudié en détail la symptomatologie des complications liées directement à la maladie urinaire sénile, ou accidentellement surajoutées. Ce serait nous exposer à des redites inutiles, que de reprendre le diagnostic de chacune d'elles.

A propos de chacune, nous avons mentionné les caractères généraux, les variétés cliniques, les moyens d'investigation que le chirurgien possède pour les apprécier, etc. Nous n'y reviendrons donc pas.

Nous rappellerons seulement l'importance du *palper abdominal* méthodiquement fait, pour reconnaître l'état des uretères et des reins. Pour ces derniers, le procédé d'exploration classique, le plus généralement répandu, est celui de M. Guyon, décrit partout du reste. Il est excellent, plus commode peut-être que le suivant, et a aussi l'avantage sur lui de faire sentir aisément le « ballottement rénal » des grosses poches du rein. Un autre procédé d'exploration rénale est celui de M. Glénard, dont voici la description rapide (Voir *Françon*, thèse Lyon, 1888).

La méthode consiste à « *fouiller* » l'hypochondre pendant une inspiration profonde.

Le procédé comprend trois temps : 1° *L'affût*. Etreindre

[1] *Maladies gén. urinaires*, t. III, p. 141-142.

largement et solidement de la main gauche, le pouce en avant, les quatre autres doigts en arrière, les parties molles situées au-dessous des fausses côtes. La main forme ainsi une portion cylindrique dans laquelle l'organe cherché viendra s'engager, après avoir été poussé de haut en bas par des efforts répétés d'inspiration ; 2° *La capture*. On porte le pouce le plus haut possible et on retient le rein au moment où on le sent passer entre le médius et le pouce gauche. On palpe l'organe capturé avec la main droite restée libre ; 3° *L'échappement*. On diminue la pression exercée par le pouce sur le rein, et celui-ci remonte. On sent *un ressaut* au moment où le pouce perd contact avec l'organe.

Cette méthode pratiquée systématiquement donne des renseignements « autopsiques », dit M. Glénard.

Nous rappellerons aussi, en terminant, que la *cystoscopie*, si précieuse ailleurs, ne paraît pas devoir fournir des renseignements, ni bien faciles, ni bien constants, chez les malades qui font l'objet de notre étude, cela en raison surtout des difficultés fréquentes du cathétérisme chez eux. Il en est de même, *a fortiori*, pour ses applications à l'examen des uretères.

CHAPITRE VII

La thérapeutique

---

§ Ier. — Traitement de la dysurie au début, puis à la période de la rétention.

A. — Traitement médical.

I. Traitement hygiénique et préventif. — Il y a un traitement hygiénique fait de précautions, de soins du côté du régime, de l'alimentation, etc., qui est commun à tous les prostatiques, et à toutes les périodes du prostatisme. Nous n'y insisterons pas longtemps, car c'est celui qui s'attache à supprimer ou à atténuer les causes de congestion que nous avons déjà étudiées en détail à propos de cette dernière.

Le prostatique sera *sobre*, s'il veut durer et s'il veut éviter les grosses crises de son affection, s'il veut vivre en bonne intelligence avec l'ennemi qu'il porte en lui et qui veille à profiter de toutes ses imprudences. Pas de repas prolongés, surtout le soir, où il se contentera d'un potage, d'un peu de viande mangée avec un peu de sel, sans sauce, sans condiments trop relevés, ou d'un plat maigre préparé sans trop d'épices. Il ne lui est plus permis de « festoyer », même avec l'excuse des réceptions et des fêtes légitimes du ménage ; il faut rompre avec la rompre avec la bonne chère et les aliments recherchés ou préparés de façon trop compliquée.

D'une façon générale, les aliments trop fortement azotés doivent être pris avec une grande modération, car ils augmentent le travail du rein et changent les urines en principes irritants pour les voies qu'ils traversent. Les viandes noires, les salaisons, les conserves, les pâtés de foie gras, le porc salé, le gibier, surtout s'il est faisandé, les poissons de mer, les écrevisses, les crustacés sont nuisibles pris en trop grande quantité ou trop souvent.

Les végétaux dont il faudra se méfier sont les truffes, les champignons, l'oseille, les épinards, les asperges; celles-ci produisent une activité sécrétoire trop considérable du rein ; l'oseille et les épinards augmentent beaucoup certains sels lithogènes de l'urine.

Les fromages faits ou forts doivent laisser la place dans l'alimentation ordinaire aux fromages blancs et pas raffinés.

Le vin rouge ou blanc ordinaire continuera à être pris en petite quantité si l'organisme est habitué à son usage, mais aux repas seulement, au repas de midi surtout ; on ne dépassera guère un demi litre par jour. Quant aux vins d'extra ou aux vins dits généreux (Bordeaux, Bourgogne, Champagne, vin d'Espagne, etc.), le prostatique sera sage en se contentant de leur sourire de loin.

Les bières qu'on boit en France sont trop alcooliques ou trop chargées en principes extractifs pour que leur usage habituel ne soit pas plutôt nocif pour les voies urinaires ; elles déterminent parfois à elles seules des accidents de cystite chez de jeunes sujets qui en abusent, c'est tout dire de leurs dangers chez nos malades.

Bien entendu, les boissons alcooliques pures, les liqueurs, les apéritifs seront tout à fait supprimés.

L'usage du café ou du thé sera considérablement restreint chez les sujets qui ont coutume d'en faire usage ; au repas du soir on les supprimera.

Même avec le choix d'éléments dont nous venons de tracer les grandes lignes, le prostatique devra encore veiller à la *quantité de nourriture absorbée.* Sans doute il ne doit pas se laisser débiliter, arriver à l'amaigrissement s'il n'était pas obèse auparavant, surtout s'il est très avancé en âge, perdre la résistance que doit laisser un régime bien compris ; mais il doit savoir quitter la table au bon moment, ne pas s'y rassasier trop complètement et se lever en ayant la sensation qu'il pourrait même sinon recommencer le repas, au moins le continuer encore un instant s'il le voulait.

Après le repas, après le repas du soir en particulier, même si la mauvaise saison ne permet pas de sortir faire une petite promenade, le prostatique fera bien de ne pas se laisser engourdir et endormir par le premier travail de la digestion. Il ne demeurera pas assis, circulera pendant une demi-heure ou une heure ; il ne se mettra jamais au lit de suite après avoir mangé, c'est le meilleur moyen pour éviter ou atténuer les réveils multiples à partir de onze heures ou minuit et la pollakiurie pénible de la seconde moitié de la nuit.

De façon générale du reste, si sa condition sociale le lui permet, le prostatique gagnera à ne pas se coucher avant 10 ou 11 heures ; la vessie aura le temps de se vider des urines de la digestion avant d'être prise par l'atonie du sommeil, et sa congestion nocturne en sera d'autant diminuée.

C'est ainsi encore que notre malade, s'il est tourmenté par une pollakiurie intense, fera bien de se lever un moment vers 2 ou 3 heures du matin, en bien se couvrant, et de faire une petite promenade de 10 ou 15 minutes dans son appartement pour laisser se dissiper la congestion dûe au décubitus dorsal trop prolongé, et rendre un peu de stimulus à sa vessie distendue. C'est donc le décubitus dorsal prolongé qu'il évitera, en ayant le courage de ne prendre le repos au lit et le sommeil qu'à dose interrompue.

La station assise trop prolongée a les mêmes inconvénients que le décubitus, surtout si c'est au cours d'une réception, d'un voyage en chemin de fer, où elle s'accompagne d'une retenue forcée de l'urine. Dans le voyage en chemin de fer sans water-closets se trouve encore la circonstance aggravante de la trépidation, qui entretient naturellement le besoin d'uriner et augmente encore la congestion.

Le prostatique devra s'arranger pour pouvoir uriner quand le besoin se fait sentir, et à ne pas se trouver dans des conditions telles qu'il soit obligé de retenir ses urines trop longtemps. Cette précaution est capitale, nous avons vu pourquoi.

La retenue congestionne le col vésical et affaiblit la vigueur expressive du muscle vésical qui se distend ; trop prolongée donc, elle réalise à merveille les deux conditions essentielles de la rétention.

Il est exact de dire que l'homme arrivé à l'âge mûr, et s'il a l'hérédité prostatique ou l'athérome précoce avant-coureur du prostatisme, doit chercher à ne jamais laisser distendre sa vessie ; il doit habituer cette dernière à l'évacuation régulière, presque à heure fixe, s'il veut garder plus tard un peu de force dans sa contractilité vésicale, et éviter d'avoir une vessie trop large et trop lâche à l'heure du prostatisme. Les trop longues heures au lit sans uriner et en reculant le besoin de vider une vessie distendue sont à éviter dès l'âge de 40 ans ; de même la retenue volontaire de l'urine après des repas un peu copieux ou des séances *inter-pocula* un peu prolongées.

Beaucoup de gens dans le public s'imaginent que cette retenue facile est une force de la vessie et s'en font gloire. Ils devraient trembler au contraire pour plus tard, car cette facilité de résistance au besoin d'uriner vient en grande partie de ce que leur vessie est déjà un peu atone, supporte la distension sans trop de réaction, et est toute prête pour la rétention sénile. Loin de se prêter à ce jeu, ils devraient par contre chercher à stimuler la contraction régulière de leur réservoir, et l'habituer peu à peu à se contracter aisément sur de petites quantités de liquide.

Nous ne voulons pas dire, loin de là, qu'en agissant ainsi ces sujets ne deviendront pas prostatiques ; mais nous croyons fermement qu'ils le seront plus tard qu'ils ne l'auraient été, et qu'ils conserveront plus de ressort à leur muscle vésical.

Enfin, *la constipation* sera rigoureusement surveillée chez les prostatiques. On évitera les purgatifs trop répétés ou trop congestionnants (l'aloès en particulier, qui congestionne le petit bassin) ; on conseillera plutôt des laxatifs, et pour cela les spécialités pharmaceutiques ne laissent que l'embarras du choix ; on conseillera surtout *les lavements* d'eau simple ou additionnée d'huile, de glycérine, etc.

Chez les individus habituellement constipés et n'allant pas spontanément à la selle, un de ces lavements administré tous les soirs avant de se coucher, et suivi d'un petit lavement frais (1/2 verre d'eau) que le malade garde la nuit quand la pollakiurie nocturne le tracasse un peu trop, est encore le meilleur moyen à mettre en œuvre.

Le prostatique évitera enfin *les refroidissements* dont nous avons vu l'action puissante, les *excès vénériens*, dont nous avons aussi longuement étudié l'influence sur l'hypertrophie prostatique proprement dite[1]. Devra-t-on proscrire absolument le coït à ces malades, et leur en interdire même l'usage très modéré ? Certains l'ont pensé et leur ont conseillé de dire un définitif adieu à ces terrestres joies. « Les érections des prostatiques ne méritent aucun encouragement », nous dit Guyon notamment, semblant condamner chez eux, définitivement, la fonction génitale. Peut-être faudrait-il être moins sévère, ou plutôt faudrait-il distinguer certains cas. Il est sûr que chez nos très vieux malades, l'érection, nocturne surtout, n'a rien

[1] Le voisinage anatomique des centres génito-spinal et vésico-spinal pourrait peut-être expliquer comment les excès vénériens peuvent favoriser, à la longue, la production de la *paresse vésicale*, tout au moins y aider puissamment.

Chez certains animaux, le centre de la miction (pas celui du sphincter de la vessie, mais celui du *detrusor urinæ* lui-même) est situé au même niveau exactement que le centre génito-spinal (4e lombaire pour le lapin, par exemple).

Chez l'homme, les deux centres paraissent aussi très voisins, quoique leur situation n'ait pas encore été déterminée de façon aussi précise que dans les expériences sur les animaux.

L'excès de fonctionnement du centre génital, peut amener, petit à petit, une inflammation chronique de la moëlle à ce niveau, qui retentit aisément sur les tranches médullaires adjacentes ; sans produire de myélite véritable, l'irritation peut se transformer facilement en action inhibitrice sur les centres voisins. Sur un muscle vésical sénile, plus ou moins altéré déjà par la sclérose dans sa fibre musculaire elle-même, la moindre diminution de la force d'incitation motrice se traduit de façon sensible, alors que sur un sujet jeune ses effets pourraient passer inaperçus. Cette action inhibitrice peut être momentanée, et peut-être entre-t-elle pour une certaine part dans la production des crises passagères de rétention après un excès génital ou même le simple exercice de la fonction chez le vieillard ; mais elle peut aussi rester définitive.

de génital pour ainsi dire ; elle traduit simplement la distension vésicale et la congestion passive de tout le petit bassin ; c'est celle-là qu'a condamnée Guyon, c'est contre celle-là qu'il faut mettre en garde les prostatiques qui seraient flattés d'y voir un réveil inespéré, et pourraient imprudemment se croire redevenus jeunes. Mais si d'aventure, l'érection reconnaissait d'autres causes, se présentait avec un caractère plus génital, faudrait-il maintenir la proscription ? Nous ne le pensons pas, et comme ce second cas se présentera beaucoup moins souvent, beaucoup moins régulièrement que le premier, en raison même de l'âge des sujets, la permission donnée aura peu d'inconvénients.

II. Traitement médicamenteux. — Les *iodures* administrés à l'intérieur, l'*iode,* ne peuvent rien sur l'hypertrophie prostatique. Ils agissent cependant sur l'artério-sclérose générale, et à ce titre peuvent avoir des effets utiles sur la régularisation de la circulation générale, et pour atténuer les poussées congestives générales. Ils peuvent être, en somme, de bons adjuvants du traitement spécial de l'affection.

Les préparations *d'ergot de seigle, d'ergotine,* données à l'intérieur pour essayer de faire atrophier le prétendu « fibro-myome prostatique », n'ont jamais donné les résultats attendus ; ils ont, du reste, des inconvénients sur lesquels nous reviendrons plus loin.

Les injections sous-cutanées *de suc prostatique*, *les tablettes médicamenteuses*, préparées avec la même substance, l'administration en nature, par l'estomac, de *fragments de prostate employés comme aliments*, ont été essayés aussi dans le but de faire atrophier la prostate, de même que le suc thyroïdien ou les tablettes thyroïdiennes avaient été employés pour faire rétrocéder certains goîtres. Il ne semble pas jusqu'ici que cette médication ait comporté de véritables succès, malgré quelques faits heureux signalés (Bazy). Ces moyens sont encore, à l'heure actuelle, dans le domaine purement expérimental, sinon empirique.

M. Oraison[1] a expérimenté différents extraits glycérinés de prostate et de vésicule séminale. Voici ses conclusions approximatives.

« Ils sont légèrement toxiques pour les animaux, surtout chez les femelles. Il faut environ 20 centimètres cubes par kilogramme. Encore doit-on tenir compte de la toxicité de la glycérine. Aussi les extraits aqueux et les poudres desséchées ne sont pas nuisibles, même à doses élevées.

Au point de vue physiologique, ces préparations remontent l'état général, augmentent le poids et l'appétit. Il n'y a même à doses fortes, aucun effet sur les divers appareils.

La quantité d'urine n'est pas influencée, mais il y a élévation légère de l'urée et de l'acide urique et diminution notable de l'acide phosphorique, des chlorures et de l'indican.

Il se produit une congestion plus ou moins intense de l'appareil génito-urinaire avec des traces d'hypersécrétion de la prostate.

Les poudres desséchées, plus commodes à employer que les extraits, sont aussi plus actives.

Leur action thérapeutique est très favorable chez les sujets atteints uniquement de prostatisme.

1 Oraison. Thèse Bordeaux, 1897.

La douleur se supprime, les mictions nocturnes et diurnes diminuent ; la prostate régresse, d'où amélioration notable de la dysurie. L'infection vésicale peut même être modifiée.

Aussi devra-t-on conseiller cette médication en ayant soin de ne pas dépasser comme dose 10 à 15 centimètres cubes d'extrait glycériné et 4 à 5 pilules de 0 gr. 10 c. de poudre desséchée par jour, en ayant soin aussi d'user d'un traitement intermittent ».

Pareils traitements sont, en tous cas, inoffensifs, et peuvent très bien être tentés. Mais il faut se méfier beaucoup des résultats obtenus par eux, même quand le malade les accuse lui-même, car il se laisse suggestionner facilement, surtout par une médication interne qu'il accepte toujours si volontiers de préférence aux traitements actifs. Helferich[1] a cité un fait de Socin des plus instructifs à cet égard. Une fabrique débitait à ses clients, par suite d'une erreur du vétérinaire qui la fournissait, des tablettes de vésicules séminales qui étaient vendues sous le nom de tablettes prostatiques ; or, les malades se déclarèrent néanmoins très satisfaits des résultats de la médication.

B. — Traitement des accidents initiaux et bénins du prostatisme.

Nous avons vu que chez certains malades appartenant de préférence à la catégorie des névropathes, le développement de l'hypertrophie prostatique peut entraîner, dès le début de cette hypertrophie, à la toute première période

[1] 26e Congrès des Sociét. All. de chir. Berlin, 21 avril 1897.

du prostatisme, certains troubles nerveux, certaines douleurs du côté des voies urinaires inférieures, qui ne sont nullement en rapport avec la rétention proprement dite, ni même avec de la dysurie. Les sujets vident bien leur vessie, les urines sont très claires, il n'y a pas de cystite véritable, mais ils se plaignent de mictions impérieuses, de chaleur pénible au fond du périnée ou le long de l'urèthre, ou d'une sensation de pesanteur parfois insupportable du côté du rectum, etc., etc. Ces malaises sont encore aggravés après les rapports sexuels.

Ces symptômes qui viennent d'une réaction exagérée, trop exquise, d'un système nerveux naturellement irritable en présence du travail sourd d'inflammation chronique créé par l'hypertrophie commençante de la glande, inquiètent beaucoup les sujets qui les ressentent, mais ne doivent pas alarmer autant le médecin. Ce sont des malades qui vivent indéfiniment avec ces mêmes symptômes, tracassés par eux, mais sans arriver aux accidents graves du prostatisme; peut-être parce qu'avertis, souffrant de bonne heure, ils se soignent mieux que ceux chez qui les accidents urinaires évoluent sans réaction douloureuse aucune, et s'entourent de suite de toutes les précautions de régime, d'hygiène, etc., qui évidemment jouent un grand rôle pour retarder et même éviter les complications ultimes.

Quand on se trouve en présence de ces cas, et que l'examen soigneux du malade montre bien qu'il ne s'agit que de signes irritatifs un peu trop accusés, sans dysurie proprement dite et accompagnés tout au plus de troubles fonctionnels légers, il faut en premier lieu et avant tout *défendre au malade l'emploi de tout sondage.*

Certains d'entr'eux ne demandent pas l'emploi de ce

moyen ; mais d'autres, mal conseillés par des amis prostatiques plus avancés, ou ayant entendu parler de la sonde comme procédé thérapeutique, insistent pour y recourir, surtout si les troubles douloureux qu'ils accusent durent depuis un certain temps déjà et ont résisté aux petits moyens thérapeutiques. Le médecin peut les sonder lui-même à de très rares intervalles, ne fût-ce que pour leur prouver que leurs craintes sont chimériques et pour se confirmer à lui-même l'absence de toute rétention, mais il doit leur interdire toute pratique de cathétérisme faite par eux-mêmes.

Outre que le passage de la sonde ne calmerait pas du tout leurs malaises, ou ne les calmerait, l'imagination aidant, que trop temporairement, elle risquerait trop de donner une cystite là où il n'y a que cystalgie, et de troubler le fonctionnement d'une vessie qui se contracte encore assez bien pour une évacuation régulière et complète.

Les moyens à conseiller à cette catégorie de sujets sont d'abord les préparations anti-nerveuses générales, le *bromure de potassium*, la *valériane*, les capsules de *bromure de camphre*, à la dose de 3 ou 4 par jour. Celles-ci sont plus sédatives peut-être que le bromure de potassium, et en outre elles ont, sur lui, l'avantage d'agir en même temps sur le système génital ; plusieurs de nos malades, qui étaient tourmentés par les faux désirs nés de la sourde irritation et des titillations ressenties dans la prostate, ou même par les érections non génitales des vieux qui ont la vessie pleine, et qui, se croyant redevenus jeunes, consommaient trop souvent un sacrifice ne tendant qu'à aggraver leur état douloureux par la suite, ont été rapidement calmés par ce médicament.

On peut encore donner avec avantage des *suppositoires belladonés ou opiacés*. Les petits *lavements laudanisés* agissent encore mieux. Nous nous sommes bien trouvés aussi *d'irrigations froides* par le *rectum*, faites avec une canule à double courant, dont l'extrémité intrarectale vient s'arrêter à hauteur de la prostate. On peut les conseiller une ou deux fois par jour ; on fait passer chaque fois deux litres d'eau à peu près et avec un courant très faible, qu'on peut graduer du reste par le robinet de la canule[1].

Ce moyen est très bien supporté des malades, car l'eau injectée ressort au fur et à mesure de son entrée et ne peut pas distendre l'intestin. Il est possible aussi que, longtemps continué, ce moyen soit susceptible, sinon d'enrayer l'évolution de la glande prostate, au moins d'en retarder le trop gros développement, et de prévenir les poussées congestives qui amènent par leur fréquente répétition l'hypertrophie occlusive ou constrictive rapide.

On peut enfin dans certains cas, et quand toutes les méthodes précédentes ont échoué, lorsque le malade, malgré le soin que vous prenez de le rassurer sans cesse sur son état, ajoute trop d'importance aux symptômes qu'il éprouve, et risque de verser dans les pires traitements ou du côté des pires conseils, comme le font souvent ces sujets nerveux, proie désignée des charlatans, quand on ne les soulage pas au gré de leurs désirs, proposer quelques *instillations cocaïnées* dans l'urèthre prostatique (1 p. 30). On les espacera le plus possible, on en fera une tous les 8 jours seulement, par exemple, ne fût-ce que pour faire prendre patience au malade. Elles

1 Le modèle de cette canule se trouve figuré dans le catalogue de la maison Ph. Lépine, fabricant à Lyon.

agissent très temporairement, bien entendu, mais cette période éphémère de soulagement rend la confiance au sujet; à ce titre « suggestif » tout au moins et comme elles ne sont pas nocives à la dose de quelques gouttes, elles peuvent être recommandées.

C. — Traitement par les sondes. — Rétention.

Beaucoup de vieillards peuvent en rester longtemps, parfois même jusqu'au bout de leur longue existence, à l'emploi des moyens médicaux, et n'entrent pas dans les complications graves du prostatisme, soit qu'ils aient vraiment mérité d'en être indemnes, par leur vie faite d'hygiène et de réserve, et par l'application judicieuse et constante de ces petits moyens, soit que leur constitution solide et sans tare ait reculé l'époque de ces complications jusqu'aux limites de l'extrême vieillesse. Il n'est sûrement pas exact de dire, comme quelques-uns l'ont dit et en manière d'aphorisme, que tout homme âgé est un rétentionniste, et que qui veut vivre après 70 ans doit se sonder; s'il en est qui entrent bien avant cet âge dans la vie cathétérienne, il en est aussi qui, fort tard, ne la connaissent encore pas.

Il n'en reste pas moins vrai cependant que, pour une raison ou pour une autre, beaucoup de vieillards malheureusement franchissent plus ou moins vite les premières étapes de la maladie urinaire et entrent dans l'ère des complications sérieuses. C'est alors que les moyens dits hygiéniques et médicaux deviennent impuissants à sauver l'état général et la fonction urinaire ; on peut, on doit même toujours les garder comme adjuvants de la thérapeutique qu'on va instituer, mais de nouveaux moyens deviennent nécessaires. Ils varient beaucoup du reste : 1° suivant les genres de complications en face desquelles on se trouve ; 2° suivant les idées et préférences personnelles du chirurgien.

La première complication qui marque la progression croissante de la maladie urinaire, qui indique que la lutte des petits moyens contre elle est impuissante, c'est, on le sait, l'apparition de la rétention.

Mais nous avons vu que cette rétention était très différente d'allures, de durée et de gravité, suivant les cas.

I. **Rétention aiguë complète.** — Parfois, alors que rien ne le faisait prévoir, sans être précédée des phénomènes de rétention chronique que nous allons bientôt envisager, elle fait sa première apparition *complète et aiguë* chez le vieillard. Un jour, sans cause connue, ou à l'occasion d'un écart de régime, d'un refroidissement, etc., elle surprend le malade.

1° Cathétérisme. — La première sonde à essayer pour le cathétérisme évacuateur est la sonde de Nélaton. Si elle passe, on ne doit pas se servir d'une autre. Si elle ne passe pas, on prendra une sonde en gomme élastique à bec mousse et recourbé en haut à angle obtus, ouvert à 150° environ (sonde à béquille). Avec cette sonde, le bec ne risque pas de buter contre le lobe moyen et de s'engager sous la saillie qu'il forme à l'orifice uréthro-vésical. On peut utiliser aussi des sondes à doubles béquilles, bi-coudées, qui rejettent encore davantage en avant le bec de l'instrument.

Il peut arriver que les sondes à béquilles ne passent pas. C'est qu'alors il y a beaucoup de congestion ou de spasme, et que les sondes molles ne peuvent, si on pèse fortement sur elles, que piquer les parois du canal en faisant souffrir, en faisant saigner, sans avoir la force suffisante pour les écarter. Dans ces conditions, la sonde métallique à grande courbure (sonde de Gély de préférence), maniée par une main exercée, rend les plus grands services et fait le plus grand honneur au chirurgien qui sait s'en servir. Le malade et l'entourage sont souvent stupéfaits de voir passer cet instrument volumineux et rigide, alors que les sondes molles les plus variées ou les plus fines ont échoué.

La sonde de Gély a une courbure de 10 à 11 centimètres de diamètre, et de 10 à 12 centimètres de longueur. On peut la remplacer extemporanément par des sondes en étain ou en maillechort pas trop dur, qu'on façonne comme on le désire pour la courbure plus ou moins forte et étendue qu'on suppose à l'urèthre prostatique.

Quand le bec de la sonde est arrivé dans l'urèthre profond, on peut, si on éprouve trop de résistance, le guider le long de la traversée prostatique par un doigt introduit dans le rectum et qui le repousse encore en avant, en l'empêchant de buter sous le lobe moyen trop saillant.

Quelques auteurs (Desnos en particulier) ont conseillé encore de se servir de préférence à ces instruments métalliques, des sondes molles ordinaires (caoutchouc ou gomme élastique) dans lesquelles on introduit des mandrins qu'on peut transformer en béquille, en double béquille, etc., auxquels on peut imprimer différentes courbures. Le seul inconvénient, et il est sérieux, de ce procédé, est la difficulté qu'il y a à maintenir cachée l'extrémité du mandrin tout le temps de la traversée uréthrale, et à l'empêcher de s'échapper par l'œil de la sonde pour aller blesser, perforer même la paroi du canal. Or, on n'est jamais sûr qu'elle ne puisse pas, à un moment, se dégager ainsi du manchon qui l'entoure. On a cherché à éviter ce danger et pour les rendre plus faciles à guider Desnos a fait adapter à leur extrémité libre un curseur à ailettes[1].

La sonde de trousse ordinaire ne doit jamais être essayée dans le cathétérisme des prostatiques ; la courbure en est beaucoup trop courte et le bec en est tout préparé pour aller percer la paroi inférieure de l'urèthre prostatique ou contondre le lobe moyen quand on abaissera le pavillon.

Avec de l'habilité et en sachant se servir d'instruments appropriés, on arrivera presque toujours à sonder le malade.

Mais quand le malade a déjà été sondé, a été victime d'une fausse route, le cathétérisme peut-être très difficile et parfois impossible. C'est dans ces cas surtout qu'il faudra se servir d'instruments à bec fortement relevé pour s'éloigner encore plus qu'à l'ordinaire de la paroi inférieure, où siègent les fausses routes 90 fois sur 100. S'ils échouent, il est une ressource qui nous a souvent réussi, c'est d'abandonner tout l'arsenal précédemment décrit, de prendre de très petites sondes droites à bout olivaire (n°s 10 et 12) et de les pousser très doucement, sans insister trop si elles se butent. Une fois passées, elles ne laissent sans doute écouler l'urine qu'avec un très petit jet, quelquefois goutte à goutte, mais l'évacuation se fait en sécurité ; elle se fait lentement, la vessie finit par se vider quand même, et plus tard, la rétention

[1] DESNOS (*loc. citato*), p. 426.

aiguë passée et la congestion qui l'accompagne aussi, le cathétérisme avec les sondes plus grosses redeviendra possible. On peut encore essayer le *cathétérisme à la suite*, introduire une fine bougie conductrice et visser sur elle une sonde n° 15 ou 16.

Ces différents moyens sont encore plus sûrs, à condition de ne pas vouloir pousser trop fort et entrer quand même, que la manœuvre très hasardeuse conseillée par Mercier précisément dans les cas de fausse route. Il commençait par enfoncer jusqu'à la fausse route une sonde métallique dont le bec était percé d'un œil, à 5 ou 6 centimètres de sa pointe ; de cet œil à la pointe la sonde était pleine.

La pointe une fois logée et butée dans la fausse route, il poussait dans la sonde une sonde molle qui allait ressortir par l'œil de la sonde métallique et qui évitait la fausse route. Mais qui dit que le bec de cette deuxième sonde ne puisse pas se piquer contre le canal et faire une seconde fausse route ?

2° Ponction sus-pubienne. — Quand le cathétérisme est décidément impossible, on fera la *ponction vésicale* par l'hypogastre.

Au premier congrès d'urologie (Paris 1896) on a discuté longuement la valeur comparative de la ponction et de l'incision sus-pubienne dans les cas de rétention aiguë d'urine où la sonde ne passe pas ; généralement on a innocenté la ponction des méfaits dont on l'avait un peu trop accusée à la période septique. C'est à elle qu'il faut avoir recours de prime abord. L'incision hypogastrique, par exemple, ne s'impose primitive chez le rétentionniste que dans trois circonstances (Legueu) : 1° quand il y a eu fausse route ; 2° quand il y a infection ; 3° quand, malgré la répétition des ponctions, le canal reste imperméable à la sonde.

Le *manuel opératoire* de la ponction sus-pubienne est des plus simples. Tout praticien doit le connaître.

1er Temps. — Le chirurgien, tenant le trocart ou l'aiguille de l'aspirateur (ordinairement l'aiguille N° 2) de la main droite, appuie l'instrument sur le point choisi pour la ponction, l'index de la main gauche ayant au préalable déterminé par la palpation du pubis ce point, immédiatement au-dessus de la symphyse pubienne et sur la ligne médiane.

Une fois bien appliquée sur le point à trouer, l'aiguille est vivement et vigoureusement poussée de la main droite dans la profondeur, et un peu obliquement de haut en bas et d'avant en arrière (veiller à ne pas trop raser le pubis pour éviter d'y piquer ou d'y casser l'aiguille).

2e Temps. — La sensation de résistance vaincue et la liberté de l'aiguille dans les mouvements de latéralité qu'on lui imprime indiquent qu'elle est bien dans la vessie. Du reste l'urine, ordinairement alors sous forte pression, s'en échappe déjà.

Il ne reste plus qu'à adapter la pompe ou le récipient de l'aspirateur pour vider la vessie. C'est la besogne de l'aide, le chirurgien tenant toujours l'aiguille pour éviter qu'elle ne sorte de la cavité vésicale à mesure que cette dernière se vide ; d'où le précepte de bien maintenir, ou même d'enfoncer de nouveau un peu l'aiguille au bout de quelques instants pour lui faire suivre le retrait de la vessie.

3e Temps. — Quand l'évacuation paraît près d'être terminée (il ne faut jamais vider la vessie trop à fond, pour éviter la congestion et l'hémorrhagie consécutive), le chirurgien retire vivement l'aiguille et met l'index gauche de suite sur l'orifice de la ponction, en attendant qu'un peu de gaze iodoformée, collodionnée, y soit appliquée comme pansement occlusif.

3° CYSTO-DRAINAGE. — Malgré les ponctions, le cathétérisme reste impossible. Faut-il attendre plusieurs jours ? 15, 20 jours comme on l'a vu faire en ponctionnant à

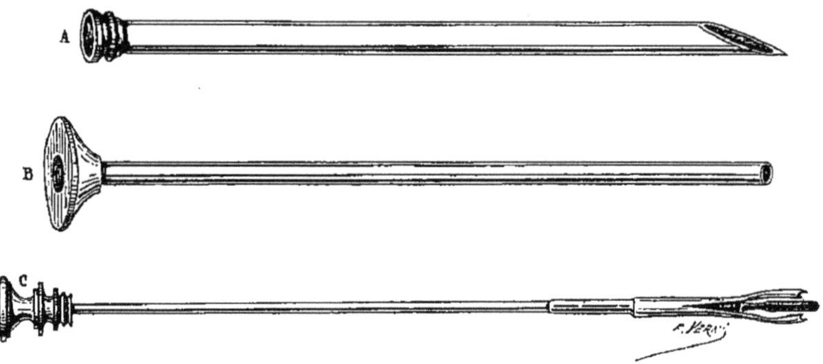

FIG. 32. — Trocart porte-drain démonté.

outrance plusieurs fois par jour, et pendant autant de jours qu'il est nécessaire ? Les partisans de la ponction vous répondront oui. La ponction aseptique est innocente, disent-ils ; usez-en aussi souvent qu'il le faudra, et il arrivera forcément un jour où vous pourrez de nouveau pratiquer le cathétérisme. Tel n'est pas notre avis.

La ponction, il ne faut pas perdre ce point de vue, est sûrement une méthode de premier choix et des plus précieuses, mais ce n'est qu'un *expédient provisoire*, car, à elle seule, elle ne peut pas ramener le calme complet dans l'arbre urinaire, et son emploi en réalité n'est pas toujours sans danger. Elle soulage le malade de son envie d'uriner et semble le guérir, c'est vrai, mais son action bienfaisante est vite dissipée ; la vessie se redistend, la tension urinaire et sanguine réapparaît, la situation reste toujours menaçante, et rien ne rappelle cette sédation complète et définitive qui suit l'ouverture vésicale large.

En outre, s'il est vrai de dire qu'une ponction aseptique de la vessie est sans danger, il n'est pas démontré qu'une série considérable de piqûres, faites dans un espace aussi circonscrit que l'espace extra-péritonéal prévésical, ne puisse pas déterminer à la longue une certaine inflammation.

Ce qui est certain, c'est que ces ponctions répétées sont douloureuses et pénibles pour le malade ; et enfin il faut bien se rappeler que, malgré toutes les précautions prises, vous n'êtes pas sûr de votre asepsie : elle ne dépend pas de vous, en effet, puisque votre aiguille va traverser un milieu souvent infecté déjà, comme l'est la cavité vésicale chez les vieux prostatiques. Au sortir de son parcours, elle va « *s'essuyer* » sur le tissu prévésical et pourra y déposer des germes septiques.

Plusieurs ont vu des phlegmons antévésicaux succéder à une simple ponction, faite avec les plus grandes précautions cependant, mais dans les conditions dont nous parlons. Si nous ne craignions pas de trop assombrir le tableau et de trop accuser la ponction, nous ajouterions encore que les accidents septiques signalés sont d'autant plus à craindre que, quel que soit le point où l'on enfonce l'aiguille et en le supposant aussi rapproché que possible du pubis, quelle que soit la distension de la vessie, *on n'est jamais sûr de ne pas rencontrer le cul-de-sac péritonéal anté-vésical,* dont les rapports avec la vessie distendue sont des plus variables, et qui parfois, comme on peut bien le constater au cours de certaines tailles hypogastriques, recouvre toute la partie sus-pubienne de la face antérieure de la vessie, malgré la distension de celle-ci, et descend même plus ou moins bas derrière le pubis. Nous avons étudié du reste sur plusieurs cadavres ce point des rapports anatomiques du péritoine avec la vessie distendue et nous sommes arrivé aux conclusions que nous venons de formuler.

Le *cysto-drainage temporaire* peut alors remplacer utilement les ponctions répétées, jusqu'à ce que le passage par les voies naturelles redevienne possible, et même aussi longtemps qu'il ne sera pas redevenu facile.

L'idée de *drainer la vessie par l'hypogastre* paraît appartenir à Méry. Il a été rajeuni par Lejars[1] et a donné des résultats satisfaisants dans la plupart des cas où on l'a employé. Peyré[2] le vante beaucoup.

Son exécution est simple, telle qu'on la décrit généralement.

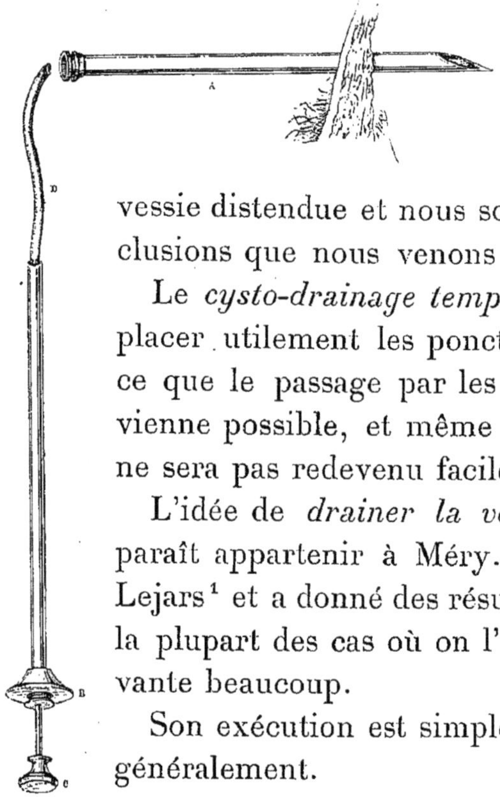

FIG. 33. — Premier temps de la ponction avec le trocart porte-drain.

A l'aide d'un gros trocart courbe, on ponctionne à deux travers de doigts au-dessus du pubis ; dès que l'urine jaillit, on introduit rapidement par la canule une grosse sonde de caoutchouc rouge.

Si le jet d'urine par la canule est très fort, on peut

[1] *Semaine Méd.*, 4 octobre 1893.
[2] Th. de Paris, 1894.

avoir certaine difficulté à pousser la sonde que rejette en dehors la colonne liquide. Avec une sorte de trocart porte-drain que nous avons imaginé, l'opération devient extrêmement simple et rapide.

Voici notre instrument et son mode d'emploi :

Le trocart *porte-drain* que nous figurons ici et dont le modèle a été définitivement établi par M. Souël, fabricant à Lyon, fonctionne de la façon suivante :

La figure 32 montre toutes les pièces de l'appareil isolées, y compris le drain qu'on veut placer (pièces A B C).

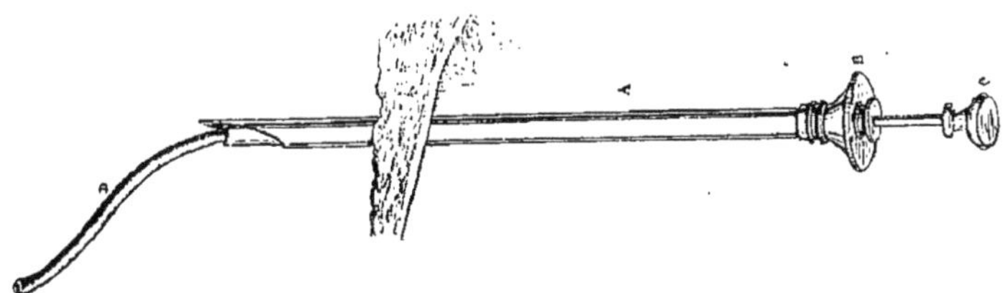

Fig. 34. — Deuxième temps de l'opération.

La figure 33 montre le premier temps de l'opération.

La canule trocart A a été enfoncée dans la cavité à drainer. La pièce C, avec le drain à son extrémité munie de pince, a été glissée dans la pièce B en laissant ressortir à l'extrémité de celle-ci une assez grande longueur du tube à drainage.

La figure 34 montre le deuxième temps de l'opération. Le drain et les pièces B et C qui le suivent ont été enfoncées dans la canule trocart; le drain plus petit que celle-ci a été glissé ainsi très aisément dans la cavité à drainer (on peut, au besoin, le vaseliner pour qu'il glisse plus facilement encore).

La figure 35 montre le troisième temps de l'opération. Elle indique comment on retire les pièces métalliques de la cavité et de l'orifice de ponction tout en y laissant le drain. Lorsque le temps de la figure 34 a été exécuté, le chirurgien retire en bloc à lui tout l'appareil jusqu'à ce que le drain seul apparaisse par l'orifice de ponction. Dès qu'il le voit à l'extérieur, l'opérateur pousse le bouton de la pièce C contre le bouton de la pièce B, et fait saillir ainsi à l'extrémité de cette dernière la pince qui tient le drain ; cette pince écarte ses mors, lâche le drain, et celui-ci reste en place.

On peut ainsi introduire le drain aussi petit ou aussi volnmineux qu'on voudra. Tout dépendra du diamètre du trocart dont on se servira.

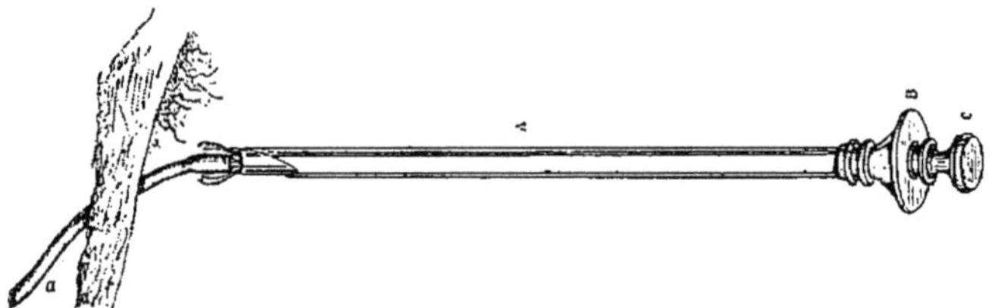

Fig. 35. — Troisième temps du cysto-drainage.

L'appareil est simple, comme on le voit, très facile à aseptiser et n'est sujet à aucun dérangement.

Le drain ainsi placé tient très bien en place, dans les premiers jours au moins, car il est étroitement collé à la peau qui s'est rétractée autour de lui après l'ablation du trocart. On peut, toutefois, aider son maintien par un point de suture aux téguments.

Pour ponctionner la vessie avec sécurité avec ce trocart (et cette précaution est plus nécessaire encore avec cet instrument qu'avec les aiguilles des ponctions ordinaires, car il est beaucoup plus gros qu'elles), il faut que cette vessie soit bien distendue et se présente bien dans la région sous-ombilicale, avec son caractère bien net *de globe hypogastrique*. L'enfoncement du trocart se fera bien immédiatement au-dessus du pubis en le rasant, et en dirigeant la pointe de l'instrument, non directement d'avant en arrière, mais un peu obliquement de haut en bas et d'arrière en avant,

Le cysto-drainage a sur la taille sus-pubienne l'avantage de pouvoir être temporaire ; en le supprimant à un moment donné, et quand on juge les accidents pour lesquels on l'a employé suffisamment conjurés, on permet à la fistule vésicale de se refermer. La méthode nous paraît très bonne pour certains cas, particulièrement pour les cas de rétention aiguë momentanément impossibles à sonder, en attendant que le cathétérisme redevienne possible ou facile, en un mot dans ceux où les ponctions multiples sont ordinairement indiquées.

Nous reviendrons bientôt sur ces indications. Pour l'instant, nous devons dire les inconvénients du cysto-drainage et les conditions dans lesquelles il ne nous paraît pas applicable.

Le principal inconvénient c'est de permettre, quand on laisse le drain longtemps en place, que l'urine ne vienne à s'infiltrer petit à petit, sournoisement, autour du drain, dans les tissus qui avoisinent le trajet. Pendant les premiers temps qui suivent la ponction, en effet, le drain est intimement appliqué sur les parois du trajet et collecte toute l'urine de la vessie ; mais peu à peu, il se fait un peu d'écartement autour de lui, il joue plus librement dans les tissus et l'urine peut produire des abcès et des décollements autour de lui.

Le cysto-drainage est en outre insuffisant dans certaines circonstances à assurer le libre fonctionnement du liquide urinaire; et il ne faut pas croire que, même avec un gros tube, du calibre d'un gros porte-plume environ, ce drain ne puisse se boucher, soit par le pus glaireux des vieux catarrhes vésicaux, soit par des concrétions phosphatiques, etc. Ce drain, outre l'inconvénient précédemment signalé, a donc encore celui de ne pas répondre absolument à son but d'évacuation régulière. C'est ce qui nous est arrivé, notamment dans un cas de cystite pseudo-membraneuse chez un vieux prostatique qui nous fut amené avec une grosse vessie distendue remontant jusqu'à l'ombilic. La ponction une fois faite avec notre trocart et le drain une fois introduit, nous fûmes tout surpris de ne rien voir sortir ; des injections faites dans le drain le débouchaient momentanément, puis de nouveau il s'obstruait. Nous fîmes de suite la taille haute et nous trouvâmes une vessie remplie de pseudo-membranes épaisses, qui les jours suivants venaient même obstruer de temps à autre l'orifice hypogastrique, qu'on était obligé de dégager.

Dans les cas comme ceux que nous venons de rapporter de cystite glaireuse ou à concrétions phosphatiques, ou *à fortiori* à pseudo-membranes, le cysto-drainage ne peut pas être mis en parallèle avec la cystotomie, et cette dernière reprend l'avantage.

La question d'intervention autre que le cathétérisme et la ponction ne se pose pour les rétentions complètes aiguës que dans une catégorie spéciale de cas, assez rares en somme, ceux dans lesquels cette rétention se renouvelle après l'évacuation, dure longtemps et tend à s'installer de façon chronique. Il est en effet quelques malades qui entrent d'emblée dans la vie cathétérienne par ce début bruyant et sans passer par les phases progressives de la rétention incomplète. La première rétention complète sonne chez eux l'heure de la perte des mictions spontanées; ceci se voit, nous l'avons vu, de préférence chez des sujets très âgés chez lesquels la vessie forcée par la rétention complète, ne peut plus récupérer le ressort perdu de ses fibres probablement déjà malades de façon latente depuis longtemps, et dont la distension subite a définitivement paralysé le reste de vigueur.

Mais ces malades, quand la rétention est définitivement installée chez eux, rentrent dans le cadre des rétentionnistes chroniques que nous allons étudier, et ressortissent aux mêmes indications thérapeutiques.

II. Traitement de la rétention chronique sans distension ou avec distension légère. — Nous avons vu la rétention chronique s'installer sournoisement. Petit à petit, la vessie n'arrive plus à se débarrasser entièrement de son contenu, quel que soit le nombre de mictions, quels que soient les efforts auquels se livre le malade. Après chaque miction, il reste dans le réservoir un « résidu » urinaire dont le volume ne fait que s'accroître si on laisse la vessie non secourue, livrée à ses propres forces. C'est là la vraie rétention; c'est un moment encore favorable pour la thérapeutique : 1° parce que la miction spontanée a encore un rôle très étendu et suffit à évacuer une bonne partie des urines du réservoir; parce que la rétention est *incomplète* ; 2° parce que la vessie, quoiqu'insuffisante à sa tâche, impuissante à évacuer la totalité de l'urine qu'elle contient, ne s'est pas encore laissé distendre, « forcer » par l'urine retenue; parce qu'on a affaire à une rétention *sans distension* vésicale.

1° Cathétérisme répété. — A cette période de rétention chronique *incomplète* et sans *distension* qui peut fort bien être traversée d'ailleurs, à des intervalles plus ou moins éloignés, par les crises de rétention complète, aiguë, que nous traitions tout à l'heure, il n'y a pas non plus grande divergence d'opinion entre les chirurgiens au point de vue du traitement à appliquer. C'est encore ici le cathéthérisme qui doit former la base de la thérapeutique, sous réserve de cas spécialement compliqués que nous étudierons plus loin et qui commandent d'autres interventions.

Ce cathétérisme doit être administré de façon très variable suivant les cas. Tantôt, dans les cas les plus favorables, un ou deux sondages par jour suffisent pour enrayer les accidents, soulager la vessie et éviter la distension. Tantôt, il faut trois ou quatre évacuations par 24 heures. Tantôt, les sondages doivent être répétés cinq, six fois et même plus dans le même laps de temps[1].

Les variations dépendent encore de la tolérance du malade pour l'urine accumulée dans la vessie ; elles dépendent aussi de la quantité d'urine sécrétée par le malade pendant la journée. Chez les urinaires atteints de polyurie véritable, il est évident que les séances de cathétérisme devront être plus fréquentes.

2° Cathétérisme répété aidé de la sonde a demeure. — Jusqu'au chiffre de 5 ou 6 par jour, si les sondages (pratiqués par le malade ou un infirmier le plus souvent dans ces conditions de fréquence, car aucun médecin ne peut s'astreindre à une pareille servitude vis-à-vis d'un malade) malgré cette répétition fréquente restent faciles

[1] D'une façon générale, la répétition du cathétérisme sera calculée surtout d'après l'*importance* des mictions spontanées, plutôt que d'après leur nombre.

et bien supportés, c'est au *cathétérisme répété* qu'on doit s'en tenir. Dans les conditions opposées, leur fréquente répétition ne tarderait pas à produire des complications et à devenir intolérée; il faut alors se rabattre, temporairement tout au moins, sur le *cathétérisme permanent*, la *sonde à demeure*.

La sonde à demeure peut, du reste, être employée pendant la nuit seulement, ou rester le jour aussi en place. Chez des vieillards impatients, nerveux, chez lesquels les nuits sont seules mauvaises pour ainsi dire, la sonde à demeure la nuit seulement, calme leurs angoisses, leur peur de ne pouvoir pisser, leurs préoccupations de se sonder. Chez ceux qui souffrent même le jour, ou chez lesquels le passage répété des sondes détermine trop d'irritation, des douleurs ou devient difficile, etc., il faut la sonde à demeure nuit et jour. Nous avons dit « temporairement tout au moins » car au bout d'un certain temps la vessie ayant été bien drainée et par conséquent la congestion ayant disparu avec la tension de l'arbre urinaire, le cathétérisme intermittent sera de nouveau possible, même sans trop de fréquence.

La sonde à demeure doit généralement rester obstruée par un fausset, et elle n'est débouchée que de temps en temps, lorsque l'envie d'uriner devient trop impérieuse, ou par intervalles réguliers calculés de façon à éviter toute distension vésicale.

Civiale n'est pas partisan de la sonde à demeure débouchée : « C'est avec raison, dit-il, que Chopart ne veut pas qu'on laisse la sonde débouchée, quand on l'établit à demeure. Indépendamment de l'irritation, de la douleur, de l'inflammation et même des ulcérations qu'elle peut déterminer, la sonde débouchée s'obstrue avec plus de facilité, et la sortie continuelle de l'urine est un assujettissement pénible pour le malade. Ajoutons qu'on perd ainsi tous les avantages de la dilatation et de la contraction de la vessie, qui se trouve placée dans un état contre nature. Or, Chopart, Desault, Sœmmering, etc., ont insisté avec raison sur les avantages qui résultent de ces alternatives d'extension légère et de relâchement, dont l'effet sur la vessie est le même que celui d'un exercice modéré sur tous les autres muscles du corps ».

Mais dans les cas dont nous venons de parler, ceux dans lesquels le malade est tourmenté par des besoins incessants, il sera peut-être préférable de laisser la sonde à demeure ouverte dans un urinal, surtout pendant la nuit. Nous en avons fait souvent l'expérience et avons vu plusieurs cas où la sonde à demeure, quoique ouverte souvent cependant, mais fermée à certains moments, ne soulageait pas suffisamment, ne mettait pas la vessie au véritable repos. La nuit, du reste, la seule préoccupation de déboucher fréquemment sa sonde pour le malade, peut l'empêcher de reposer ; dans les conditions inverses, il peut dormir plusieurs heures de suite sans s'éveiller.

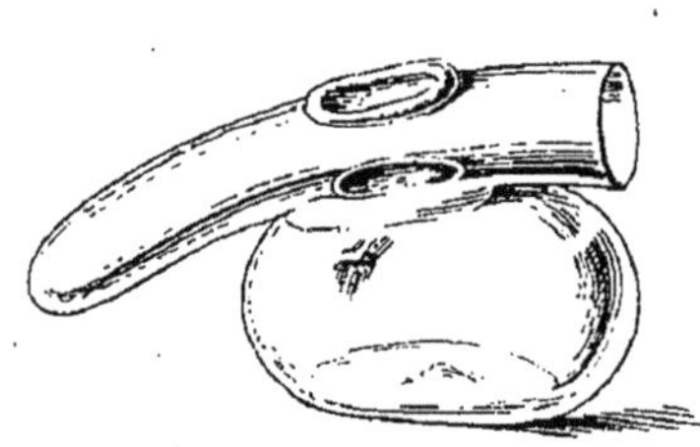

Fig. 36. — Urinal antiseptique pour recevoir la sonde à demeure (Dr Duchastelet).

Parfois le cathétérisme répété n'est possible ou facile que très irrégulièrement. A certains moments la sonde passe aisément, puis peu de temps après le canal ne se laisse plus aussi facilement franchir, se refuse même au passage de l'instrument[1]. Il faut tâtonner, varier le

[1] C'est ce qui arrive par exemple sur des sujets où une fausse route a été faite; la sonde l'évite par hasard une fois, puis elle s'y engage la fois sui-

numéro ou la forme de la sonde, et si le médecin, ou une personne exercée, ne se trouve pas à la disposition du malade à ce moment, la rétention complète peut survenir. Pour éviter ces à-coups, pour régulariser l'évacuation, la sonde à demeure est alors indiquée. Elle calibrera le canal pendant un certain temps, permettra à la congestion, toujours en imminence d'attaque avant son emploi, de s'éloigner complètement, et après quelques jours de cathétérisme permanent, les sondages répétés seront de nouveau régulièrement praticables.

Pas n'est besoin dans ces cas comme dans les précédents, de laisser la sonde à demeure constamment ouverte.

Enfin, il est des circonstances où le cathétérisme répété, quoique de pratique facile et constamment facile, détermine des *douleurs vives* dans le canal, au niveau du col vésical, notamment quand on le renouvelle un peu trop souvent. Le malade appréhende le moment où il faudra se sonder ou être sondé, et en recule la venue; il risque ainsi de ne pas faire le nombre de sondages suffisant pour éviter la distension vésicale ; parfois même s'il est impatient, nerveux, il se refuse à ces manœuvres réitérées si douloureuses pour lui. Ou bien, il n'y a pas de douleurs, mais il y a des *accidents d'hémorrhagie intra-uréthrale* et même *intra-vésicale* [1] qui viennent compliquer l'emploi du cathétérisme répété.

Ces accidents se voient sur des malades dont l'appareil urinaire inférieur est gorgé par la congestion chronique (voir hématuries), chez lesquels la muqueuse uréthrale

[1] L'hémorrhagie n'est pas primitivement intra-vésicale; mais elle reflue secondairement, quand elle est un peu abondante, de l'urèthre prostatique dans la vessie.

turgide et sillonnée de veines variqueuses prêtes à se rompre, ne demande qu'un frottement insignifiant pour saigner. On les voit encore sur les sujets chez lesquels une main maladroite a amorcé une fausse route. Ou bien enfin, on a affaire à des malades intoxiqués déjà, avec lésions des voies urinaires inférieures, et chez lesquels le cathétérisme trop répété, même facile et aseptiquement fait, réveille ou entretient *des accidents fébriles ou d'infection* plus ou moins inquiétants.

La sonde à demeure évite ou atténue considérablement les deux premiers accidents, en la presque totalité des cas. Quant aux accidents fébriles et d'infection générale elle les influence aussi favorablement dans quelques cas, mais plus souvent elle ne peut rien contre eux et est même aussi néfaste que le cathétérisme renouvelé. Ces accidents commandent alors une autre thérapeutique, la thérapeutique chirurgicale.

III. Rétention chronique avec grosse distension. — A la période des accidents avancés de prostatisme, surtout à la période dite d'incontinence correspondant à la distension vésicale définitive, installée et compliquée 9 fois sur 10 de distension ascendante de tout l'arbre urinaire, il est classique de dire que l'*opportunité du cathétérisme*, quel qu'il soit, *devient très discutable*.

Nous croyons, pour notre part, que malgré ses dangers très réels dans cette forme grave du prostatisme, le cathétérisme doit être tenté chez de tels malades, surtout si ces malades n'ont pas encore été régulièrement et convenablement sondés, si leur rétention sournoise a passé méconnue, comme il arrive assez souvent chez eux, et n'a pas encore bénéficié du cathétérisme. De même, s'ils n'ont subi que quelques tentatives de sondage espacées ou maladroitement faites au point de vue de l'asepsie, de la qualité de la sonde employée, etc., et qui n'ont pu par conséquent qu'aggraver leur état au lieu de l'améliorer.

Si l'observation a démontré au contraire que les malades ne supportent décidément pas la sonde, malgré toutes les précautions, ou parce qu'ils ne peuvent pas prendre toutes ces précautions (malades n'ayant par exemple ni le loisir, ni les moyens de se soigner à leur aise, comme il arrive pour certains miséreux surtout, plus ou moins impotents et incapables de se sonder convenablement eux-mêmes) et que l'emploi régulier du cathétérisme aggrave plutôt leur état, il n'y a plus de chance pour eux que dans les traitements autres que le cathétérisme et nous verrons à choisir parmi les ressources que nous offrent les autres traitements, quand nous étudierons ceux-ci.

En dehors de ces mauvaises conditions qui évidemment contre-indiquent l'emploi du cathétérisme, mais qui ne sont en somme pas très fréquentes sur la masse générale des prostatiques à vessie distendue, il ne faut pas hésiter à faire bénéficier ces malades du cathétérisme. Souvent même, ainsi que l'a fort bien dit Guyon, on voit à la suite de ces traitements méthodiquement faits et intelligemment dirigés, des malades semblant très avancés et porteurs de signes d'intoxication générale déjà très nets (aspect terreux, troubles digestifs, accidents fébriles), s'améliorer de façon inespérée et même revenir à « la deuxième période du prostatisme ». Il n'y a guère à hésiter du reste, si l'on réfléchit à la terminaison fatale qui attend ces malades à brève échéance, et les essais de cathétérisme prudent et soigneusement faits que nous conseillons sont bien préférables à l'abstention que certains auteurs ont recommandée de façon trop systématique peut-être dans ces cas.

Sans doute, on peut voir des accidents graves éclater brusquement dès les premières tentatives du traitement, et emporter même parfois le malade ; mais le plus souvent ces accidents mortels ne sont pas aussi soudains, brusques, et on peut généralement les éviter en tâtant prudemment le terrain, en n'appliquant pas la méthode avec un rigorisme trop brutal d'emblée. Et puis, si malgré toutes les précautions, ces accidents arrivent, prouvent-ils que sans la sonde ils ne seraient pas bientôt nés quand même ? Le malade n'était-il pas à la merci du premier refroidissement venu par exemple, ou de la moindre cause occasionnelle ?

Il n'en reste pas moins vrai que le cathétérisme, dans les cas que nous étudions, doit être pratiqué avec plus de soins encore que d'habitude au point de vue de l'asepsie d'abord, au point de vue de la surveillance de l'évacuation ensuite. Plus que jamais, celle-ci devra être lente et *graduelle*, et ce n'est que petit à petit qu'on soumettra le malade à des séances un peu fréquentes de cathétérisme. Au début, on se bornera tout au plus à une séance quotidienne pour habituer les voies urinaires à leur *détension* et à leur *décongestion*, et ce n'est que lorsque l'accoutumance progressive sera faite qu'on arrivera à des séances plus rapprochées et plus complètes au point de vue de l'évacuation vésicale.

Le cathétérisme des prostatiques, plus encore que celui des autres urinaires, sera fait avec toutes les précautions aseptiques ; les voies urinaires toujours plus ou moins congestionnées chez eux ne demandent qu'une occasion pour s'inoculer, et les agents pathogènes trouvent un terrain tout préparé pour leur développement, ainsi qu'une occasion exceptionnelle de séjour prolongé dans les voies urinaires, du fait même de la rétention.

La sonde ne sera prise qu'avec des mains propres, lavées tout au moins, sinon désinfectées avec des solutions antiseptiques. Elle sera huilée avec de l'huile bouillie ou de la vaseline boriquée. Elle séjournera dans de l'eau boriquée, ou restera enveloppée d'une gaze aseptique dans l'intervalle des sondages. Une fois par jour au moins elle sera désinfectée complètement, à cause de l'urine qui aura pu séjourner dans son intérieur et y fermenter à l'aise. On a préconisé les moyens de désinfection les plus divers pour les sondes et on s'est ingénié à les rendre pratiques autant que possible. Nous pensons qu'il n'y a vraiment qu'un seul moyen bien pratique de désinfection absolue, c'est : 1° le flambage pour les instruments métalliques ; 2° l'ébullition dans l'eau chaude pour les sondes molles.

Avec l'ébullition, les sondes molles s'altèrent rapidement, il est vrai, mais ce sont surtout les sondes en gomme élastique qui s'altèrent ainsi et qu'on est obligé de changer au bout de 3 ou 4 ébullitions. Les sondes de Nélaton résistent beaucoup plus longtemps et gardent même leur fermeté, à condition de les tremper dans l'eau froide de suite après l'ébullition et avant de s'en servir.

Il ne faut pas, du reste, trop prolonger l'ébullition. On ne met la sonde dans l'eau qu'au moment où celle-ci va bouillir, et on l'en retire après l'avoir laissée bouillir 3 minutes seulement.

Outre les précautions antiseptiques, on appliquera soigneusement les règles données par M. Guyon et qui sont indispensables pour éviter les accidents de décompression et de congestion *ex-vacuo*.

L'évacuation sera *lente*, *progressive*, *incomplète*. Lente et progressive, c'est-à-dire que la sonde introduite ne sera pas d'un trop gros calibre ; si on se sert d'un gros numéro on interrompra de temps en temps le jet, ou on le rétrécira par pression sur les parois de la sonde ou sur l'orifice même du pavillon. Incomplète, c'est-à-dire que si on a affaire à d'énormes vessies distendues, on laissera une certaine quantité d'urine et on ne videra pas le réservoir complètement, au moins pour les premières séances[1] ; et s'il s'agit d'une vessie en rétention sans grande distension on ne s'acharnera pas à l'évacuer en totalité jusqu'aux dernières gouttes, en aidant leur sortie par une pression directe sur la région hypogastrique.

On peut du reste dans ces cas, et à l'inverse des cas précédents, laisser sortir l'urine tant que la sonde en débitera.

A la fin de l'évacuation, il arrive souvent ceci : le jet par la sonde s'arrête et on peut croire l'évacuation terminée, mais si l'on retire un peu l'instrument l'urine se remet à couler car le bec de la sonde s'abaisse, traîne alors davantage sur le plancher vésical et se remet en contact avec l'urine résiduale. On peut ainsi sans appuyer sur l'hypogastre, et en retirant de plus en plus la sonde, évacuer la presque totalité du liquide urinaire.

[1] DESNOS (*Loc. citato*) conseille d'arrêter l'évacuation dès que le jet ne sera plus projeté, mais tombera perpendiculairement à la sortie de la sonde.

IV. Traitement ambulatoire avec la sonde à demeure. — Nous n'insisterons guère sur les différents procédés de fixation de la sonde à demeure, ils sont décrits dans tous les traités de petite chirurgie, et plusieurs d'entre eux doivent être abandonnés à l'heure actuelle, à moins qu'on n'ait pas mieux sous la main. Tels sont l'ancien procédé de fixation aux poils du pubis au moyen de fils noués d'autre part près du pavillon de la sonde ; ou encore l'attache de ces fils en arrière de la couronne du gland, au moyen d'une bandelette circulaire de diachylum, etc.

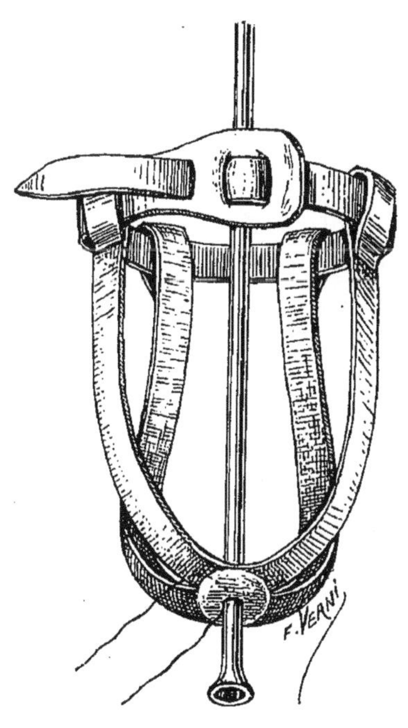

Fig. 37. — Muselière en caoutchouc pour fixer la sonde à demeure.

Un appareil assez pratique, c'est la petite muselière en caoutchouc dont on se sert couramment aujourd'hui. Bien appliqué, c'est-à-dire suffisamment serré en arrière du gland pour qu'il ne glisse pas en avant (pas trop serré cependant pour ne pas amener de l'œdème de la partie antérieure de la verge), il maintient bien les sondes en gomme élastique. Pour empêcher la sonde de filer à travers l'orifice de la muselière dans lequel elle doit entrer à frottement, on peut l'y rattacher par un fil qui la traverse près de cet orifice et qui, d'autre part, va percer aussi le pourtour de ce trou (fig. 37).

On a conseillé aussi de prendre un morceau de gaze

antiseptique (salolée, iodoformée, etc.), de le percer à son centre d'un orifice qui laissera passer la sonde et qui sera du reste rattaché à celle-ci par un fil comme nous venons de le dire pour la muselière, puis de le rabattre autour du gland et de la verge, de façon à entourer com-

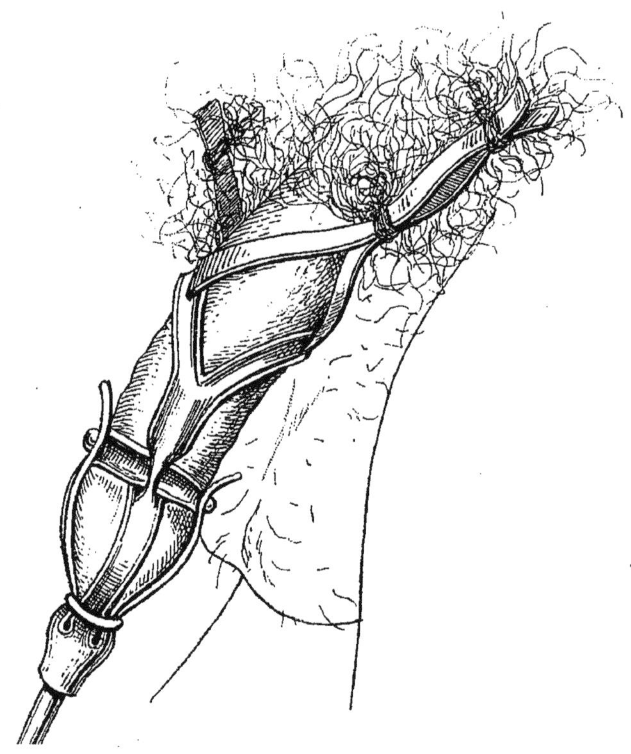

FIG. 38. — Fixation de la sonde à demeure pour déambulation, au moyen d'un drain formant muselière élastique *complète* (BAZY et ESCAT, *Ann. gén. urin.*, juin 1897).

plètement ces organes comme d'un manchon, et enfin de le fixer dans cette situation par quelques tours d'une bande étroite. Mais cette sorte de bandage qui engaine complètement l'organe est chaud, lourd, et un peu pénible pour le malade dont il favorise les érections. Il faut du reste le renouveler assez fréquemment, car il se souille par l'urine de la sonde ou la suppuration venue du méat. La muselière est plus facile à enlever et à replacer, on la nettoie très aisément dans un peu d'eau boriquée, on peut même la nettoyer sur place.

Bazy a recommandé une muselière un peu spéciale pour les malades qu'il fait lever avec leur sonde à demeure. Voici figurée ci-dessus l'appareil qu'il emploie[1].

Ce qu'il faut bien savoir c'est que les sondes en gomme sont beaucoup plus faciles à fixer et tiennent bien mieux que les sondes de Nélaton qui glissent et se replient dans le canal et finissent par sortir, même retenues par le pavillon. Et cependant celles-ci sont beaucoup mieux supportées par le malade, beaucoup moins offensantes pour l'urèthre qui, avec les sondes en gomme, forme une sorte de tige dure embrochant la verge et le périnée et péniblement perçue par le sujet quand il se remue, se lève, et surtout quand il s'asseoit.

Avec la muselière de Bazy la sonde molle tient. On peut aussi la faire tenir avec la muselière ordinaire en fixant celle-ci très en arrière du gland, en la tendant bien sur la verge dans le sens longitudinal, de telle manière que l'orifice qui laisse passer la sonde molle soit maintenu très près du méat, presque collé sur lui, et de façon à ne pas laisser entre le méat et lui un espace qui permettrait peu à peu le déroulement de la sonde hors du canal. Un bon moyen aussi de l'empêcher de sortir c'est de la fixer directement par un point de suture aux lèvres mêmes du méat ; mais le malade souffre ensuite des tiraillements qui se font douloureusement sentir à ce niveau ; les points de piqûre du gland s'infectent, suppurent, etc. Malgré cela, le moyen peut être mis en

[1] V. *Ann. génito-urinaires*, juin 1897.

œuvre si la sonde ne doit pas rester longtemps et n'est là que pour 3 ou 4 jours seulement; ce procédé supprime tout appareil.

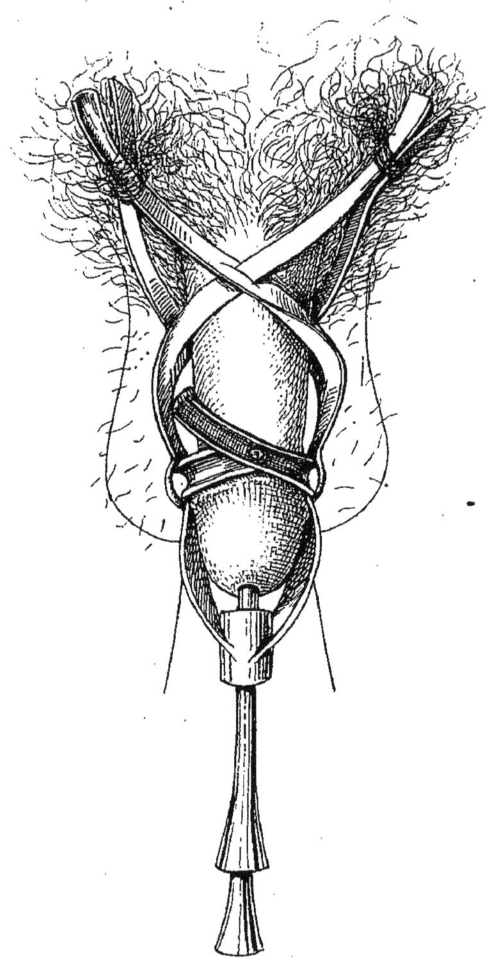

FIG. 39. — Fixation de sonde à demeure pour déambulation, par un drain formant muselière élastique *simple* (BAZY et ESCAT, *ibidem*).

Avec la simple muselière, la sonde à demeure tient bien pendant la nuit; pendant le jour, quand le malade est levé, il faut recommander au sujet de maintenir la verge constamment relevée sur la paroi abdominale antérieure et de ne jamais la laisser pendre. Ce maintien s'obtient au moyen d'un caleçon de bain un peu étroit, moulé sur le bassin du malade et dans lequel le malade cale sa verge dans la position verticale par un peu de coton boriqué placé de chaque côté.

Les sondes à fixation automatique sont à rejeter chez nos malades d'une façon générale. Telle la sonde de Malécot, celle à ailette de Desnos, etc., etc. Non seulement parce que ces sondes sont bien difficiles à introduire par l'urèthre dans certains cas de prostates difficiles à cathétériser par les sondes ordinaires, mais parce que dans les vessies atteintes de cystite chronique et surtout de cystite à tendance lithogène, l'extrémité vésicale renflée de l'instrument, sert en quelque sorte de moule à des productions calculeuses, s'encroûte d'un couvercle de phosphates précipités, et quand on vient à retirer l'instrument au bout d'un certain temps, le couvercle se détache de l'extrémité vésicale de la sonde et reste dans la vessie comme calcul.

Effets de la sonde à demeure. — Guyon et ses élèves ont longuement insisté, et avec justesse, sur *la décongestion de la prostate par le cathétérisme évacuateur régulier et la sonde à demeure.* Dernièrement encore Pasteau [1] publiait deux observations à l'appui. La diminution de volume qui accompagne la décongestion peut être assez marquée pour qu'un lobe apparaisse, par le toucher rectal, diminué de moitié ou des trois quarts de son volume primitif après le traitement.

Bazy et son interne Escat [2] ont insisté aussi sur

[1] *Ann. génito-urinaires*, février 1897.

[2] *Ann. génito-urinaires*, juin 1897.

l'utilité du *drainage prolongé de la vessie par les voies naturelles* dans ce but atrophique.

Seulement pour mieux faire supporter cette dernière au malade et ne pas condamner à un séjour au lit le vieillard qui pourrait ainsi se cachectiser, Bazy propose de laisser lever, aller et venir, le malade avec sa sonde ; *c'est la sonde à demeure avec déambulation.*

Sa communication à l'*Académie de médecine* [1] aboutit aux mêmes conclusions que le travail d'Escat. Voici comment conclut ce dernier.

« Il est possible pour l'urèthre et la vessie de tolérer une sonde à demeure pendant des mois et des années, sans le moindre inconvénient ; pendant ces longues périodes, l'appareil urinaire et l'organisme bénéficient de ce drainage prolongé.

Dans les rétentions chroniques qui ont nécessité le port de la sonde à demeure, il y a avantage, après la guérison des accidents graves, à ne pas enlever la sonde avant le rétablissement parfait de l'organisme.

L'apyréxie, la disparition des signes d'intoxication ou d'infection, l'aspect des urines, ne sont pas suffisants pour assurer que le passage du drainage continu au drainage intermittent ne sera pas suivi d'accidents. On tiendra compte également de l'état précis de l'appareil urinaire, de la gravité des accidents traités, de la durée de la période de rétention, et on n'abandonnera la sonde au malade que lorsque l'organisation aura reconquis tous ses moyens d'action et que l'appareil urinaire sera remis des lésions consécutives à la rétention.

Chez les urinaires totalement infectés, chez qui l'interruption du drainage continu est rapidement suivi de

[1] *Académie de Médecine*, juin 1897.

rechutes, le drainage illimité par les voies naturelles s'impose et donnera le seul résultat thérapeutique possible dans ces cas incurables.

Sans avoir les inconvénients précoces et tardifs du méat hypogastrique, il réalise chez les prostatiques une partie du but poursuivi par cette intervention.

Combiné à la déambulation, le drainage avec sonde fermée ou ouverte assure une situation des plus tolérables aux rétentionnistes chroniques, il ouvre la voie à des améliorations inattendues.

Les déformations pathologiques de l'urèthre prostatique et de la vessie peuvent créer des foyers de stagnation inaccessibles à la sonde et enrayer prématurément ses bons effets ».

Il est possible par conséquent, dans la grande majorité des cas, d'assurer et d'entretenir d'une façon pratique le drainage illimité et efficace de la vessie par la sonde.

V. Traitement spécial de l'atonie vésicale créant ou entretenant la rétention. — Le meilleur traitement d'une vessie distendue dans laquelle on veut ramener un peu de la contractilité épuisée par la distension elle-même, c'est le cathétérisme évacuateur, répété aussi souvent qu'il le faudra pour empêcher toute rétention. C'est le premier précepte à suivre si l'on veut essayer de rendre un peu d'énergie spontanée à l'organe.

Ceci est vrai, non seulement pour les cas de rétention aiguë ou chronique chez des sujets qui n'ont pas encore été sondés (ou qui ne l'ont pas été de façon régulière) et dans lesquels on se trouve en présence de ces vessies énormes qui bombent à l'hypogastre et remplissent même une bonne partie de l'abdomen ; mais aussi pour ces malades qui se sondent régulièrement une fois ou deux tous les jours tout en pissant encore spontanément une bonne partie de leurs urines, et qui se croient à l'abri de toute rétention et définitivement protégés contre la distension, grâce à ce cathétérisme uni ou bi-quotidien qui vient aider leur miction spontanée. Et en effet, chez ces malades, malgré ce cathétérisme, la distension vésicale continue encore, quoique lentement et sournoisement, son œuvre, à l'insu du malade et même du médecin non prévenu ; parce que ce cathétérisme n'est pas alors répété assez souvent et autant que l'exigerait le peu de volume et de force de la miction spontanée.

Vous avez noté chez ce sujet un résidu urinaire de 100 à 200 cent. cubes par exemple, après la miction ; vous le revoyez six mois après je suppose, et vous constatez avec surprise que malgré le cathétérisme le résidu est monté à 300 ou 400 cent. cubes. C'est que ce cathétérisme n'a pas été assez fréquemment renouvelé, eu égard au trop petit débit que donnait la miction spontanée ; il a évité les gros accidents apparents de la rétention bien caractérisée, mais la distension a peu à peu progressé, et cela d'autant mieux qu'il s'établit alors un véritable cercle vicieux, la distension énervant toujours davantage l'énergie contractile de la vessie, et l'inertie progressive ainsi créée augmentant toujours davantage le résidu post-mictionnel et favorisant subséquemment les progrès de la distension.

Si alors, à ces malades vous conseillez d'augmenter le nombre des cathétérismes quotidiens, vous aurez le plus souvent la satisfaction de noter une diminution parallèle du volume du résidu ; et non seulement vous reviendrez au volume primitif, mais même vous verrez celui-ci diminuer encore. En même temps, si vous n'avez pas affaire à des sujets trop âgés ou chez lesquels la rétention ne soit pas demeurée trop longtemps sans traitement, vous pourrez voir augmenter la force et l'importance en débit, de la miction spontanée.

Les *moyens adjuvants* de l'évacuation régulière de la vessie sont nombreux. Malheureusement, tous ceux qu'on a préconisés jusqu'à ce jour du moins, ne paraissent pas d'une bien réelle puissance, et surtout d'une efficacité bien constante chez tous les sujets; chez certains ils semblent donner des résultats, chez d'autres ils sont impuissants.

L'emploi des *lavages froids* (frais d'abord pour habituer la vessie puis froids ensuite) a été depuis longtemps conseillé pour stimuler la fibre vésicale, essayer de la réveiller. Civiale notamment y ajoutait grand'foi et parle avec complaisance des succès qu'il en a obtenus dans le traitement de plusieurs malades dont il cite les observations détaillées. Guyon conseille de ne pas descendre au-dessous de 12° pour ces lavages froids.

G. Colin[1] a insisté sur l'emploi de la sonde à demeure et *du nitrate d'argent* contre l'atonie vésicale des prostatiques. Ce dernier agent rend les plus grands services à un moment donné ; non seulement comme antiseptique mais comme excitant et modificateur de la musculature vésicale.

Après que la rétention et les phénomènes congestifs qui l'accompagnent ont cédé à l'emploi de la sonde à demeure par exemple, on essaye d'amorcer la contractilité vésicale disparue par l'emploi méthodique du

[1] *Annales gén. urin.*, février 1897.

nitrate. Il faut toutefois tâter le malade en dosant bien les solutions suivant l'effet quelles font sur lui.

Certains malades *sentiront* l'effet d'un lavage à 1/1000; d'autres ne seront impressionnés que par une dose plus forte etc. C'est cette dose exacte qu'il faut trouver pour avoir l'excitation vésicale voulue sans ramener l'inflammation.

A mesure que les envies spontanées d'uriner reviennent, on espace le cathétérisme évacuateur et on diminue aussi le titre de la solution employée.

On a conseillé aussi les préparations de substances comme la *strychnine* ou la *cinchonine*, comme l'*ergotine*, ayant la propriété d'exalter la contraction musculaire. L'ergot de seigle a été expérimenté pour la première fois dans le sens que nous indiquons par Allié (de Marcigny) vers 1836. Depuis lors, de nombreux urolologistes y ont eu recours, et ont remplacé du reste l'ergot de seigle par l'*ergotine* quand ce dernier médicament a été découvert. Voillemier et Le Dentu se déclarent assez partisans de cet agent. « Nous considérons, disent-ils, les injections sous-cutanées d'ergotine comme la forme définitive de la médication. Nous nous servons d'une solution au 1/30e dans parties égales d'eau et de glycérine, et nous injectons par jour deux seringues de Pravaz de cette solution, dans des points quelconques du corps. »

On conseille ordinairement l'ergot sous forme de prises ou de cachets (10 à 15 centigrammes par jour) ou de capsules.

Nous croyons, pour notre part, que nulle des préparations précédentes ne peut être employée avec avantage dans le traitement de l'atonie vésicale sénile. Les préparations de strychnine n'agissent pas utilement sur la vessie aux doses où on est forcé de la donner, et nous avons pu nous rendre compte de leur parfaite inefficacité. Si on veut employer des doses plus élevées, on peut avoir des accidents, et on ne donne pas plus de chances aux malades, car le médicament agit surtout sur les muscles volontaires; bien avant d'influencer la vessie on aurait du trismus, et la miction n'en serait pas davantage énergique.

Quant à l'ergot de seigle ou à l'ergotine, ils agissent évidemment bien plus sûrement que la précédente; mais leur action nous a paru temporaire, très fugitive, et si l'on veut forcer la dose du médicament ou en répéter trop souvent l'emploi, on arrive ordinairement à un résultat inverse de celui qu'on cherche. Au lieu de la contraction active, efficace, du muscle vésical qu'on cherche, on obtient plutôt une contracture douloureuse, pénible pour le sujet; elle le pousse sans doute à des besoins fréquents d'uriner, mais congestionne petit à petit l'appareil urinaire inférieur et risque ainsi de fermer la voie à l'urine, et de produire une rétention d'autant plus douloureuse que la vessie sera tourmentée par des besoins d'uriner et que, d'autre part, ceux-ci seront devenus plus difficiles à satisfaire, à mesure que les efforts et la congestion concomitante augmenteront.

On ne doit pas oublier, en outre, que les fibres musculaires de la vessie sont, dans les cas qui nous occupent, très irrégulièrement conservées dans le muscle vésical ; à côté de points où elles sont encore assez bien fournies et assez actives, il en est où elles sont atrophiées ou complètement étouffées par la sclérose.

Par conséquent, leur contraction provoquée par l'ergot ne pourra être que très irrégulière et sans effet utile bien marqué pour l'évacuation générale du réservoir, puisque ce sont les fibres du corps même de la vessie qui agissent pour l'expulsion normale de l'urine. Au contraire, les fibres qui avoisinent l'orifice uréthro-vésical et à fortiori celles qui entrent dans la constitution de l'urèthre profond tout entier, sont demeurées intactes ou beaucoup plus saines, et, sollicitées par l'ergot, elles vont tendre encore à fermer davantage le passage de l'urine et rendre les efforts de miction plus stériles.

Que de fois avons-nous vu de ces pauvres malades, gavés de dragées à l'ergot de seigle fournies par des empiriques ou des pharmaciens, espérant récupérer leur puissance mictionnelle, et au contraire aggravés par cette médication irrationnelle, urinant beaucoup moins bien qu'auparavant, mais souffrant en revanche bien davantage !

L'électricité a été utilisée enfin, non-seulement dans les paralysies vésicales vraies, suite de myélites par exemple, mais aussi dans l'atonie vésicale sénile. Au dire de Michon qui a, le premier en France, réglé l'application de l'électricité au traitement de la paralysie vésicale [1], Chopart avait déjà utilisé cet agent en 1784 sur un de ses malades et, après six séances, la vessie complètement inerte auparavant, se vidait spontanément de la moitié de son contenu.

On s'est servi des *courants faradiques* ou des *courants continus*.

Pour les premiers, on peut appliquer un des pôles dans la vessie (sous forme de cathéter métallique par exemple,

[1] *Bull. et Mém. soc. chir.*, T. II, p. 101.

dont le bec seul est à découvert et dont tout le reste est garni d'un manchon isolant), et l'autre pôle dans le rectum (sous forme de tige métallique droite libre dans une certaine hauteur de sa portion intra-rectale et isolée sur le reste de son étendue) ; ou bien on peut promener un des pôles sur le bas-ventre, l'autre étant dans la vessie à l'extrémité d'un cathéter métallique terminé par une olive et libre à cet endroit, tout le reste du cathéter étant engaîné d'un manchon de gomme élastique isolateur ; la vessie a été injectée au préalable d'eau salée qui diffuse le courant sur les parois du réservoir.

Le procédé ancien qui consiste à mettre un des pôles sur le ventre et l'autre simplement sur le périnée n'est plus guère employé ; il n'est pas suffisamment précis et risque d'électriser tout autre chose que la vessie elle-même.

Les séances seront courtes, de quelques minutes seulement, pas trop souvent répétées non plus ; tous les deux ou trois jours, pas davantage. Les courants employés ne doivent jamais être trop intenses, moins forts toujours que ceux capables de solliciter la contraction des muscles volontaires des membres par exemple.

Les courants continus sont généralement préférés aujourd'hui. On ne se sert plus de courants appliqués en dehors de la cavité vésicale : un pôle par exemple sur la région hypogastrique, l'autre sur la colonne vertébrale lombaire (centre vésical de la moelle), ou sur le périnée. On applique le pôle négatif sur la région hypogastrique au moyen d'une large plaque recouverte de peau de chamois humide, et le pôle positif dans la vessie sous forme du cathéter à bout olivaire découvert décrit plus haut ; et cela après injection vésicale à l'eau légèrement salée[1]. On se servira d'une pile de Chardin à 15 ou 20 éléments et on n'utilisera qu'une force de 5 à 10 milliampères au maximum.

La séance sera de 8 à 10 minutes de durée au plus.

§ II. — Indications générales des interventions chirurgicales (traitement chirurgical proprement dit). — Classification des différentes méthodes.

Il est certain que la sonde employée suivant les diverses manières que nous avons décrites, forme encore la base du traitement des vieux dysuriques. Bien maniée suivant les indications, entre les mains de gens soigneux, elle restera longtemps en faveur auprès de certains médecins et de beaucoup de malades. Que de vieux qui vont et viennent avec leur vessie paresseuse et leur grosse prostate, avec aussi leur sonde en portefeuille, et ne vivent tant bien que mal, souvent pendant de longues années, que grâce à cette sonde devenue indispensable !

Mais évidemment ce n'est pas un traitement idéal pour certains sujets qui n'acceptent pas la vie doublée d'infirmités ; et la sonde, devenue besoin, crée une incontestable infirmité. Ceci est, il est vrai, affaire de tempérament et n'est pas, somme toute, un argument de premier ordre ; mais ce qui est plus grave, c'est que la sonde : 1° parfois ne passe pas, ou passe au prix de difficultés et d'accidents tels que le médecin est obligé de recourir, temporairement tout au moins, à de nouveaux moyens ; 2° ou bien ne parvient pas, malgré sa pratique régulière

[1] Le pôle négatif n'est pas placé dans la vessie pour éviter l'irritation trop grande, et peut être l'escharification, de la surface interne de la vessie.

et facile, à protéger le malade contre la cachexie urinaire progressive.

Les cas de la première catégorie, ce sont les crises de rétention complète avec congestion et spasme très accusés, fermeture provisoire du canal, et difficulté considérable ou impossibilité de passer la sonde. Ces cas sont rares, très rares, nous le voulons bien, où la sonde ne peut passer ; mais admettons même que les « malins » ne rencontrent pas de ces cas-là, il n'en reste pas moins vrai que le patient n'aura pas toujours la bonne fortune, pour une raison ou pour une autre, de trouver un médecin habile au cathétérisme, et pour lui, sinon pour les professionnels, ces cas se rencontrent indubitablement. Ce sont encore les cas où la sonde détermine des hémorrhagies, des poussées d'uréthro-cystite, ou des accidents fébriles plus ou moins graves, qui forcent à restreindre son application quand on n'est pas obligé de la suspendre.

Il y a, du reste, toute une catégorie de malades qui ne peuvent guère songer à vivre longtemps de *la vie cathétérienne*. Ce sont les malades pauvres, les ouvriers, les paysans qui ne peuvent pas apprendre, ni s'astreindre, à se passer méthodiquement et proprement la sonde ; mal exécuté et avec des instruments sales, le cathétérisme n'est pas longtemps supporté par eux, et son emploi régulier devient vite impossible ou dangereux chez eux.

Les cas de la seconde catégorie visent les malades qui prennent, malgré les cathétérismes réguliers et faciles, malgré tous les soins, des complications de divers ordres, des lésions ascendantes de l'infection urinaire et continuent, en fin de compte, à aller « du mauvais côté ».

Il n'est que trop vrai en effet, que, même aidé des

bienfaisantes ressources de la ponction et du cysto-drainage, sur lesquelles nous avons longuement insisté, le cathétérisme ne donne pas à lui seul la solution thérapeutique de tous les cas de prostatisme. La ponction ne constitue pour lui qu'un remède provisoire, n'empêchant pas le retour des mêmes difficultés pour une échéance plus ou moins prompte.

De ces désiderata à l'emploi de la sonde sont nées les recherches pour la découverte d'opérations nouvelles destinées à se substituer plus ou moins complètement au cathétérisme, quand ce dernier est devenu impuissant.

Ces opérations multipliées par les travaux de ces dernières années, où tant de chirurgiens ont cherché en vain la clef thérapeutique de la question prostatique, doivent se classer pour la commodité de l'étude.

On peut ainsi les réduire à deux grandes méthodes générales :

A. Celles qui *s'adressent à l'obstacle lui-même*, soit en réalisant sa suppression immédiate par ablation, destruction sur place, etc. ; soit en cherchant sa disparition plus ou moins lente, par atrophie par exemple.

B. Celles qui se bornent *à dériver l'urine* de ses voies naturelles devenues imperméables, et qui laissent l'obstacle de côté.

Les méthodes qui visent *la disparition de l'obstacle prostatique* se subdivisent elles-mêmes en deux grandes classes :

I. Celles qui s'attaquent *directement* à lui ;

II. Celles qui cherchent à le détruire par *voie indirecte.*

Parmi les premières se rangent : 1° la dilatation uréthrale ; 2° la dilatation et le drainage périnéals ; 3° les injections interstitielles ; 4° les prostatotomies ; 5° les prostatectomies ; 6° les traitements électriques de l'obstacle ; 7° la thermo-cautérisation.

Parmi les secondes on compte : 1° les ligatures atrophiantes ; 2° la castration double ; 3° la vasectomie double ; 4° l'angio-névrectomie.

Les méthodes *dérivatrices* comprennent :

I. Les ouvertures temporaires ou permanentes de la vessie ;

II. L'anastomose vésico-uréthrale anté-prostatique.

A. — Méthodes visant la disparition de l'obstacle.

I. Méthodes qui s'attaquent directement à l'obstacle. — 1° Dilatation prostatique. — Cette méthode a pour but d'écarter, autant qu'on le peut sans danger, les parois de l'urèthre prostatique et de l'orifice uréthro-vésical, de façon à élargir la tranchée qui enserre le canal prostatique dans les formes constrictives de la maladie, ou à créer un chemin nouveau à côté d'une soupape, d'un lobule obstruant le canal dans les formes occlusives, et à produire une sorte de rigole sur un des côtés de l'obstacle par où puisse s'échapper l'urine.

Pour faire cette dilatation avec des instruments qui doivent parcourir toute la longueur de l'urèthre, et pour que la dilatation ne porte que sur la portion de l'urèthre qu'on veut divulser et respecte les autres portions du conduit, on ne peut pas se servir de sondes volumineuses construites sur le type ordinaire ; à partir d'un certain numéro, du reste, ces sondes ne pénétreraient plus par le méat même débridé. Il faut donc des dilatateurs spéciaux, ne dépassant pas le volume des sondes ordinaires quand on les introduit dans l'urèthre, mais pouvant se dilater sur le point précis qu'on veut attaquer une fois qu'on les a introduits. Leroy d'Etiolles avait fait construire un instrument métallique destiné à cet effet, et qui pouvait dilater toute la périphérie de l'orifice uréthro-vésical ou du canal prostatique. Mercier avait imaginé aussi un dilatateur analogue, mais qui n'agissait que sur une partie de cette périphérie et ne produisait plus une dilatation régulièrement circulaire (fig. 40).

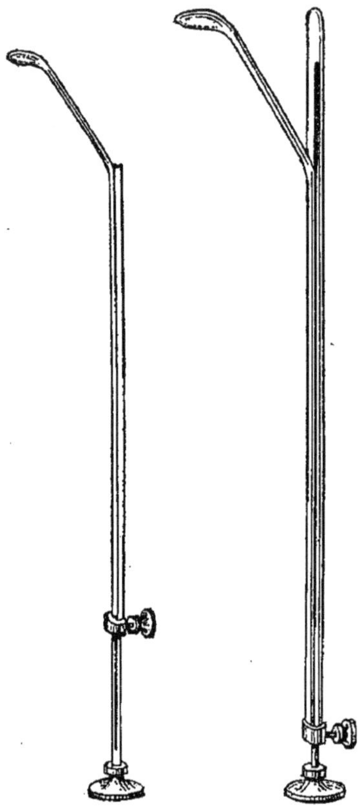

FIG. 40. — Dilatateur prostatique de Mercier.

Nous avons fait construire nous-même un dilatateur dans le genre de celui de Leroy d'Etiolles, mais beaucoup plus puissant, et se manœuvrant par un pas de vis commandé par des ailettes (fig. 41, 42, 43).

En outre, la partie dilatable de notre instrument est entourée d'un manchon de caoutchouc qui suit la dilatation et empêche toute blessure directe du canal par les ressorts qui bombent. On pourrait aussi se servir d'un dilatateur dans le genre de celui qu'Oberlander a proposé pour l'urèthre profond, qui est encore plus puissant et qui est recouvert aussi d'un capuchon de caoutchouc protecteur.

Avec ces deux derniers instruments, on peut obtenir

toute la dilatation désirable, et, sans risque de couper l'urèthre par les branches des appareils. Nous avons fait plusieurs essais dans ce genre, dans des cas où nous supposions les accidents dûs surtout à l'obstacle prostatique. Le malade est endormi, ce qui rend l'introduction du dilatateur très aisé.

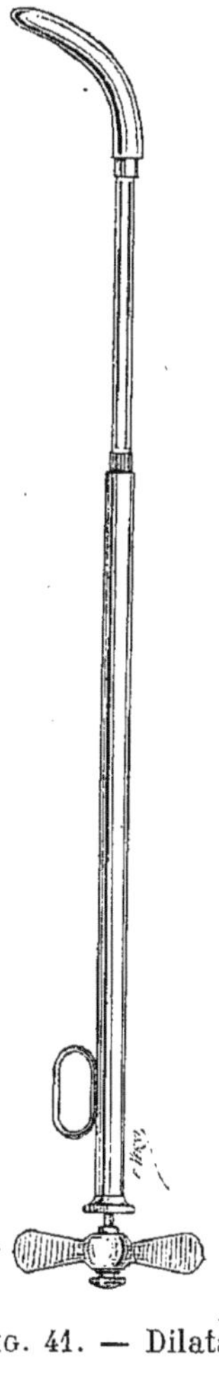

Quand il est entré dans la vessie, un aide met le doigt dans le rectum et cherche à sentir la boule que produit la dilatation commencée par le chirurgien. Il avertit ce dernier de l'endroit précis où elle se trouve, suivant qu'il la sent, ou très haut dans la vessie même, ou dans l'épaisseur de la prostate, ou plus bas près de son bec ; guidé par lui, le chirurgien, en enfonçant ou en retirant l'instrument, peut produire la divulsion précise des points qu'il veut élargir.

Cette dilatation peut être portée assez loin sans danger de déchirure sérieuse de l'urèthre. On peut aller, sans inconvénient, jusqu'à une dilatation de 45 à 50 de la filière. Quand on a bien dilaté tout l'urèthre prostatique y compris l'orifice uréthro-vésical lui-même, on retire l'instrument et on place une sonde à demeure pour quelques jours.

Fig. 41. — Dilatateur prostatique fermé, avec ses ressorts au repos, et sans son manchon de caoutchouc.

Nous avons poussé parfois la dilatation plus loin encore, et nous sommes allés jusqu'au volume du pouce environ, cherchant en dilatant ainsi l'urèthre profond tout entier, dans certains cas de spasmes très douloureux du côté du périnée, d'épreintes paraissant dûes à la contracture de l'urèthre profond en totalité, à réaliser là ce qu'on obtient dans la dilatation forcée de la fissure anale par exemple, c'est-à-dire la disparition des phé-

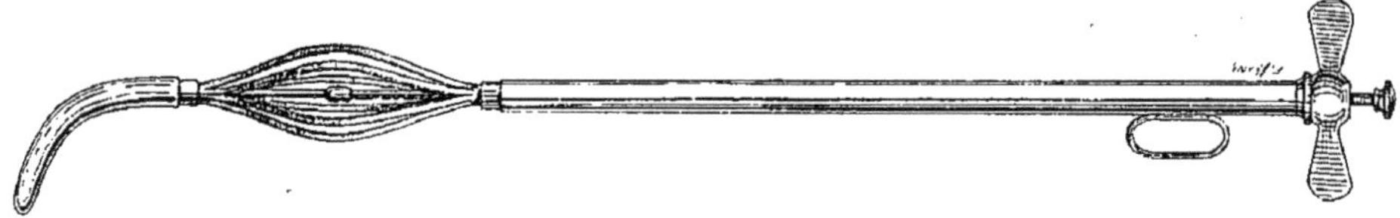

Fig. 42. — Dilatateur prostatique, avec ses ressorts tendus, mais sans manchon de cooutchouc.

nomènes spasmodiques si douloureux qui l'accompagnent.

Cette véritable *divulsion prostatique* agissant dans un double but : 1° pour procurer au malade le bénéfice d'un écartement temporaire de l'obstacle ; 2° pour supprimer la contracture douloureuse du périnée et de l'urèthre profond, nous a donné parfois de très bons résultats,

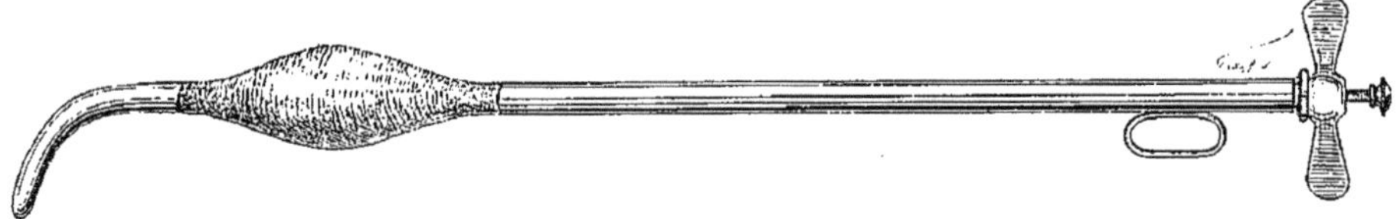

Fig. 43. — Dilatateur prostatique avec ses ressorts tendus et son manchon de caoutchouc.

provisoires tout au moins. Nous devons dire que chez plusieurs malades ils n'ont pas été très durables ; mais pendant quelques semaines, ils leur ont procuré une réelle amélioration. Chez d'autres, la divulsion n'a rien donné.

Nous avons même espéré, par cette dilatation forcée de tout l'urèthre profond, arriver à créer une incontinence vraie, temporaire, pouvant agir à la façon d'un drainage, mais d'un drainage par les voies naturelles, ce qui n'a pas les mêmes inconvénients qu'une fistule et qui n'aurait en l'espèce que des avantages. Mais, nous n'avons pas pu réussir à ce point de vue, et nous n'avons jamais obtenu ce qu'on obtient, sans le vouloir alors, après les dilatations forcées de l'urèthre féminin faites comme temps préliminaire d'une opération sur la vessie de la femme, ou même comme simple moyen d'exploration, c'est-à-dire l'incontinence momentanée.

2° Dilatation prostatique suivie du drainage périnéal [1]. — Son manuel opératoire est des plus simples.

Dans un *premier temps*, on pratique une boutonnière périnéale à l'urèthre membraneux. — Dans un *second temps,* on essaye de dilater fortement avec le doigt l'urèthre prostatique. Si on n'y parvient pas aisément, on incise délibérément le canal prostatique au bistouri boutonné, de façon à créer un large conduit. — Dans un *troisième temps*, on laisse à demeure un gros drain, de 1 cent. 1/2 de diamètre environ, pour calibrer le canal et empêcher la soudure prématurée des lèvres de l'incision prostatique. Ce drain est laissé en place un mois et demi à deux mois pour « tunnelliser » la prostate.

Harrison se servait d'un tube en gomme rigide, analogue à une canule de trachéotomie. Watson a conseillé une canule adaptée à la forme de l'urèthre postérieur et largement ouvert vers son extrémité vésicale *(périnéal drainage tube).*

[1] Méthode dite de Harrison.

La méthode consiste donc essentiellement, comme on le voit dans la dilatation progressive immédiate de l'urèthre profond, ou même dans l'incision de « la barre prostatique », de la saillie anormale de la lèvre postérieure du col, s'avançant en soupape vers la paroi antérieure du canal ou de l'orifice uréthro-vésical.

Le drain, et même les canules spéciales, ont quelques inconvénients ; ils se déplacent facilement, sont une cause d'irritation, parfois même d'infection du trajet, et nous avons cherché à les supprimer dans la majeure partie des cas, où nous avons pratiqué cette opération. Nous avons observé les mêmes bons résultats, et tout aussi durables, en les supprimant. Seulement, pour conserver les heureux effets du drainage typique, il faut *pousser très loin la dilatation de l'urèthre profond.* Nous nous sommes servi pour cela d'un dilatateur spécial rappelant en petit *le speculum ani* de Paré ; on peut employer encore une pince à deux ou trois branches dans le genre de certaines sondes dilatatrices (la sonde de Reverdin par exemple) pour lavages utérins, et avec lesquelles on lave la vessie après la dilatation[1]. Il faut *divulser* le col vésical (et nous entendons sous ce nom l'urèthre prostatique et l'orifice uréthro-vésical) jusqu'à ce qu'on puisse très aisément y passer le doigt et même le pouce, sans qu'on se sente aucunement serré par l'étreinte du col.

Ainsi comprise et exécutée, la dilatation peut très bien se passer de drainage consécutif. Les opérés conservent l'incontinence périnéale complète pendant trois semaines

[1] En général, une fois la boutonnière faite à l'urèthre membraneux, nous amorçons progressivement la dilatation de l'urèthre prostatique par le passage successif de bougies d'Hégar de plus en plus volumineuses.

ou un mois au minimum, et plus tard, quoique retenant leurs urines, ils peuvent encore largement pisser par le périnée pendant plusieurs semaines.

La dilatation périnéale ainsi pratiquée agit de deux façons : 1° elle *draine efficacement la vessie*, et plus directement peut-être que la taille hypogastrique, car le drainage porte plus près du bas-fond, sur le plancher vésical lui-même[1] ; 2° elle fait *disparaître le spasme* du col vésical, spasme qui joue un grand rôle dans la dysurie prostatique. Avec ce spasme disparaissent aussi les douleurs, les épreintes si pénibles pour certains malades, alors même que l'écoulement de leurs urines est assuré par la sonde à demeure, par exemple. Les muscles uréthraux et péri-uréthraux profonds une fois divulsés, cessent leur contracture douloureuse. Il y a là, en somme, une action analogue à celle de l'opération de la fissure anale par la dilatation.

D'après ce que nous venons de dire, et pour nous résumer, nous dirons que la dilatation périnéale nous paraît une excellente opération. Nous l'avons faite un certain nombre de fois déjà ; elle donne des résultats palliatifs sans doute et temporaires souvent, mais chez bon nombre de malades elle améliore considérablement et pour un assez long temps la situation ; elle marque même, pour certains d'entre eux, l'ère d'un véritable rétablissement.

Il ne faut pas oublier non plus que l'opération de Harrison peut, dans certains cas, se combiner à une

(1) Ceci a de l'importance pour les vieilles vessies infectées sur le plancher desquelles le pus glaireux, la boue phosphatique, les détritus fibrineux, etc., etc., s'accumulent, et peuvent rester accumulés, même après la taille hypogastrique.

opération beaucoup plus active que le simple drainage ou même la prostatotomie. On peut la faire suivre d'une véritable *prostatectomie périnéale*.

Dans le cas, en effet, où après la boutonnière périnéale on vient à sentir du côté de l'urèthre prostatique ou à l'orifice uréthro-vésical, une de ces tumeurs plus ou moins isolées qui encombrent le col vésical sous forme d'obstacles limités, de lobulations isolées, etc., et qui caractérisent ce qu'on pourrait appeler les formes d'*hypertrophie occlusive*, par opposition aux prostates uniformément hypertrophiées et qui sont surtout rétrécissantes (*hypertrophie constrictive* alors), rien n'empêche de les enlever par la voie périnéale avec de fortes curettes ou des pinces-gouges, par exemple. Leur ablation est sans doute, en ce cas, beaucoup moins facile que par la voie hypogastrique, où on peut *voir* ces obstacles et en faire l'ablation plus méthodique. Mais cependant, par la voie périnéale, et quoiqu'on agisse sans voir, on peut fort bien arriver à débarrasser le col vésical des obstacles de cette catégorie. Nous l'avons fait pour notre compte dans un cas avec succès.

3° INJECTIONS INTERSTITIELLES. — C. Heine avait fait avec une aiguille de Pravaz plusieurs injections de teinture d'iode dans la prostate par le rectum. S'il faut en croire Le Dentu, les essais de ce chirurgien n'ont pas été heureux. Chez plusieurs, il y a eu des abcès de la glande, et l'un d'eux mourut même de pyohémie. Les résultats fonctionnels ne furent pas brillants non plus.

Certains chirurgiens ont essayé des injections interstitielles avec d'autres substances, de l'ergotine par exemple, espérant réaliser ici l'atrophie des « corps fibreux de la prostate » comme on l'avait fait pour certains fibrômes utérins traités par les mêmes injections; les résultats ne paraissent pas avoir été satisfaisants du tout.

4° Prostatotomie. — Comme le nom l'indique, dans la prostatotomie, on se borne à inciser le tissu prostatique au niveau du point supposé rétréci ou obstrué, sans en rien réséquer, et sans faire exérèse de ce tissu.

La prostatotomie se fait par deux voies de choix : *a)* l'urèthre ; *b)* le périnée.

a) Prostatotomie uréthrale. — La prostatotomi uréthrale proposée par Guthrie qui se servait à cet effet d'un instrument très imparfait, a été beaucoup pratiquée à l'époque de Civiale, Mercier, Leroy d'Etiolles. C'est Mercier qui l'a défendue avec le plus d'acharnement, et c'est lui qui a proposé la meilleure instrumentation pour la pratique. Après de bien vives polémiques, de chaudes discussions, elle n'est plus utilisée aujourd'hui que par quelques vieux praticiens témoins des luttes d'autrefois.

Mercier avait fait construire deux sécateurs, l'un à lance fixe peu usité, l'autre à lance courante (fig. 44). Ils devaient servir à diviser les barres prostatiques, et leur mode d'emploi avait été ainsi fixé par Mercier.

« Il a, dit-il, la forme de ma sonde exploratrice, seulement il n'est pas tout à fait cylindrique et il a un peu plus de diamètre de la face correspondant au bec vers la face opposée, tandis qu'il en a un peu moins d'un côté à l'autre. Dans l'épaisseur de la tige, tout près de l'angle de la courbure, se trouve une lance qu'on peut

[1] *Ann. für Klin Chir*, Band XVII, 1894.

faire saillir à volonté de deux, quatre et même six millimètres, sans que cependant la pointe de cette lance se dégage complètement de l'épaisseur du bec, condition importante pour ne pas être exposé à accrocher les tissus. Lorsque l'instrument est ouvert au maximum, le tranchant de la lame représente une ligne qui, partant de la tige à 45 millimètres de l'angle, irait toucher sur le milieu à peu près du bec. Un mécanisme particulier permet, lorsque cette lame a pénétré dans la vessie, de l'ouvrir au degré convenable et de la fermer à volonté.

Lorsqu'on l'introduit dans la vessie on explore le col,

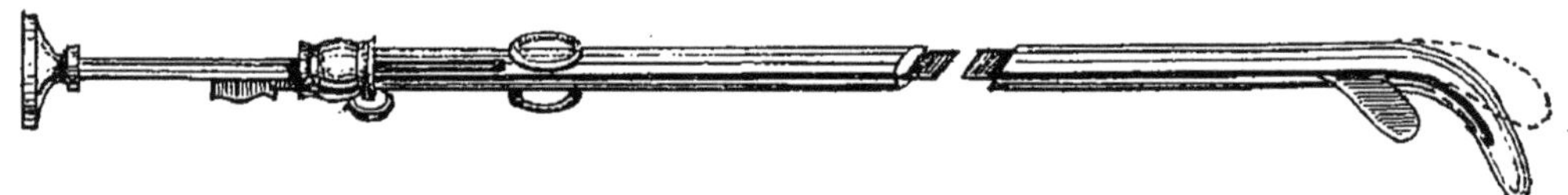

Fig. 44. — Sécateur à lame courante de Mercicr.

on tourne le bec directement en arrière et on l'attire jusqu'à la valvule. Après s'être bien assuré de l'état des choses, on la repousse dans la vessie d'une quantité égale à la longueur de la lamc, et on ouvre celle-ci de 4 millimètres, terme moyen. Il suffit alors de retirer l'instrument jusqu'à ce que son bec se trouve arrêté par le col de la vessie, pour opérer la division de la valvule de son bord libre vers son bord adhérent.

Après ce premier temps on peut fermer la lame, comme je le fais presque toujours sans inconvénient; on repousse l'instrument comme la première fois et dans la même direction, ce qui permet de rendre la section plus complète encore ; puis, si l'on veut faire des incisions latérales, on répète la même manœuvre, le bec étant toujours tourné en arrière, mais dans la direction des diamètres obliques du bassin. Après quoi, on ferme la lame, on tourne le bec, et on retire l'instrument ».

L'opération de Mercier n'est pas malaisée, pas grave, mais malheureusement elle n'a pas donné à tous les chirurgiens les mêmes bons résultats qu'à son auteur. Voillemier et Le Dentu [1] ne s'en montrent pas très satisfaits pour quatre malades sur lesquels ils l'ont pratiquée.

b) *Prostatotomie uréthrale.* — Le mot de *prostatotomie par la voie périnéale* est souvent appliqué à l'opération dite de Harrisson, à laquelle convient mieux le mot propre de *drainage périnéal.* Cette dernière opération n'est pas toujours, comme nous l'avons vu, une prostatotomie à proprement parler. Le plus souvent, c'est une dilatation suivie de drainage. Evidemment, cette dilatation forcée, cette véritable divulsion parfois, s'accompagne bien souvent de véritables déchirures du tissu prostatique ; mais ce ne sont nullement là des sections nettes, des incisions méthodiques sur un point donné, comme dans les prostatotomies typiques [2].

Ce qui constitue vraiment une prostatotomie uréthrale c'est la galvano-caustie par la méthode de Bottini. Il y a bien là une section nette portée sur un point déterminé ; seulement elle est faite à la lame mousse de l'électro-négatif, au lieu d'être faite à la lame tranchante de l'acier ordinaire. On pourrait donc très rationnellement la décrire à propos de la prostatotomie. Comme l'agent employé pour la section est très spécial, et vise un but très particulier, il vaut mieux cependant décrire la méthode à part, avec les autres méthodes électriques.

[1] *Loco citato*, p. 127.

[2] Dans certains cas cependant, la boutonnière de l'urèthre une fois faite au périnée, on attaque l'angustie prostatique non plus avec le doigt mais avec une lame. On fait alors vraiment une prostatotomie périnéale.

5° PROSTATECTOMIES. — La prostatectomie, c'est l'excision du tissu prostatique pathologique qui encombre ou rétrécit l'urèthre et l'orifice uréthro-vésical. Elle porte sur tel ou tel point de la prostate ; suivant les cas particuliers, elle enlève tel ou tel lobe, ou telle ou telle portion de lobe.

Ainsi comprise elle peut se faire : *a)* soit par la voie uréthrale ; *b)* soit par la voie périnéale ; *c)* soit par la voie suspubienne ; *d)* soit enfin, dans les cas où l'opération a voulu porter sur la presque totalité de la glande prostatique, par ces différentes voies combinées, surtout la voie périnéale et hypogastrique combinées.

a). Prostatectomie uréthrale. — Elle n'est plus employée aujourd'hui et n'a plus qu'un intérêt historique. Mercier avait construit un *exciseur de la barre prostatique* ; Jacobson, Leroy d'Etiolles aussi. Velpeau avait également préconisé le *broiement* des brides et des tumeurs prostatiques obstruant le col, à l'aide d'une pince à écrasement ou d'un instrument lithotriteur, sans jamais le pratiquer du reste.

On s'explique bien d'ailleurs l'abandon de la méthode quand on songe à l'impossibilité de faire quoi que ce soit d'important, de précis, au point de vue de l'exérèse prostatique, par une voie aussi obscure, aussi indirecte, aussi étroite que la voie qui suit tout le canal uréthral de l'homme.

Avec l'instrument que Mercier considérait comme précis et très pratique, et s'il faut en croire un cas dans lequel Voillemier et Le Dentu[1] s'en sont servis, on avait les plus grandes difficultés à faire passer la barre entre

[1] *Loc. cit.*, p. 128.

les mors de l'instrument. Si on ajoute à cela qu'on n'est jamais sûr de la situation exacte de cette barre, on voit qu'on fait une excision « au petit bonheur » en quelque sorte, nullement réglée. En admettant même enfin que la barre soit bien excisée, le bénéfice de l'opération n'est que temporaire ; le tissu enlevé en masse, muqueuse uréthrale et tissu sous-jacent, court en outre le risque de constrictions nouvelles par du tissu cicatriciel.

La forme de l'instrument de Mercier était celle d'un brise pierre.

Après l'avoir introduit dans la vessie comme le sécateur, et avoir tourné son bec en arrière, on écarte ses branches pour saisir la barre dans son milieu. Celle-ci pourrait fuir devant les mors au moment de leur rapprochement, aussi faut-il la traverser avec un dard en forme de flèche. Il ne reste plus qu'à pousser fortement la branche mâle contre le mors de la branche femelle, pour exciser une partie de la barre prostatique.

b). Prostatectomie périnéale. — Les incisions qui peuvent aborder la prostate dans ce but sont les incisions des différentes tailles périnéales (médiane, latérale, bilatérale).

Chaque opérateur s'est servi, suivant ses préférences, de telle ou telle incision, et cette question de technique n'a pas beaucoup d'importance. Il nous semble cependant que les larges incisions transversales du type de celle de la taille pré-rectale, par exemple, doivent donner plus de jour, plus de facilité opératoire, que les incisions longitudinales ou obliques.

Celles-ci ne paraissent guère avoir été utilisées du reste que pour faire par l'*urèthre préalablement ouvert* l'ablation de tumeurs prostatiques plus ou moins pédiculées et mobiles, encombrant le col vésical.

On avait même le plus ordinairement commencé par une simple boutonnière périnéale, pour faire la dilatation digitale de la prostate par exemple, et c'est seulement après coup, après avoir reconnu l'existence de ces tumeurs, qu'on s'est décidé à tenter leur ablation. Celle-ci a été faite alors avec des instruments divers, pinces coupantes, pinces-gouges, etc.

Dans certaines prostatectomies périnéales, au contraire, on s'est préoccupé d'attaquer directement par sa surface extérieure la prostate hypertrophiée, *sans ouvrir l'urèthre* ou en l'ouvrant accessoirement pour compléter l'intervention. Ce sont alors de larges incisions toutes différentes de la boutonnière périnéale simple, qu'on a employées. On s'est servi souvent d'une incision du type de la taille prérectale, mais de courbure plus grande et de plus large dessin, pour pouvoir plus aisément décoller le rectum un peu plus haut et bien exposer les faces latérale et postérieure de la glande.

Voici comment Dittel aborde la prostate par sa face extérieure, et la marche générale qu'il faut suivre dans cette opération.

On commence par placer dans l'urèthre un cathéter métallique, comme pour la taille.

On fait ensuite une large incision périnéale suivant tout le raphé périnéal et se prolongeant derrière l'anus. On fait enfin une résection cunéiforme du tissu prostatique sur chacun des lobes (fig. 45) *sans intéresser l'urèthre qui traverse la glande.*

Dans cette opération, en somme, on excise toute une tranche de la filière que traverse l'urèthre (tranche en quartier d'orange), sans ouvrir ce canal à aucun moment de l'opération.

On conçoit, du reste, qu'on peut varier de bien des façons la forme et l'étendue de l'excision elle-même.

c) *Prostatectomie sus-pubienne.* — C'est surtout Mac-Gill, Kümmel, Mayo-Robson, qui en ont multiplié l'emploi, Mac-Gill notamment. Ce dernier, en effet, l'a spécialement étudiée et a essayé de réglementer ses manœuvres et son instrumentation. A l'étranger, on désigne fréquemment l'opération sous son nom.

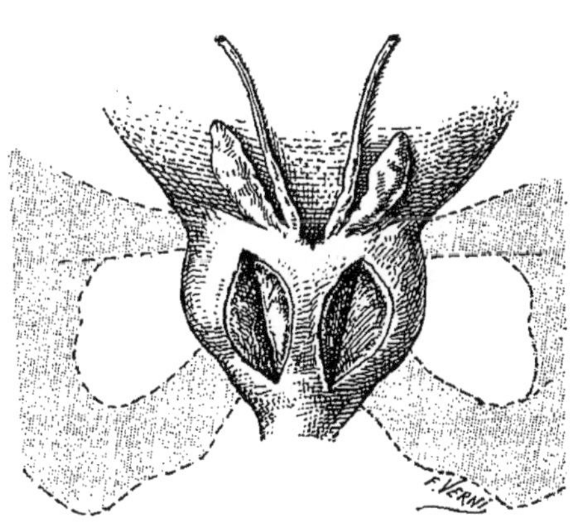

Fig. 45. — Opération de Dittel. — Excision cunéiforme de la face postérieure de chaque lobe latéral.

Les premiers temps de cette opération sont ceux de la taille hypogastrique ordinaire. Une fois la vessie ouverte, on va avec le doigt explorer l'orifice urétro-vésical. Si on trouve là une ou plusieurs tumeurs le surplombant ou l'obstruant, on les enlève de différentes façons, suivant leur volume, leur forme, leur attache pédiculée ou sessile. Tantôt, comme pour les petites tumeurs pédiculées, on ne s'occupe pas de la muqueuse, un simple coup de ciseaux suffit pour enlever en bloc la tumeur et la muqueuse qui la recouvre.

On peut se servir pour l'exérèse de l'anse galvanique, du thermocautère qui évitent le sang. Dans d'autres cas, quant on ne trouve pas de tumeur bien isolée, limitée, et que la masse hypertrophiée paraît trop compacte ou sessile, on incise la muqueuse vésicale sur le plancher, on la décolle ensuite, et par dessous on procède par morcellement des lobes. On y taille *des tranches* du côté où semble siéger l'obstacle, on évide le pourtour du col avec des pinces-gouges, etc. [1]

Nous allons voir, du reste, en citant les principaux opérateurs qui ont fait ces interventions, comment ils ont procédé dans les cas particuliers qu'ils ont eu à traiter.

Pour terminer l'opération, une fois l'exérèse faite, on place une sonde à demeure dans l'urèthre, et si des contre-indications spéciales ne viennent pas l'empêcher, on suture la plaie vésicale hypogastrique.

Cette opération a été faite un nombre énorme de fois dans ces huit ou dix dernières années surtout par les chirurgiens anglais et américains qui l'ont pratiquée de propos délibéré. En France elle a été faite souvent aussi, mais de façon moins voulue, moins prévue pour ainsi dire. C'est ordinairement au cours d'une cystotomie entreprise par exemple pour un calcul, ou pour des accidents douloureux de cystite, ou même pour une rétention tenace, que le chirurgien, la vessie une fois ouverte et s'apercevant d'un obstacle *en croupion* ou *en luette* surplombant le col, a profité de l'occasion pour le retrancher d'un coup de ciseaux.

Les statistiques les plus contradictoires existent sur le compte de cette intervention, et ceci s'explique. Elle est en effet innocente ou très grave ; elle peut presque tout ou presque rien. Elle est innocente et très efficace si on

[1] Certains chirurgiens sont parvenus à « énucléer » facilement de grosses masses hypertrophiées, comme des fibrômes utérins par exemple, ou certains goîtres, et on fait naître l'espérance de pouvoir faire ainsi une énucléation intra-glandulaire systématique ; mais on ne rencontre pas toujours des tumeurs encapsulées au sein de la prostate hypertrophiée. Nous avons montré que ces formes étaient loin d'être constantes.

à la chance de toucher sur une véritable luette, sur un lobe pédiculé formant soupape ; elle est très grave et ne peut pas grand'chose si on arrive sur une prostate massivement hypertrophiée et uniformément constrictive, qu'il faut évider et dont il faut extraire de gros morceaux. On peut réussir sans doute, même dans ce dernier cas, à dégager le canal des lobes qui l'enserrent, et l'intervention, tout en restant grave, peut devenir efficace entre les mains d'un chirurgien exercé, ainsi que le prouve du reste un certain nombre d'observations ; mais nous craignons bien qu'alors les résultats ne soient pas très durables, et que les cicatrices qui résultent forcément de ce mode d'intervention, quelque soit le soin qu'on ait pris d'attaquer les lobes par dessous la muqueuse vésicale du plancher décollé et non du côté de l'urèthre, ne viennent plus tard rétrécir et dévier à nouveau le canal uréthral.

Ce qui nous manque aussi pour apprécier plus complètement l'opération, ce sont des autopsies faites longtemps après l'opération et montrant exactement ce qu'est devenue la traversée uréthrale après la prostatectomie. On a certes beaucoup d'observations où sont notés des symptômes d'amélioration comme ceux-ci : miction spontanée devenue plus facile — ou rétablie après une longue période de disparition — cathétérisme plus aisé, etc.

Mais nous savons, et nous insisterons sur ces signes à propos de la castration, que ce sont là des phénomènes sur lesquels il importe de ne pas s'illusionner, et qu'on ne doit pas se hâter de rapporter à une diminution ou suppression de l'obstacle ; ils peuvent être dûs à de simples actions vaso-motrices et peuvent survenir chez nos prostatiques à la suite d'interventions minimes, ou même de soins anodins. Ils peuvent cependant fort bien être sous la dépendance directe de l'opération dans certains cas, mais nous n'avons encore rien qui nous permette de différencier bien nettement ces effets directs de l'opération des phénomènes décongestifs dont nous parlons ; en tous cas, il faut toujours se méfier de confondre les uns avec les autres.

Au congrès de Rome (1894), Mayo-Robson a présenté 12 cas de prostatectomie suspubienne. Un seul opéré a succombé à de la suppuration périvésicale. Les autres, chez lesquels les masses prostatiques ont été, soit énucléées, soit traitées par l'excision cunéiforme, ont été guéris et ne se sont plus sondés. Pour enlever le lobe moyen, Mayo-Robson se sert d'une pince coupante circulaire; pour les lobes latéraux, il énuclée avec l'index tout ce qu'il peut, après avoir incisé la muqueuse vésicale sur la masse prostatique saillante du côté de la vessie et découvert cette masse en écartant la muqueuse décollée de sa surface. L'auteur a ajouté que dans les cas bien choisis[1] c'est une intervention bénigne. Vignard avait déjà bien fait ressortir dans sa thèse les indications limitées de la prostatectomie, et montré les dangers de cette intervention radicale pratiquée aveuglément[2]. Sur 36 observations de prostatotomie ou prostatectomie

[1] Les cas « bien choisis » sont ceux des sujets pas trop âgés encore, et surtout pas trop avancés dans leur maladie urinaire. C'est probablement aussi ceux où on a affaire à des obstacles circonscrits plus ou moins pédiculés ou facilement énucléables. Malheureusement, nous l'avons dit souvent déjà, il n'est guère possible de reconnaître à l'avance ces conditions, et ce n'est pas ordinairement le chirurgien qui « choisit » ces cas, mais bien le pur hasard.

[2] VIGNARD, *Prostatotomie et prostatectomie*. Thèse Paris, 1890. G. Steinheil, éditeur.

réunies par lui, 6 fois seulement la miction spontanée a été rétablie.

Au *Congrès de chirurgie* de 1895, Desnos a cité sa statistique ainsi résumée : sur 22 résections de la prostate, 2 morts, 1 aggravation, 4 états stationnaires, 15 améliorations ou guérisons. Mais il a opéré des malades relativement jeunes encore, au-dessous de 65 ans, et à vessie encore suffisamment active. Du reste, dans cette statistique, il n'y a pas que des exérèses valvulaires ou de lobes pédiculés ; la statistique serait meilleure encore si l'opération ne s'adressait qu'à ces cas favorables.

Il est encore revenu sur cette question de la prostatectomie au Congrès de Moscou [1]. « Quand la vessie a conservé sa contractilité et que la prostate forme un obstacle évident au niveau du col, on est autorisé à intervenir. Deux cas se présentent alors. Tantôt la prostate est augmentée de volume en totalité ; il faut alors agir sur la masse du tissu prostatique, et la castration double paraît être l'opération de choix ; tout au moins le traumatisme qu'elle entraîne est de peu d'importance et elle comporte une bénignité très grande dans son pronostic.

Au contraire, quand des saillies des lobes latéraux ou médians viennent faire obstacle au libre écoulement de l'urine, les conditions ne sont plus les mêmes, et la castration a peu d'action sur ces petites tumeurs. Contre elles, il faut agir directement. La prostatectomie répond alors aux diverses indications. Les méthodes intra-uréthrales sont frappées d'infériorité, car elles ne présentent pas une sécurité suffisante, et elles ne permettent pas de bien régler l'opération.

1 Août 1897

Le même reproche peut être fait à la voie périnéale qui est toujours assez étroite et rend les manœuvres malaisées. C'est par la taille hypogastrique qu'on abordera les saillies prostatiques. La technique est essentiellement variable suivant la disposition des tumeurs : s'il existe un pédicule, une excision simple suffit quand la production est petite ; mais en présence d'une grosse masse, il faut disséquer la muqueuse vésicale, et au-dessus d'elle pratiquer une excision cunéiforme des masses prostatiques. La profondeur à laquelle pénétrera cette incision sera en proportion avec le volume de la glande elle-même ».

Les résultats de ces opérations sont bons quand elles sont faites dans des conditions convenables, c'est-à-dire lorsque : 1° la *vessie est suffisamment contractile ;* 2° le sujet n'est pas trop âgé. Il est évident aussi que des lésions rénales anciennes contre-indiquent toute intervention. La mortalité est peu considérable. Sur 23 opérations pratiquées, Desnos note 2 morts ; 13 fois l'amélioration a été manifeste et la rétention a cessé ou diminué dans une proportion considérable ; les résultats n'ont pas été moins bons au point de vue de l'antisepsie de la vessie, qui a toujours été facile à réaliser une fois le pourtour du col libéré.

Edwin M. Cose[1] dit avoir fait une prostatectomie du lobe moyen par la voie sus-pubienne, avec un succès complet définitif (?), sur un vieux rétentionniste de 76 ans. Le lobe n'étant pas suffisamment pédiculé pour permettre l'emploi de l'écraseur, il fut détruit au thermocautère.

Bryon[2] a publié un travail d'ensemble basé sur un

[1] *New-York med. journ.* Juin 1895.

[2] *Ibidem*, août 1898.

total de 17 cas dont les premiers remontent à une époque où cette opération était encore dans l'enfance et sa technique mal réglée ; les malades avaient comme âge de 50 à 78 ans ; la mortalité globale a été d'un peu plus de 25 p. 0/0, mais ce chiffre ne représente pas la mortalité réelle. Trois malades, en effet, doivent être défalqués, l'un étant mort d'hémorragie par sarcome de la prostate, les deux autres ayant succombé à une affection rénale. Après cette diminution, on arrive ainsi à 4 décès sur 24 cas, soit une mortalité de 16,6 p. 0/0; sur 13, la guérison a été complète ; deux fois l'amélioration a été presque nulle ; et 9 fois on a combiné la boutonnière périnéale et l'ouverture hypogastrique. Dans ces opérations on a vainement essayé de fermer par la suture l'orifice sus-pubien.

Fuller[1] relate 6 cas de prostatectomie opérés avec succès et de la façon suivante: une fois la vessie ouverte par l'hypogastre, l'index gauche y est introduit pour chercher l'orifice vésical de l'urèthre ; la main droite prend une paire de fort ciseaux à manches longs et à tranchant dentelé.

Ces ciseaux vont sectionner la paroi vésicale au-dessus de la prostate et dans l'étendue de 3 à 4 centimètres, en arrière de l'orifice uréthro-vésical. L'index passe alors à travers l'incision vésicale, pendant que le poing de l'autre main exerce une forte pression sur le périnée pour ramener la masse prostatique sous l'index qui va chercher à l'énucléer en masse ou par fragments. On fait ensuite une taille périnéale, par laquelle on introduira une large sonde molle dans la vessie pour faire des injections.

[1] *Journ. of cut. and gen. urin.* Février 1895, analysé, in *Ann. gén. urin.*, 1896.

Les vraies indications de l'opération sont *théoriquement* bien nettes : ce sont celles de lobules limités, de végétations plus ou moins mobiles se rabattant sur l'orifice uréthro-vésical ou encombrant l'urèthre prostatique, car alors : 1° d'une part, l'opération sera très efficace ; 2° d'autre part, elle aura le minimum de danger. Malheureusement le diagnostic de ces formes d'hypertrophie est presque impossible en clinique, quoi qu'en aient dit Mercier et les anciens auteurs. Outre cette incertitude du diagnostic, ce qui diminue encore l'importance thérapeutique de cette méthode, c'est que, même en admettant qu'on puisse reconnaître d'avance les formes spéciales d'hypertrophie dont nous venons de parler et qui sont les cas favorables à cette intervention, ces cas seront toujours très restreints dans le nombre total des prostatiques, parce que les formes d'hypertrophie à « luette », à « couvercle », dont nous parlions, sont en réelle minorité par rapport aux formes généralement constrictives et dans lesquelles l'urèthre prostatique est passé comme à la filière sur tout son parcours.

Il y a enfin, comme on l'a fait justement remarquer, la *question de la contractilité vésicale qui joue ici un rôle essentiel.* Si elle est perdue ou très affaiblie, le résultat fonctionnel demeure forcément très imparfait.

d) Prostatectomies par les voies périnéale et hypogastrique combinées. — Assez souvent, on a combiné l'emploi de ces deux voies dans des cas de prostatectomie partielle ou totale, pour cancer, tuberculose, ou pour des cas traumatiques, etc.

Mais cette opération complexe appliquée à l'exérèse de l'hypertrophie prostatique sénile paraît revenir à Nicholle.

Elle a été pratiquée depuis un certain nombre de fois, en Amérique notamment, là où, du reste, on a fait une véritable débauche d'interventions actives sur la prostate.

Certains chirurgiens, sans faire de prostatectomie véritable des deux côtés, s'étaient déjà servis de deux voies, dans des cas où la voie sus-pubienne ne leur avait pas permis de lever complètement l'obstacle. Kümmel[1] avait pratiqué la taille hypogastrique, et ensuite fait, par cette voie, la dilatation forcée de l'urèthre prostatique ; puis il y avait laissé un gros tube à demeure. Schmidt[2] avait dû, un mois après une taille sus-pubienne, faire la dilatation forcée de l'urèthre prostatique par le périnée. C'est qu'en effet, dans plusieurs cas, il ne paraît pas y avoir d'obstacle du côté de la vessie, et tout se passe dans l'urèthre lui-même, où l'on ne peut guère agir par la cavité vésicale.

Belfied[3] avait recommandé aussi l'opération mixte, mais sans faire nécessairement la prostatectomie véritable ; en se servant de la taille sus-pubienne pour voir si on trouve un obstacle saillant du côté de la vessie, et puis, cet obstacle une fois enlevé s'il existe, en faisant ensuite la boutonnière périnéale pour aller attaquer la déformation de l'urèthre prostatique produite par les lates latéraux et qu'on ne peut que difficilement atteindre par la cavité vésicale.

Watson[4] reconnaît aussi des avantages sérieux à la méthode combinée ; elle le satisfait davantage au point

1 Cité par Forgue, in *Traité de chirurgie*, t. VII, p. 150.

2 *Ibidem.*

3 *Amer. Journ. of the med. sciences*, nov. 1890.

4 *Boston med. and surg. Journal*, août 1895.

de vue de la cure radicale en permettant d'agir sur les deux faces, externe et vésico-uréthrale de la prostate. La mortalité opératoire est peut-être plus élevée, mais les résultats sont plus stables.

Statistique générale des résultats des prostatotomies et prostatectomies. — La statistique de Belfied [1] donne les chiffres suivants : 133 prostatectomies (périnéales, hypogastriques ou par les deux voies combinées) ont donné 29 succès, c'est-à-dire le rétablissement de la miction spontanée. Dans 7 cas, le résultat se maintint pendant 2 ans et plus; dans 5 cas il dura un peu moins de deux ans ; dans 3 cas il se maintint entre un an et 18 mois ; dans 9 cas il ne fut que de six mois à un an ; dans 5 cas il dura à peine 6 mois.

La statistique de Watrin est la suivante :

Sur 109 cas de prostatectomie sus-pubienne, le succès (rétablissement de la miction spontanée) a été noté 80 fois environ, morts 20 environ.

Sur 20 cas de prostatotomie périnéale on note 10 succès ; morts 2.

Sur 16 cas de prostatectomie périnéale, 8 succès ; morts 3 environ.

Sur 3 opérations de Dittel, 1 succès environ.

Voici celle de Prédal [2]. Sur 46 opérations périnéales 20 succès, 7 insuccès, 5 morts. Sur 184 opérations sus-pubiennes, 112 succès, 33 morts, 19 résultats inconnus.

Voici enfin celle de Desnos prise en bloc sur les prostato ou prostatectomies, et sans différencier ce qui revient

[1] Cité par Forgues, *Tr. de chirurgie* (*loco citato*).

[2] Cité par Desnos. *Traité élém. des maladies des voies urinaires*. Paris 1898, p. 443.

aux unes et aux autres. Sur 24 de ces opérations, 16 améliorations ou guérisons, 5 états stationnaires, 1 aggravation et 2 morts.

Cabot, de Boston, réserve l'intervention chirurgicale pour quelques cas spéciaux seulement. Une fois la rétention commençante diagnostiquée, il fait sonder le malade le soir, avant le coucher, le matin à son lever; s'il survient de la cystite à la suite de ce cathétérisme régulier, on établit une sonde à demeure. A la période de rétention complète, de miction par regorgement, il suit le conseil de Guyon et recommande la plus grande prudence dans l'emploi de la sonde.

White [1] pense qu'une affection rénale avancée est une contre indication formelle au traitement opératoire, mais que celui-ci doit être mis en œuvre dès que le traitement palliatif par la sonde ne donne pas de résultat. Il cite comme ressources opératoires: 1° la distension de la portion prostatique de l'urèthre ; 2° la prostatotomie périnéale ; 3° la prostatectomie périnéale ; 4° la prostatectomie sus-pubienne et c'est à cette dernière qu'il se rallie.

6° Les traitements électriques. — *a*) *La méthode de Bottini* (*galvano-caustie-prostatique*). — Le traitement galvano-caustique de l'hypertrophie de la prostate imaginé il y a longtemps déjà par Bottini (de Pavie), et décrit en entier par son auteur au 10e Congrès international des sciences médicales de Berlin (1890) n'a pas eu, en France, la vogue qui semble l'avoir accueillie ailleurs, en Italie et en Allemagne notamment.

[1] Rôle actuel de la chirurgie dans l'hypertrophie de la prostate. *Annales of surgery*, 1893, vol. XVIII, 2. — Analysé in *Amer. journ. of med. sciences*, 1893, p. 723.

Les résultats fournis par cette méthode nous semblent cependant assez sérieux pour nous engager à insister un peu longuement sur ce moyen thérapeutique, et sur les perfectionnements successifs que M. Bottini y a apportés.

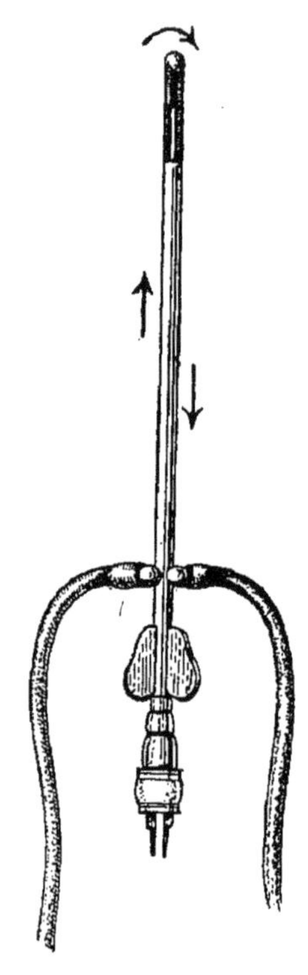

Fig. 46. — Appareil de Bottini pour galvano-caustie. Un courant d'eau froide y passe à volonté.

Le procédé consiste essentiellement à établir, par la cautérisation ou par l'incision galvano-caustique, une brèche dans la barrière formée par les lobes hypertrophiés de la prostate, et en se servant uniquement de la voie uréthrale.

Voici maintenant les détails les plus nouveaux [1] fournis par l'auteur lui-même sur la technique et les résultats des cautérisations et des incisions galvaniques.

Bottini se sert de deux instruments, l'un le *cautérisateur*, l'autre l'*inciseur*. Ils sont tous deux munis d'un appareil réfrigérant. Au début de sa pratique, Bottini se servait surtout du cautérisateur ; actuellement, il emploie plus volontiers l'inciseur (fig. 46).

« L'expérience clinique m'a convaincu, à l'encontre de faits connus, que l'incision est de nature aussi inoffensive que la cautérisation, tandis qu'elle offre l'avantage d'une efficacité curative immédiate, qui suit de quelques minutes l'opération ; et des individus qui, depuis deux ou trois ans, ne pouvaient plus laisser écouler une goutte d'urine, pou-

[1] *Arch. für klin. Chir.*, 1897, vol. LIV, p. 98.

vaient, quelques heures après l'opération, vider leur vessie. Cette liaison entière entre l'effet et la cause est propre presque à l'incision seule, et on ne l'observe que rarement aussi dans la cautérisation. L'incision ouvre directement l'obstacle qui s'opposait au libre cours de l'urine, et par l'ouverture pratiquée l'urine reprend aussitôt son cours naturel. Les effets de l'incision sont merveilleux contre toute ischurie d'origine prostatique avec hypertrophie des deux lobes latéraux ou du lobe moyen qui ferment l'orifice du col vésical comme une sorte de barrière ou de soupape ».

A. *La cautérisation.* — Bottini la réserve maintenant aux cas peu graves, peu avancés se localisant sur un des lobes latéraux par exemple.

Sa technique est la suivante : « Avant l'opération il est fort utile d'évacuer la vessie complètement à l'aide d'une sonde de Nélaton ; puis l'on injecte dans l'urèthre une solution de cocaïne, que l'on y laisse 5 minutes. Porter ensuite le galvano-cautère, après l'avoir essayé avec toutes les règles ordinaires du cathétérisme uréthral dans la vessie ; rechercher à nouveau la tuméfaction de la prostate ; tourner le bec de l'instrument et l'amener à la partie qui s'avance et que vous voulez détruire. On s'installe bien, on tient prêt le contact, on ouvre le courant d'eau froide, et quand l'eau coule librement de façon continue, quand on sent la branche de l'instrument froide, on ferme le courant à la poignée et l'on porte ainsi le brûleur au rouge. Le cautérisateur ne doit être chauffé qu'au rouge cerise, mais au bout de 20 secondes, élever la température pour arriver à traverser malgré la cloison formée autour de l'appareil par l'eschare ; vous l'éléverez ensuite toutes les 10 secondes de 1/10 ».

Une cautérisation normale ne doit pas durer plus d'une minute, mais il est des cas où il faut insister deux ou trois minutes.

Après l'opération, on sonde le malade pendant quelques jours, 4 fois en 24 heures, avec une sonde Nélaton et on fait quelques lavages boriqués ».

Le *modus agendi* de la cautérisation est le suivant. On creuse dans la prostate un canal, un sillon au moyen de la nécrose produite par le feu, et on ouvre un chemin au libre cours de l'urine, à travers les portions carbonisées qui résultent de la cautérisation du tissu.

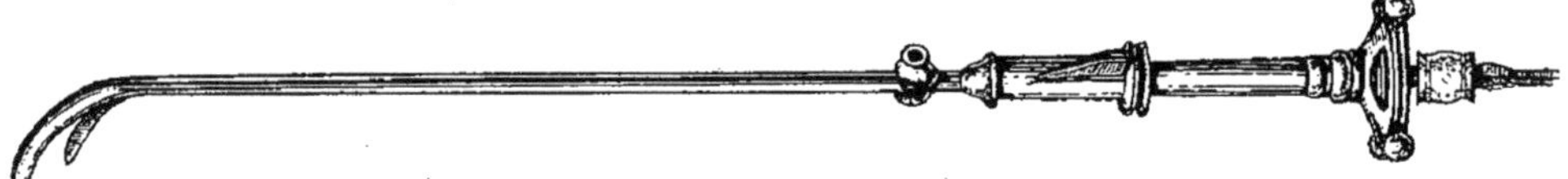

Fig. 47. — Inciseur de Bottini, vu un peu de profil.

B. *L'incision* est indiquée dans tous les cas d'obstruction ; particulièrement dans les cas d'hypertrophie volumineuse, lorsque surtout la partie postérieure de la prostate est accrue et l'orifice vésical fermé comme par un clapet. Elle consiste dans la section de l'obstacle qui s'oppose au libre cours de l'urine ; aussi la miction facile est-elle la suite immédiate de l'accomplissement de l'intervention.

Voici la technique de l'incision. De même que pour la cautérisation il est ici aussi nécessaire d'évacuer complètement l'urine de la vessie par un cathétérisme ; de même il faut faire une injection de cocaïne à 1 0/0 dans l'urèthre ; après cinq minutes le malade peut être opéré.

Après s'être assuré du fonctionnement régulier de l'instrument et avoir fixé avec soin l'unité thermique, c'est-à-dire l'éloignement des rhéostats qui est nécessaire à l'échauffement désiré du couteau — règle de prudence qu'on ne doit jamais oublier — on conduit l'instrument jusque dans la vessie et on tourne le bec vers la partie que l'on veut inciser ; on doit en réalité s'y accrocher pour le saisir solidement. On ouvre le courant de refroidissement et on observe s'il circule rapidement ; on reconnaît ceci au courant qui en émane et au refroidissement sensible du manche. Quand on est suffisamment averti que le refroidissement se fait normalement, on ferme le courant électrique par l'interrupteur et on place le rhéostat sur la mesure thermique trouvée auparavant ; on attend 10 ou 15 secondes pour donner au rhéostat le temps d'arriver au rouge. Après ce petit intervalle on imprime au ressort du couteau un mouvement en avant, avançant directement tout en maintenant la petite roue qui commande le mouvement du ressort ; si on rencontre un trop fort obstacle, on tire le ressort en arrière et on revient de nouveau à l'attaque [1].

Quand alors l'obstacle persiste encore, ce qui arrive rarement, on monte la température et on continue. Quand on est arrivé à inciser d'une grandeur suffisante, ce que l'on voit avec une précision mathématique sur l'indicateur métrique du manche qui indique le trajet du ressort sur l'échelle en millimètres, alors on élève la température du couteau de 2/10, et on recommence la cautérisation à reculons jusqu'à ce que le ressort de l'instrument soit revenu en entier dans le bec. Ensuite on éteint le brûleur en ouvrant le courant et retirant l'ins-

[1] Tout ce texte n'est pas d'un français très pur ; mais c'est une traduction presque littérale du mémoire de Bottini que nous avons tenu à donner ici.

trument, mais en laissant toujours le courant froid en action.

Quand on veut faire des incisions multiples, on répète ce procédé dans la même séance.

Après l'incision, le cathétérisme dans les jours qui suivent n'est plus de nécessité comme après la cautérisation ; car de suite après, dit Bottini, les opérés urinent d'eux-mêmes. Les lavages vésicaux sont utiles cependant.

Bottini décrit longuement les batteries d'accumulateurs électriques dont il se sert pour actionner ses instruments.

Bottini est, bien entendu, enthousiaste de son opération. « Ce qui doit, dit-il, causer de l'admiration, c'est l'innocuité du procédé opératoire que l'on peut pratiquer et répéter sans répandre même une goutte de sang, ou causer une élévation de température. On peut ainsi faire et répéter ces opérations pour la simple anesthésie locale à la cocaïne, sans user de la narcose générale. Le traitement est du reste si infaillible, et le rapport entre la cause et l'effet si étroitement établi, que l'amélioration suit pour ainsi dire l'intervention opératoire. Mais cette amélioration rapide et totale n'est pas à comparer avec d'autres méthodes efficaces d'une autre manière ; au contraire, elle est née du manque de moyens thérapeutiques capables d'atteindre leur but.

» On sait suffisamment comment l'art chirurgical après avoir frappé sans succès à beaucoup de portes sans qu'il s'en soit ouvert une qui fût vraiment la guérison, s'est ensuite retiré dans les souterrains des moyens palliatifs, c'est-à-dire qu'il s'est limité à guérir les pauvres patients par le cathéter, instrument de triste présage, car il signifiait pour beaucoup le commencement de la fin.

» Dernièrement, on a fait deux projets : le premier, de nature chirurgicale, c'est la castration ; l'autre, médical, par la sécrétion interne de la prostate, ou mieux, par l'ingestion stomachale de tablettes faites avec de la prostate d'agneau.

» Inutile de parler du premier traitement ; le second n'est ni affirmé, ni renversé. Quand on est forcé de recourir à de telles interventions, on est arrivé à la limite des ressources raisonnables, et c'est transporter l'homéopathie sur le domaine chirurgical.

» Je comprends, et je m'explique dans une certaine mesure, comment le clinicien, en face d'une affection qui le met en déroute sans offrir aucun recours certain, s'égare, et, après avoir vainement fouillé le temple de la science, descend presque dans la cabane obscure des sorciers. C'est là le combat pour la vie qui ne considère plus rien, mais cherche et fouille.

» Mais quand on possède contre une pareille affection, un moyen simple, raisonnable, inoffensif et, ce qui est plus, très puissant et toujours très efficace, cela doit suffire ».

Et ailleurs : « Je ne suis pas habitué à m'enthousiasmer facilement pour quelque chose, mais inversement je n'abandonne pas trop vite ce que je crois utile ».

» J'ai soigneusement étudié ce procédé, j'y ai appliqué toute la gravité d'une étude attentive et délicate et, après avoir mis en présence de beaucoup de témoins des preuves et encore de nouvelles preuves, j'ai donné mon opinion libre de toute idée préconçue et, ce qui dit encore davantage, libre de toute faiblesse de père. »

En Angleterre, H. Thomson a reconnu, avec toute l'autorité attachée à son nom « que la section de la prostate faite par le couteau électrique de Bottini et les différentes manœuvres qu'indique ce chirurgien, donne certainement un jour plus large que le couteau ordinaire. »

En Allemagne, tout récemment, on a repris le traitement de Bottini, et certains chirurgiens s'en sont déclarés très satisfaits.

Voici ce qu'en disait Freudenberg l'an passé à la *Société de médecine berlinoise*[1].

On traite aujourd'hui assez volontiers l'hypertrophie de la prostate par la castration ou par la section des canaux déférents. Ces interventions sont loin d'être innocentes. Par contre, la méthode de Bottini peut être considérée comme inoffensive, et pourtant ses résultats ne sont pas moins positifs.

Après avoir anesthésié le canal de l'urèthre au moyen de cocaïne, on cautérise avec la pointe du galvano-cautère la région prostatique. Cette intervention ne détermine qu'une hémorrhagie insignifiante et pas de fièvre. L'opéré peut se lever au bout de deux jours et uriner immédiatement après la cautérisation.

J'ai pratiqué cinq fois cette opération avec de bons résultats, quoique mes malades fussent des sujets d'un âge avancé ; l'un deux avait quatre-vingt-un ans, et il est aujourd'hui complètement rétabli.

Tous mes opérés ont pu uriner après l'opération sans avoir besoin d'avoir recours à la sonde.

Chez un de mes opérés le résidu urinaire est pour ainsi dire nul ; chez un second il est de 30 cent. cubes,

[1] *Soc. méd. de Berlin*. Séance du 24 mars 1897. Analysé in *Sem. méd.* mars 1897.

et chez les autres de 55 cent. cubes, mais chaque jour il va en diminuant.

Le professeur Czerny, d'Heidelberg, s'est aussi déclaré partisan de la méthode et l'a appliquée avec succès dans plusieurs cas. Six fois il l'a mise en pratique, six fois elle lui a réussi.

En France, on a peu expérimenté, trop peu suivant nous, la méthode galvano-caustique de Bottini. Nous avons essayé l'incision deux fois pour notre part. Une fois sur un vieillard à la dernière période du prostatisme et qui n'avait aucune miction sans la sonde. Il a succombé peu de temps après l'opération; mais celle-ci n'est nullement responsable de la mort, car le cas était très avancé. Néanmoins, la miction spontanée ne s'est pas rétablie après l'opération. Une autre fois nous l'avons appliquée à un malade atteint de dysurie seulement et pas encore en proie aux accidents graves de prostatisme. Il a paru uriner plus aisément après l'intervention, mais nous n'avons pas pu suivre longtemps le résultat ; nous ne pouvons donc rien conclure de ces faits.

Nous pensons cependant que la méthode de Bottini mérite d'appeler sérieusement l'attention ; il serait notamment à souhaiter qu'on l'expérimentât davantage en France, ne fût-ce que pour se fixer mieux sur sa valeur réelle et ses indications. Elle paraît innocente, c'est déjà une raison sérieuse à la généralisation de son emploi.

b) Traitement par l'électrolyse. — On a cherché à utiliser l'électricité appliquée par séances plus ou moins répétées soit à la surface, soit dans l'épaisseur même de l'organe, pour faire régresser l'hypertrophie prostatique, et amener à la longue une diminution graduelle, une sorte de fonte de la prostate.

C'est Tripier, Moreau-Wolff et Chéron qui ont fait les premières applications de courants continus. Voici ce qu'ils ont conseillé. Le pôle positif est appliqué au périnée et le pôle négatif est introduit dans le rectum contre la face postérieure de la prostate. Tous les deux jours, ils faisaient une séance de dix minutes environ, pendant laquelle ils faisaient passer un courant de 8 à 20 éléments de Rémak.

Cette méthode, dans la pensée de Moreau-Wolff et Chéron, devait combattre l'inflammation de la glande qu'ils supposaient engorgée par une inflammation véritable.

Casper[1] a employé une véritable électro-puncture de la glande, et a insisté sur les bons résultats à attendre de cette méthode pour amener l'atrophie de la prostate. L'électrode positive est placée sur le ventre, l'électrode négative est enfoncée à travers le rectum ou le périnée jusque dans la prostate.

Pas n'est besoin de pénétrer l'organe avec l'aiguille négative pour produire l'action régressive et atrophique de l'électricité ; celle-ci se produit aussi bien quand le courant est simplement appliqué sur la surface de l'organe. Aussi, on peut se contenter pour l'électrode négative de boules olivaires promenées par l'urèthre sur la surface interne de la prostate.

C'est de la sorte que procède Vautrin[2], qui se déclare partisan de l'électrolyse pour les premières périodes seulement de l'hypertrophie, alors qu'on peut espérer une modification intime des tissus de la glande. Il pense que l'électrolyse peut alors agir de différentes manières ;

[1] *Berl. klin Wochensch.*, 1888.
[2] *Ann. gén. urinaires*, Mars 1896.

ou bien en faisant régresser les adéno-fibromes commençants de la glande ; ou bien en réveillant la contractilité endormie des fibres lisses de l'organe, qui exprime en quelque sorte sa congestion sanguine à cette période simplement congestive encore du prostatisme. On fait ainsi deux ou trois, ou quatre séances d'électrolyse à séances courtes, de 5 à 6 minutes de durée, et avec 5 ou 10 milliampères au plus d'intensité. Aux périodes avancées du prostatisme, contre la sclérose prostatique et avec la sclérose vésicale, le traitement n'agit plus.

7° Thermocautérisation. — Enfin on a tenté d'obtenir l'atrophie de la glande par la simple *cautérisation thermique.* Celle-ci a été appliquée récemment par *viâ recti* par Negretto[1], qui la recommande comme efficace, à la portée de tout le monde, exempte de danger et respectant les organes génitaux, avantage que n'ont pas la castration double et la vasectomie. Voici les principaux points de la technique qu'il conseille :

Et d'abord, un point important, difficile à obtenir si l'on cherche à pratiquer la cautérisation de la prostate par la voie rectale, est la mobilité de l'organe sujet à se déplacer à l'occasion de tout mouvement du malade. Le doigt, un crochet mousse ne peuvent que donner une fixation imparfaite ; l'auteur se sert d'un crochet aigu d'un centimètre de longueur, lequel termine une tige rectiligne portant des divisions et munie d'un manche. Le crochet qui termine la tige est fixé dans la prostate, sur le doigt qui le guide; le manche permet d'exercer une traction légère; la lecture du numéro de la tige avertit du déplacement, si cette éventualité se produit.

[1] *Riforma medica*, 21 décembre 1896.

La technique de l'intervention est la suivante. La veille de l'opération, purgatif salin ; une heure avant l'opération, lavement ; le malade est chloroformé et placé le bassin élevé, dans la position de la taille périnéale ; le rectum est dilaté par le spéculum de Collin ou de Weiss et obturé, un peu au-dessus de la glande, par un tampon de gaze iodoformée ; le spéculum est retiré, l'index gauche est introduit et sa pointe tenue sur le milieu de la prostate ; le crochet guidé sur le doigt est fixé solidement dans l'organe ; on lit le numéro de la décroissance de la tige, puis le manche est passé à un aide qui exerce une traction légère ; le spéculum est replacé et on cautérise au thermo-cautère, plus ou moins largement selon les cas ; l'opération dure deux minutes.

8° Elargissement autoplastique de l'angustie prostatique (uréthro-prostatoplastie). — Nous avons proposé en 1895[1] un procédé pour aborder en avant la région prostatique de l'urèthre et y tenter la cure radicale des angusties. Mais il est encore à l'état de procédé théorique pour ainsi dire. Voici les diverses voies d'approche dont on peut se servir pour atteindre notre but ; et voici l'opération destinée à élargir le canal prostatique.

La *résection du pubis*, comme opération préliminaire destinée à aborder la base de la vessie et l'origine de l'urèthre, avait perdu un peu de son importance depuis l'application courante de la *symphyséotomie*.

Cette dernière donne d'une part un jour suffisant pour agir sur ces régions profondes et, d'autre part, elle

[1] *Province médicale*, juin 1895.

évite certains désavantages consécutifs à une résection pubienne un peu étendue.

C'est qu'en effet le chirurgien se trouve ordinairement hésitant entre deux façons de procéder.

Ou bien faire seulement une résection très économique et incomplète du pubis, comme celle qui consiste simplement à abraser son rebord supérieur par exemple (Heydenreich), opération rapide et sans aucune gravité, mais ne permettant pas de plonger beaucoup du côté du col vésical et surtout de la prostate, — ou bien faire une résection large de l'os, ce qui augmente sensiblement et la durée et l'importance de l'acte opératoire, et a le gros inconvénient de compromettre la solidité ultérieure du bassin.

On a bien conseillé et pratiqué des *résections temporaires*, en volets plus ou moins larges qu'on rabat ensuite sur la perte de substance ; mais la manœuvre est délicate à bien faire et la réapplication longue à se consolider.

Nous avons pensé qu'il était peut-être possible de réunir les avantages d'une véritable résection (jour plus grand sur les parties profondes, commodité d'une action opératoire sur la région prostatique, etc.) avec ceux d'une simple section osseuse ou interosseuse comme la symphyséotomie (simplicité et bénignité de l'intervention) *en reséquant la partie inférieure seulement de la muraille pubienne y compris l'origine des branches descendantes*, et en laissant intacte la partie supérieure du pubis sous forme d'une bande haute encore d'un bon travers de doigt.

Par cette brèche et à l'inverse de ce qui arrive avec la résection du *bord supérieur* seulement du pubis, le jour est considérable sur la base du réservoir vésical et toute la portion prostatique du canal uréthral qui sont alors largement découverts ; et malgré cette brèche la solidité du bassin reste assurée.

Le *manuel opératoire* est des plus faciles et n'entraîne pas de gros dégâts ; il se détermine tout naturellement comme suit :

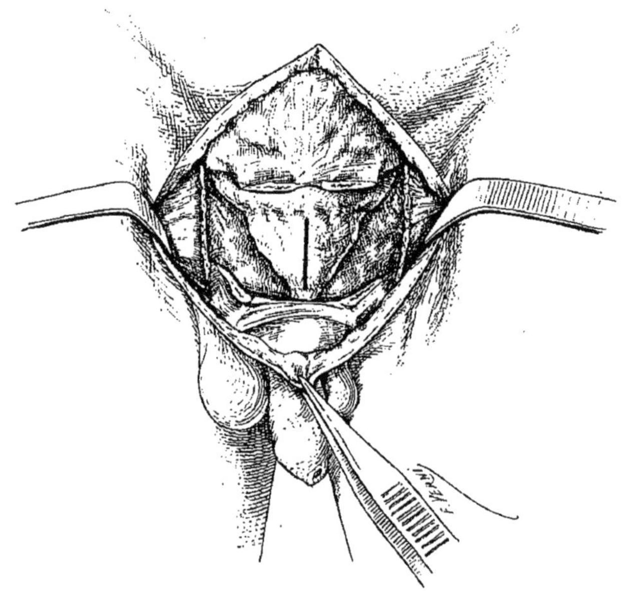

Fig. 48. — La résection du pubis a été faite ; derrière on aperçoit la face antérieure de la prostate, sur laquelle on fait une incision longitudinale, allant jusque dans l'urèthre.

Dans un *premier temps* on pratique une incision en ⅄. La branche verticale de cette incision qui suit la ligne médiane ombilico-pubienne, part à un travers de doigt environ au-dessus de la symphyse ; puis elle descend tout le long de sa face antérieure jusqu'à la racine de la verge. Là, elle se bifurque et ses deux branches latérales vont contourner cette racine en suivant la direction oblique en bas et en dehors des branches descendantes du pubis. L'incision verticale est faite d'emblée, à fond, jusqu'à l'os ; les parties latérales rejoignent l'os prudemment, jusqu'à ce que les cordons spermatiques reconnus aient été écartés et confiés à un aide.

Dans un *deuxième temps* on dénude rapidement et à grands coups de rugine les tissus fibreux anté-symphysaires, et en particulier on détache le ligament suspenseur prépubien. On s'arrête en bas au ligament sous-pubien dont on ménage une partie des faisceaux arciformes. La verge est ainsi détachée du pubis et démasque bien l'os sous-jacent. Sur les parties latérales, on dénude de même le commencement des branches descendantes du pubis, et on met à nu la partie la plus interne du trou obturateur.

Le *troisième temps* a trait à la résection proprement dite. Le moyen le plus expéditif pour enlever la portion de symphyse à sacrifier est de placer une large couronne de trépan en plein pubis, au milieu de sa face antérieure, pourvu qu'il reste au-dessus d'elle une hauteur d'os d'un bon travers de doigt. La couronne une fois détachée, on en agrandit petit à petit le pourtour avec le davier-gouge, de façon à ouvrir la partie interne du trou obturateur, à gruger l'origine des branches descendantes, et à morceller la partie inférieure du pubis jusqu'au ligament sous-pubien. En haut, bien entendu, on respecte une bande osseuse de 1 cent. 1/2 de hauteur (fig. 48).

Le *quatrième temps* correspond aux manœuvres différentes suivant les cas qu'on va diriger contre la vessie et la prostate. Une fois la résection pratiquée en effet, apparaissent nettement la partie inférieure de la vessie et la partie antérieure de la prostate, avec les veines de Santorini qui courent au devant d'elles. Tous ces organes ne sont séparés du reste de la muraille pubienne que par un tissu cellulaire lâche, et ont pu être facilement décollés d'elle pendant la résection osseuse.

En somme, aucun organe important n'a été lésé et le chemin a été promptement tracé jusquà la prostate.

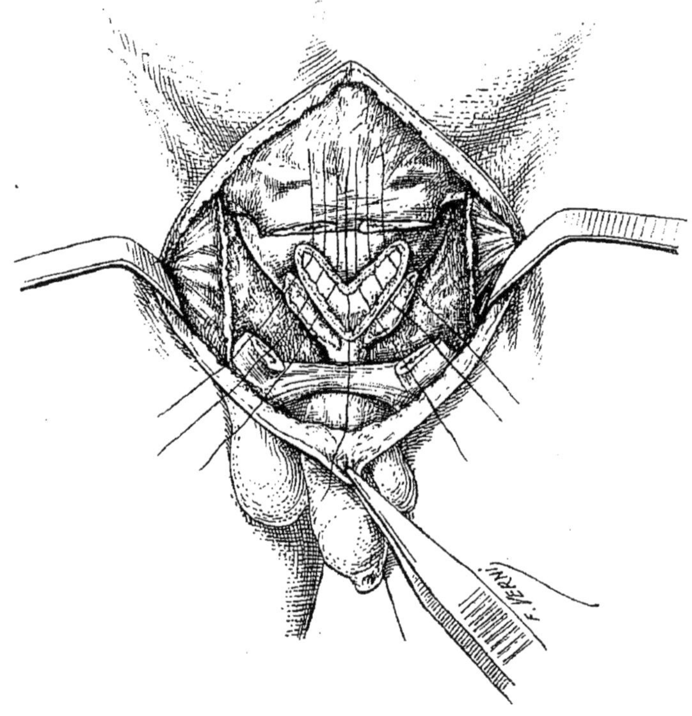

Fig. 49. — L'urèthre prostatique a été ouvert avec la prostate antérieure. La coupe de celle-ci est laissée en dehors des sutures, et ces sutures font descendre une partie de la face antérieure de la vessie entre les lèvres de la boutonnière faite à la paroi antérieure de l'urèthre prostatique.

Seule peut-être l'hémorrhagie en nappe par la blessure de quelques veines, sous ou rétro-pubiennes, a pu gêner et arrêter un instant.

C'est donc là une bonne voie pour découvrir vite et bien la région prostatique de l'urèthre, et pour pratiquer certaines prostatotomies. Aussi nous avions songé à l'utiliser dans certains cas d'hypertrophie prostatique pour essayer d'agir directement sur l'obstacle créé par la filière prostatique. L'opération consisterait essentiellement : 1° à inciser l'urèthre en traversant la partie antérieure de la prostate ; 2° à mettre ensuite au devant de lui une pièce empruntée à la paroi vésicale immédiatement sus-jacente.

Voici comment on pourrait régler à grands traits cette intervention :

Les trois premiers temps constituent l'opération préliminaire que nous avons décrite plus haut.

Dans le *quatrième temps*, on incise avec le thermocautère (employé ici comme agent hémostatique pour les troncs veineux antéprostatiques) et sur conducteur métallique introduit préalablement dans l'urèthre, toute la portion antérieure de la prostate et la paroi antérieure sous-jacente de l'urèthre prostatique.

Cette incision part en haut de la face antérieure de la vessie, à un centimètre environ au-dessus de la base de la prostate, et descend ensuite jusqu'au-delà du bec prostatique, en s'arrêtant à l'origine de la portion membraneuse.

Dans *le cinquième temps*, les deux moitiés de la prostate sectionnée s'étant écartées de chaque côté, et l'urèthre prostatique fendu en long montrant bien sa face postérieure étalée, le chirurgien saisit avec une pince l'extrémité supérieure vésicale de l'incision, la tire en bas et amène ainsi la paroi antérieure de la vessie, très mobile et facile à descendre, au-devant de l'urèthre incisé, pour remplacer la paroi antérieure uréthrale absente. Pour fixer la paroi vésicale dans cette position, on passe une série de fils comme l'indique la figure 49.

Des fils latéraux unissent les bords de la *pièce* vésicale

aux bords de l'urèthre incisé, et un ou deux fils médians rattachent le sommet de la pièce au bout inférieur, non sectionné, du canal.

Ces sutures sont aisées à pratiquer, grâce à la brèche osseuse qu'on a faite ; on peut les faire aussi serrées qu'on le voudra, et la continuité de la vessie et du canal peut être ainsi parfaitement rétablie. De cette façon, la paroi antérieure du canal prostatique sera remplacée par une ajouture vésicale large, souple, très extensible. L'anneau prostatique sera interrompu, et les deux surfaces prostatiques sectionnées, les deux moitiés du lobe antérieur de la prostate n'étant pas comprises dans la suture resteront écartées. Les lobes postérieur et latéraux de la glande pourront rester plus ou moins développés, peu importera, car encore une fois, la continuité de la filière prostatique sera supprimée.

Peut-être y a-t-il là un moyen de faire une prostatotomie efficace, et de poursuivre la cure radicale de l'hypertrophie prostatique. Nous n'avons cherché et essayé cette intervention que sur le cadavre ; mais nous n'attendons que l'occasion de la tenter sur le vivant, espérant qu'elle pourra donner des résultats, pourvu que le malade ne soit pas trop âgé ou trop affaibli par une ancienne infection.

II. Méthodes cherchant à détruire l'obstacle par voie indirecte. — 1° LIGATURES ATROPHIANTES. — Le traitement indirect de certaines néoplasies par la ligature des vaisseaux nourriciers principaux qui abordent l'organe dégénéré a suggéré à Bier *la ligature des iliaques internes* pour faire atrophier la prostate.

Voici les premiers résultats annoncés par lui[1] :

Et d'abord, à son avis, c'est une opération « moins dangereuse que la taille vésicale ou la création d'une boutonnière périnéale », que l'on aborde les artères en question par la voie de l'abdomen ou par celle du périnée. Cette ligature, très efficace, ne présente d'ailleurs aucune difficulté technique spéciale ; si la voie transpéritonéale est plus facile, les inconvénients qui peuvent résulter d'une anesthésie imparfaite, de l'agitation du malade, etc., doivent lui faire préférer la voie extra-péritonéale.

M. Bier a opéré un malade par la première méthode. L'opération dura 2 h. 1/2. On dut pratiquer la respiration artificielle, faire des tractions de la langue, et le malade succomba le quatrième jour d'une péritonite septique. Mais on constata cependant l'influence heureuse et immédiate de l'opération sur l'émission des urines.

Dans deux autres cas, M. Bier eut recours à la voie périnéale pour lier les iliaques internes, et il a obtenu les deux fois un succès complet.

Premier cas. — Homme de 65 ans. Quatre mois après l'opération, prostate ramenée au volume normal. Au point de vue du jet et de la fréquence, il urine aussi bien qu'au début des accidents prostatiques. N'a le plus souvent pas besoin de se relever la nuit.

Deuxième cas. — Le malade avait de la rétention. Opéré il y a plusieurs mois. Urine spontanément et aussi rapidement qu'il le veut. Avant l'opération et sans anesthésie, on atteignait à grand peine avec le doigt le

[1] Voir l'analyse du *Wiener klin. Wochens.* in *Bullet. médical*, 9 janv. 1895.

bord supérieur de la prostate. Aujourd'hui, sans anesthésie, on touche sans peine ce bord. L'urèthre mesure 22 centimètres de long. Il persiste encore un certain degré d'hypertrophie de la prostate dont le volume a été réduit d'un tiers. Urine encore quatre ou cinq fois, tant la nuit que le jour.

L'auteur y est revenu l'an passé au Congrès de chirurgie allemande de 1897, et certains chirurgiens ont pensé avec lui que le procédé pouvait trouver son application dans certains cas particuliers.

L'opération de Bier a été répétée trois fois par Willy Meyer (de New-York)[1]. L'un des malades de ce dernier eut des accidents gangréneux du côté du pied, et sa prostate ne parut pas modifiée. Le second succomba au bout de quatre jours ; le troisième n'eut pas d'amélioration sensible.

Les expériences de M. Derujinsky sur des chiens auxquels il a pratiqué la ligature des iliaques internes (conseillée par Bier) ont donné des résultats qui permettent d'affirmer que ce procédé n'amène pas d'une façon certaine la diminution du poids et du volume de la glande. D'après ces expériences et par analogie, il conclut que ce procédé ne doit pas donner des résultats bien positifs chez l'homme.

D'après tout cela, et jusqu'à nouvel ordre tout au moins, l'opération de Bier ne paraît pas devoir être raisonnablement proposée aux prostatiques.

Bien que les manœuvres puissent se faire en dehors du péritoine pendant toute l'opération, c'est une grosse opération sur des sujets, trop âgés généralement ou trop

[1] *Annals of surgery*, juin 1896.

affaiblis pour supporter aisément un traumatisme de durée un peu longue. Il peut y avoir des accidents à distance sur des artères séniles et athéromateuses, et l'observation précédente de Meyer en fait foi : il y eut probablement des caillots qui se formèrent du côté de l'iliaque externe, cette artère ayant été peut-être un peu malaxée pendant les manœuvres de recherche et de dénudation de l'iliaque interne.

Enfin, et c'est le point important pour juger l'opération, ses difficultés et ses dangers ne sont pas compensés par une incontestable efficacité. A priori du reste on pouvait le prévoir. Et d'abord, vu la richesse des communications vasculaires dans cette région du petit bassin et la facilité des suppléances artérielles, la prostate peut s'alimenter aisément par des artères autres que celles qui émanent des branches de l'hypogastrique, et l'atrophie consécutive à la ligature n'est pas fatale ; elle peut être fort longue à s'établir dans tous les cas.

Ensuite, même si l'atrophie se fait, cela explique-t-il fatalement l'amélioration de la fonction urinaire ? Nous reviendrons sur ce point à propos de la castration.

2° Castration. — *a) Historique.* — Jusqu'à l'année 1897, Ramm était considéré partout comme l'introducteur de la castration systématique contre l'hypertrophie prostatique dans la thérapeutique chirurgicale. Derujinski, de Moscou[1], a rectifié ainsi cette question de priorité.

« Le premier, dit-il, qui a traité par la castration un malade prostatique est le professeur F. Sinitzine (de Moscou), quoique la première communication à ce sujet ait été faite par M. Ramm (de Christiania) en 1893. Un grand nombre d'auteurs attribuent à M. Ramm la prio-

[1] *Loc. cit.*

rité dans ce procédé. M. Sintzine présenta le 16 mars 1894 à la Société chirurgicale de Moscou le malade auquel il pratiquait la castration en 1886, c'est-à-dire sept ans avant la communication de M. Ramm ; le résultat de l'opération était parfait, tous les troubles de la miction avaient disparu presque aussitôt après l'opération et la prostate de l'opéré s'était atrophiée ».

C'est donc bien au professeur Sinitzine que revient l'honneur d'avoir le premier traité l'hypertrophie de la prostate par la castration.

White[1], à l'Association chirurgicale américaine tenue en juin 1893 à Buffalo, avait signalé l'influence de la castration double sur la prostate normale chez les animaux et sur la prostate hypertrophiée chez l'homme.

Launois avait, longtemps avant tous ces auteurs, en 1884, au cours de ses études expérimentales sur l'appareil urinaire des vieillards, déjà pratiqué des castrations chez des chiens, et remarqué l'atrophie de la prostate qui les suit ; il avait pensé aussi, dit-il, au parti qu'on pouvait en tirer contre l'hypertrophie prostatique sénile, mais ses recherches n'avaient pas été plus loin et il n'avait pas précisé davantage l'application à la thérapeutique humaine de la castration systématique.

L'anatomie comparée aurait pu déjà ouvrir la voie dans ce sens ; elle montre que chez les animaux domestiques privés de leurs testicules par castration, la prostate se réduit beaucoup comme volume et comme poids. L'observation clinique conduit aux mêmes conclusions. L'étude de la prostate chez les monorchides ou

[1] White avait été guidé par l'identité qui existe pour lui entre la prostate hypertrophiée et le fibromyome utérin ; l'utérus s'atrophiant après la résection des ovaires, la prostate doit s'atrophier après la resection des testicules.

les cryptorchides montre encore que le développement de la glande est intimement lié à celui des testicules. La prostate est généralement atrophiée chez les cryptorchides ; elle a une moitié en retard de développe-

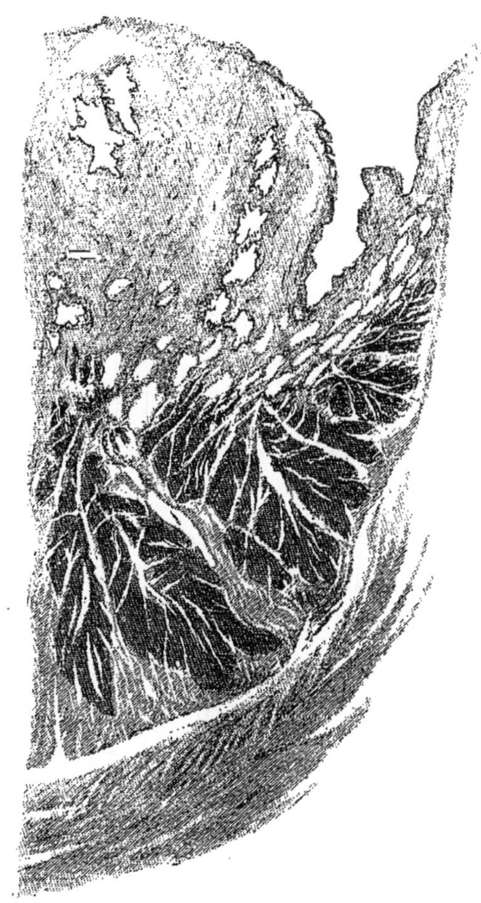

Fig. 50. — Prostate de taureau, à un faible grossissement (figure empruntée à Albarran et Motz (*Ann. gén, urin.*, janvier 1898).

ment chez le monorchide. Les observateurs qui ont été assez heureux pour examiner des eunuques au point de vue prostatique, ont remarqué chez eux l'atrophie prostatique.

Chez l'homme, on a pu observer aussi que dans

certains cas de tuberculose localisée aux épididymes, sans invasion de la prostate par la tuberculose, cette glande s'atrophiait. Et Derujinski ayant rendu des animaux tuberculeux testiculaires par l'inoculation directe de l'appareil génital externe, a vu que l'atrophie prostatique suivait ces lésions génitales.

D'autres observateurs ont noté encore l'atrophie prostatique unilatérale après l'ablation du testicule du côté correspondant pour cancer, hématocèle, etc. Il y a cependant des discordances. Bazy n'admet pas notamment que l'atrophie congénitale ou la castration *unilatérales* puissent amener l'atrophie unilatérale. « Tant qu'il reste un testicule, dit-il[1], il semble qu'il y ait une sécrétion interne, suffisante pour maintenir l'intégrité prostatique ». D'autres observateurs, Gould, Prjewalski, Fenwick, sont aussi de cet avis.

b) *Castration expérimentale*. — Les expériences ont été faites surtout chez le chien, animal facile à se procurer, et présentant une prostate de type « massif » comme celle de l'homme. Ici, presque tous les expérimentateurs sont d'accord ; après la castration double, la prostate du chien subit une atrophie réelle, que l'examen histologique permet d'affirmer.

Bazy a expérimenté sur le verrat. Il n'a jamais trouvé d'atrophie très complète, la véritable *fonte* de la glande signalée par certains auteurs ; mais, à n'en pas douter, la castration a amené des lésions régressives dans les prostates qu'il a examinées.

Voici les détails histologiques qu'Albarran donne de l'atrophie chez le chien[2] :

1 *Union Médic.*, mars 1896.
2 9e *Congrès de chirurgie français.*

« Nous avons constaté, dit-il, que cette atrophie débute rapidement et est déjà très marquée un mois et demi à deux mois après l'opération. Les culs-de-sac glandulaires, au lieu d'être serrés les uns contre les autres, sont, dans le jeune âge, séparés par de larges cloisons qui divisent la prostate en une série de glandes agglomérées, nettement indépendantes.

Je n'ai pas constaté, comme le disent les auteurs américains, la prolifération du stroma conjonctif musculaire ; il y a plutôt retour de ces tissus à l'état embryonnaire, et, s'ils paraissent plus abondants, c'est parce qu'il y a moins de tissu glandulaire. Les culs-de-sac de la glande sont remplacés par des masses épithéliales formées par de petites cellules qui remplissent sa lumière centrale. Il existe une désintégration dégénérative de l'épithélium qui, avant de disparaître reprend morphologiquement le type embryonnaire ».

Et cependant, Albarran ne croit pas aux conditions plus ou moins favorables à l'atrophie tirées des différents types de prostates, prostates molles, prostates dures, etc.

c) *Castration en clinique humaine.* — Nous ne pouvons avoir la prétention de passer en revue toutes les statistiques publiées à ce sujet, et qui, depuis la communication de Ramm, c'est-à-dire depuis quatre ans seulement, se sont multipliées d'effrayante façon.

Les statistiques d'Amérique sont spécialement chargées à cet égard ; et certains chirurgiens comptent leurs opérés par centaines.

Nous n'en citerons que quelques-unes ; celles des noms les plus connus, pour nous faire une idée des différents résultats obtenus.

En 1895, à la Société clinique de Londres [1], Mansell-Moullin a présenté deux observations de castration qu'il considère comme deux succès pour la méthode.

On va voir cependant que rien n'est bien démonstratif dans ces deux cas : l'un des malades est mort, et on a trouvé un lobe prostatique, faisant saillie dans la cavité vésicale, manifestement rétracté (comment peut-on bien le savoir puisqu'on ne l'avait pas vu avant cette prétendue rétraction) ; l'autre a présenté les phénomènes suivants, caractérisant une amélioration réelle pour l'auteur (mais qui peuvent s'expliquer, comme nous l'avons déjà fait remarquer, par toute autre chose que l'influence de la castration) ; le toucher rectal montrait une prostate diminuée de volume ; la difficulté d'uriner était moins grande, le jet était plus fort aussi.

Bruns [2] a pu réunir 148 cas de castration double pour prostatisme. L'atrophie de la prostate est notée dans 38 0/0 des cas ; dans les autres, l'échec tient probablement à la forme anatomique de l'hypertrophie. Les résultats fonctionnels dépendent de l'état de la vessie ; il y a trois groupes de prostatiques à considérer : 1° les prostatiques dysuriques, mais sans rétention ; la dysurie s'améliore après la castration ; 2° les prostatiques au début de la rétention, alors que l'usage de la sonde n'est pas encore invétéré chez eux; résultat assez bon après la castration et les malades peuvent renoncer à la sonde assez rapidement ; 3° les prostatiques qui se sondent depuis longtemps ; dans quelques cas, les malades guérissent complètement encore ; ou bien l'usage de la sonde devient chez eux plus facile et moins fréquent.

[1] 26 avril 1895, Analyse in *Mercredi Méd.*, 8 mai 1895.

[2] *Mitteilung aus den Grenzgebieten der Med. und Chir.*, 1895, vol. 1, fascicule 1, p. 71.

F. et A. Kozen ont eu un succès par la castration double[1]. Leur malade était un homme de 66 ans qui souffrait d'une hypertrophie de la prostate avec rétention

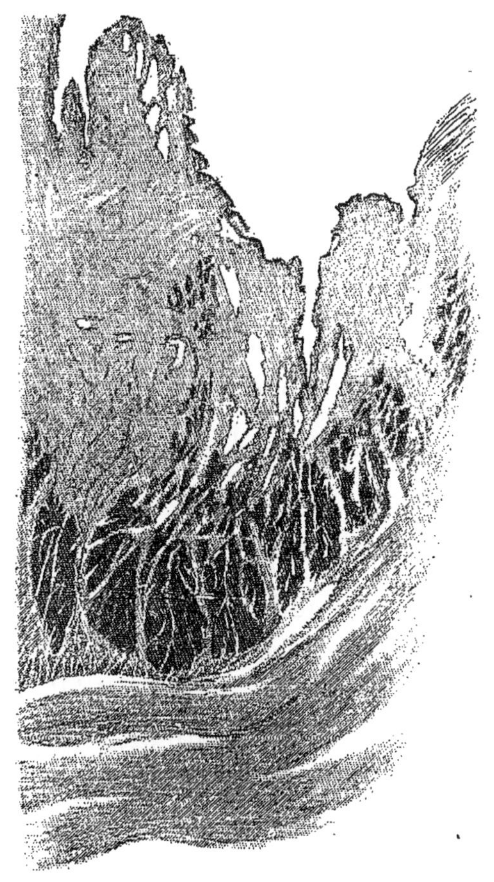

FIG. 51. — Prostate du bœuf, à un faible grossissement (ALBARRAN et MOTZ, *ibidem*).

d'urine; la glande mesurait 4 centimètres de hauteur sur 6 de largeur. L'ablation des deux testicules fut faite le 18 juillet 1895. Pendant la première quinzaine qui suivit l'opération, on évacua l'urine avec la sonde, la

[1] *Gaz. méd.*, avril 1895.

miction ne se faisant pas naturellement, bien que le septième jour on pût constater un ramollissement et une diminution de volume de la prostate qui à ce moment n'avait plus que 3 ou 4 centimètres. A partir du commencement d'août, l'émission de l'urine eut lieu spontanément.

Au mois de novembre, par l'exploration rectale, on constatait que les dimensions de la prostate étaient seulement de 2 centimètres sur 3, et que cette glande ne faisait plus saillie sur le rectum ; le malade pouvait uriner quand il voulait et le jet était énergique. Il ne se relevait qu'une fois par nuit. En un mot l'hypertrophie de la prostate avait disparu avec tous ses symptômes.

Cabot (de Boston) a pratiqué plus de 200 castrations à lui seul.

White en a résumé 111 cas.

Albarran a pratiqué la première castration en France (juin 1895) chez un vieillard de 69 ans qui depuis plusieurs années ne se livrait plus au coït, et qui depuis 6 mois 1/2 ne pouvait uriner qu'à l'aide du cathétérisme. Le malade, dont les testicules ne présentaient plus aucune utilité, accepta l'opération qui fut suivie de très bons résultats fonctionnels.

Rowsing [1] a observé un cas de castration qui a agi, à sa grande surprise, non seulement sur la prostate elle-même, mais sur la contractilité du muscle vésical dans lequel elle a ramené de la vigueur.

Axel Eurèn [2] donne six observations personnelles de castration pour rétention complète. Il y a eu amélioration notable des symptômes dans tous les cas. Trois fois

[1] *Centr. Bl. f. Chir.*, 1896, n° 2, p. 25

[2] *Compte-rendu de la Soc. méd. d'Upsala*, 1895, in *Ann. gén. ur.* fév. 1897.

même l'opération unilatérale a donné des résultats satisfaisants. La diminution de volume de la glande, après la castration, a été constante.

Homans[1] a cité un cas très satisfaisant : près de *10 mois* après la castration, le malade se disait guéri à cette époque, guéri de ses douleurs et de son ténesme vésico-rectal tout au moins, car l'observation ne dit pas si la vessie était arrivée à se vider complètement.

Vautrin[2] a eu un beau résultat par la castration double chez un vieillard de 76 ans atteint de rétention chronique avec incontinence par regorgement. La miction spontanée commençait à réapparaître cinq jours après l'intervention. Sept mois après, elle s'effectuait de façon très satisfaisante.

M. Loumeau[3] a pratiqué sur six prostatiques atteints de rétention chronique complète deux fois l'orchidectomie double. Il a observé que la castration avait une influence très heureuse sur le retour des fonctions vésicales. Chez un des malades la castration a amené le retour de la miction naturelle seize jours après l'opération; ou plutôt la rétention complète a été transformée en rétention partielle avec résidu vésical progressivement décroissant; chez l'autre, la miction physiologique s'est rétablie au bout de trente-six heures, et la rétention a disparu complètement.

S. Derujinski (de Moscou) relate quinze cas d'hypertrophie prostatique traités par la castration et publiés en Russie[4].

1 *Bost. medic. and surg. Journal* 15 mai 1896, in *Ann, gen. uri*, mai 1897.

2 *Annales gén. urinaires*, mars 1896.

3 *Chirurgie des voies urinaires*, 1897.

4 V. *Revue de chirurgie*, février 1897.

Sur ces quinze opérés, il y a eu onze malades qui ont retiré un bénéfice plus ou moins grand de l'intervention. L'auteur considère donc la castration double comme le procédé de choix, dirigé contre l'hypertrophie prostatique, et comme le procédé de *cure radicale* au sens vrai de ce mot. Tous les procédés, en effet, qui n'agissent que sur une partie de la glande ou ne la font pas rétrocéder vers

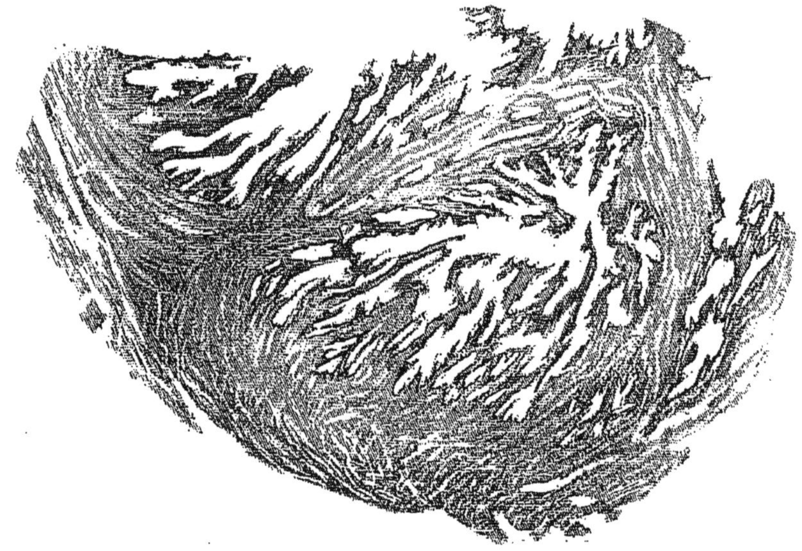

Fig. 52. — Prostate du cheval normal à un faible grossissement (Albarran et Motz, *ibidem*).

son volume et sa forme normale, qui n'amènent pas une *involution uniforme* de tout l'organe, et par conséquent la disparition de tout l'obstacle mécanique, ne constituent pas, pour lui, des procédés curatifs. Tels sont la galvano-caustie, l'électrolyse, les injections interstitielles dans la prostate, les prostatotomies et prostatectomies.

Watson[1] est sceptique ; il a publié trois cas avec

[1] *Boston medical and surgical journal*, avril 1895.

résultats différents ; chez un malade, il y eut un succès complet ; des deux autres, l'un, dont l'état général était très mauvais, est mort de suite après l'opération ; l'autre n'a eu aucune amélioration fonctionnelle.

L'auteur insiste sur la nécessité de bien décrire les signes fonctionnels avant et après l'opération, pour qu'on puisse bien les comparer et savoir le bénéfice exact tiré de l'intervention.

Samuel Alexandre[1] publie 17 observations, dont 11 de celles-ci ont trait à des castrations pratiquées de propos délibéré contre des accidents du prostatisme. Il se montre peu enthousiaste de leurs résultats ; il demande très justement aussi plus de détails sur ces résultats, sur l'état du muscle vésical avant et après l'opération, sur le résidu urinaire, sur la longueur de l'urèthre prostatique mesuré avant et après. Quant à la diminution de volume de la prostate, il fait bien observer aussi qu'elle ne signifie rien, puisqu'on l'observe souvent après un simple cathétérisme évacuateur.

Goldschmidt[2] voudrait qu'on envisageât le traitement de l'hypertrophie prostatique par la castration avec plus de sang-froid qu'on ne ne le fait actuellement. Si les guérisons sont nombreuses, les échecs ne manquent pas non plus.

Bryson[3] publie une observation d'un homme de 74 ans qui, malgré la castration double et l'atrophie marquée et rapide de la prostate à la suite, ne présenta aucune amélioration réelle des symptômes fonctionnels.

[1] Castration for hypertrophy of the prostate, *New-York med. journ.*, mai 1895.

[2] *Berlin. klin. Wochenschr.*, 1896, n° 15.

[3] *New-York Med. Journal*, août 1895.

Czerny[1] a fait trois castrations inutiles au point de vue de ses effets. Il se déclare très attristé de ces maigres résultats, et ne semble pas être prêt à recommencer.

Socin n'est pas non plus partisan de la castration appliquée à tout propos, et sans esprit critique (26e Congrès des chir. allemands, Berlin 1897). Il s'agit là, jusqu'à nouvel ordre, d'un moyen très incertain, dit-il.

Au premier Congrès d'urologie, Clado et Chevalier ont aussi émis des doutes sur l'efficacité véritable de la castration. Chevalier a cependant cité une intéressante observation de malade, autrefois *cystostomisé*, chez lequel, après la fermeture de la fistule hypogastrique, il a pratiqué la castration double avec bons résultats fonctionnels ensuite.

B. Motz[2] a donné les résultats de castration pratiquée à l'hôpital Necker.

« On y a fait 6 fois la castration double. Trois malades, dont l'un a déjà subi la résection des canaux déférents, ont été complètement guéris.

Chez un malade, le résidu est tombé de 320 grammes à 60 grammes, sans qu'il soit notablement soulagé. Il urine souvent et il est obligé de se sonder trois fois la nuit.

Un autre, au contraire, malgré l'amélioration notable de son état général, malgré une diminution très prononcée de la prostate, reste avec un résidu de 350 grammes.

Le troisième a eu immédiatement après l'opération une certaine amélioration, mais on n'a pas pu le revoir ».

1 *Deutsche med. Wochenschrift*, 16 avril 1896.
2 2e *Congrès d'urologie*, Paris, octobre 1897.

Tout dernièrement, Hoffmann [1] a publié l'exposé des résultats éloignés obtenus par M. Mikulicz dans 24 opérations pour hypertrophie de la prostate.

Chez deux malades, M. Mikulicz pratiqua la castration double, chez trois autres il se borna à la simple ligature du cordon spermatique, et deux fois il sectionna le cordon après ligature double préalable ; chez 17 patients enfin il fit la résection bilatérale du canal déférent ; sur ces 24 malades 4 succombèrent dans le courant de la première quinzaine qui suivit l'opération, et un autre un mois plus tard.

Dans aucun de ces cas la mort ne pouvait être attribuée directement à l'intervention chirurgicale, mais il résulte néanmoins de ces faits que ces opérations si peu dangereuses qu'elles soient, peuvent contribuer à accélérer l'issue fatale.

Pour ce qui concerne l'ensemble des résultats définitifs, l'auteur a enregistré, en dehors des 4 décès survenus dans les quinze jours qui ont suivi l'opération, 11 insuccès et 9 améliorations. Jamais il n'a été à même d'observer une guérison complète. Dans plusieurs cas où les résultats éloignés furent absolument négatifs, on avait cru pouvoir constater une certaine amélioration à la fin du séjour des malades à l'hôpital, mais cette amélioration ne persista pas longtemps.

Si donc l'auteur ne se croit pas autorisé à rejeter entièrement les opérations sur l'appareil génital, du moins pense-t-il que l'on devra, à l'avenir, ne les appliquer que dans un nombre de cas assez restreints.

En ce qui touche les succès rapides et remarquables

[1] V. *Sem. Méd.*, février 1898,

mentionnés par plusieurs auteurs, M. Hoffmann partage l'opinion d'après laquelle il s'agirait d'une action vasomotrice amenant une « décongestion » de la prostate et des plexus veineux de la région prostatique.

Plus récemment encore[1] Steinter a relaté cinq cas traités par la castration bilatérale. Un seul d'entre eux a été amélioré ; chez les quatre autres, résultats fonctionnels et diminution de la prostate ont été nuls.

d) Appréciation des résultats. — Comme nous venons de le voir par ce rapide exposé, la castration double a été très employée et, pour ainsi dire, mise à l'ordre du jour pendant ces deux ou trois dernières années. Les observations se sont accumulées rapidement et se chiffrent à l'heure actuelle par plusieurs centaines de cas pour ne parler que de celles qui ont été publiées. Mais voici ce qui ressort de leur lecture.

D'une part, il en est beaucoup qui ne signifient absolument rien, au point de vue des résultats acquis, soit que ces résultats n'aient pas eu assez de durée pour qu'on puisse les compter comme amélioration réelle, soit que les éclaircissements donnés par l'observation sur la nature de ces résultats semblent trop obscurs pour qu'on puisse en inférer rien de bien positif sur la valeur de l'opération elle-même. C'est ainsi qu'il arrive souvent de voir ainsi mentionnés ces résultats : « deux mois après l'opération, le malade urinait beaucoup plus facilement qu'auparavant, et le toucher rectal montrait une prostate diminuée presque de la moitié de son volume primitif ». Qu'est-ce que cela signifie donc vraiment ? Cela prouve-t-il en quoi que ce soit une amélioration effective (nous

[1] *Centralb. für die Krankeit. d. Harn. u. Sex. org.*, 1898, vol. XL, Nos 1 et 2.

ne prononçons pas le mot de guérison) relevant directement de l'intervention ? Ne voyons-nous pas tous les jours des vieux dysuriques récupérer spontanément, ou à la suite de petits soins hygiéniques, une miction assez satisfaisante, une nouvelle perméabilité de leur canal à l'urine ou à la sonde, sans qu'il ait été besoin de faire intervenir aucune opération prétendue curative ? Ne

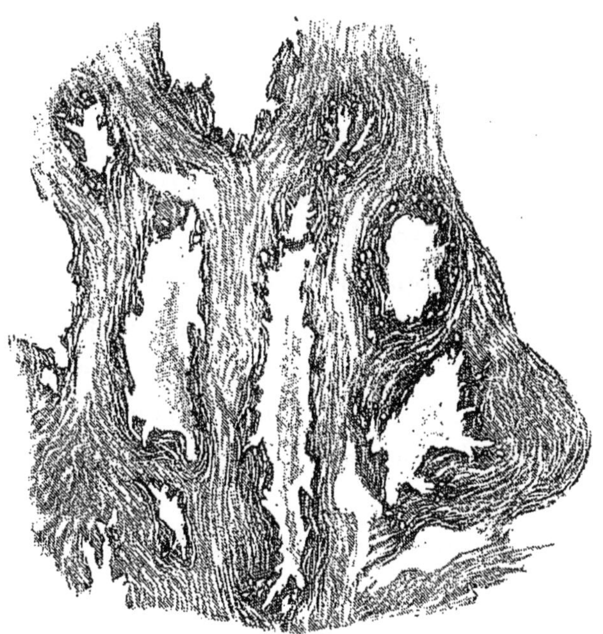

Fig. 53. — Prostate d'un cheval châtré (Albarran et Motz). L'atrophie prostatique est évidente, et surtout marquée dans l'élément glandulaire.

voyons-nous pas souvent aussi leur prostate diminuer de volume dans les mêmes conditions ? Et ces phénomènes de haut et de bas, ces oscillations en mieux ou en pis, ne peuvent-elles pas s'expliquer tout simplement, dans la grande majorité des cas, par les poussées et les disparitions alternatives de la congestion ou du spasme ?

Cette influence est encore bien plus évidente, et c'est même la seule qu'on puisse admettre dans les cas nombreux où l'on voit figurer cette mention : « 5 jours après l'opération, la miction spontanée, jusque-là impossible, commençait à se faire ». Evidemment, ce n'est pas en 5 jours, et même en un mois, que des modifications peuvent se faire assez profondes pour faire atrophier réellement une glande ; elle peut se décongestionner et ainsi se resserrer, diminuer de volume, mais ce n'est pas l'atrophie vraie.

Par conséquent, la diminution du volume de la glande à la suite des résections testiculaires, quand elle est rapide après l'opération, ne peut guère s'expliquer, tout le monde est d'accord aujourd'hui là-dessus, que par une décongestion ; « la solidarité fonctionnelle qui existe entre la prostate et l'appareil testiculaire joue un rôle important et parfois décisif dans la production ou l'entretien des poussées congestives de la vessie qui influent si grandement sur le sort des prostatiques » (Guyon). Cette décongestion se voit de même après le cathétérisme régulier ou permanent.

Mais la question n'est pas là ; il s'agit de savoir s'il peut y avoir une atrophie réelle, histologique de la glande, et si les opérations précédentes peuvent agir sur le tissu prostatique lui-même pour le faire régresser.

A la suite de la castration bilatérale, et pour certains auteurs, il ne paraît pas douteux que l'atrophie prostatique réelle ne puisse exister *expérimentalement* (sur des animaux à prostate saine) et *cliniquement aussi* (sur des hommes à prostate malade).

Ici l'expérimentation et la clinique se trouvent parfaitement d'accord. L'*atrophie réelle*, *à l'inverse de la simple décongestion*, *se produit lentement*, et ce n'est qu'au bout de plusieurs mois que le toucher rectal permet de constater une diminution appréciable de la glande[1]. D'autres auteurs, il est vrai, sont plus sceptiques et demandent des examens histologiques probants pour affirmer l'atrophie véritable de la glande.

Il s'en faut, en outre, que l'atrophie lointaine dont nous parlons soit constante après la castration double ; et il est bien probable que quand la prostate est surtout fibreuse comme ces glandes qui se révèlent petites, dures, fermes par le toucher rectal, la castration ne peut pas avoir autant de prise sur elle que sur des prostates surtout à types glanduleux.

C'est ce que nous font prévoir les détails histologiques de l'atrophie expérimentale survenue dans la prostate du chien après castration.

Il existe une dizaine d'observations humaines d'atrophie après castration, atrophie, confirmée par l'autopsie et l'examen histologique.

Celle de G. de Rouville est très détaillée et instructive à cet égard. G. de Rouville[2] a pu examiner la prostate d'un vieillard mort trente-cinq jours après la castration double faite pour rétention chronique presque complète. Voici la note d'anatomie pathologique qu'on lui a remise, à propos de l'examen de la glande :

« A un faible grossissement on est frappé d'abord par l'hypertrophie intense du tissu conjonctif ; ce dernier constitue par endroits de vastes plaques dans lesquelles on ne trouve que quelques vestiges de tubes glandulaires aplatis et de vaisseaux sclérosés. C'est un tissu conjonctif nettement fasciculé et, par suite de sa formation déjà ancienne dans les autres parties, on ne retrouve plus les

[1] V. Touillon, th. Paris, 1896.

[2] *Bullet. Société anat.*, janvier 1897.

tubes glandulaires avec leur aspect normal ; ils ont subi une tranformation remarquable, surtout au niveau des lobes latéraux ; on voit en effet le tissu conjonctif prendre une disposition alvéolaire très irrégulière, et chacune des cavités est séparée par des bandes plus ou moins épaisses et denses du tissu fasciculé ; on est en présence de véritables formations kystiques qui ont repoussé le tissu conjonctif interstitiel de façon que chaque cavité paraît entourée d'une coque ; l'intérieur de chaque kyste porte un revêtement épithélial à peine marqué, et contient de gros blocs de matières colloïdes. A un plus fort grossissement, ces cavités glandulaires dilatées offrent l'aspect que présentent les tubes devenus kystiques de la thyroïde. Même épithélium cubique aplati, même contenu colloïde formant un énorme calcul à lamelles concentriques, ou une masse molle homogène dans laquelle on distingue des calculs de plus petit volume.

» Certains de ces kystes extraordinairement dilatés ont fait éclater la cloison conjonctive qui les séparaient. On a donc affaire à une hypertrophie fibreuse de la prostate avec transformation kystique des tubes glandulaires qui n'ont pas été étouffés par la prolifération conjonctive. Il n'est pas étonnant que la castration double n'ait amené aucune modification ; toute régression était évidemment impossible. »

B. Motz[1] a passé en revue les quelques observations donnant des détails histologiques sur la structure de la prostate modifiée par les opérations testiculaires. Or, de l'ensemble de ces observations, il est impossible « de tirer quelques conclusions nettes sur le mode d'atrophie thérapeutique de la prostate hypertrophiée ».

[1] *Deuxième Congrès d'urologie*, Paris, octobre 1897.

Dans la castration double, nous ne possédons qu'une bonne observation, celle de Griffilhs[1] où, dix-huit jours après l'opération, l'épithélium glandulaire a déjà subi une dégénérescence graisseuse.

Le cas de Kelsey[2], où il présente une castration double datant de trente-huit jours, nous donne un résultat complètement négatif.

Les deux autopsies des prostatiques qui ont subi la résection des canaux déférents, après dix-sept et vingt-quatre jours, n'ont révélé aucune altération visible de la prostate.

Bien que ces observations ne donnent qu'un résultat négatif, elles sont intéressantes parce qu'elles nous montrent que les premiers changements dans l'état de l'évacuation de la vessie ne dépendent pas de l'atrophie de la glande. Dans le cas de M. Guelliot[3], par exemple, où il y avait une telle amélioration que le malade vidait sa vessie, on n'a trouvé aucune trace de l'atrophie de la prostate. Dans le cas de Griffilhs, où le malade a commencé à vider la vessie une dizaine de jours après l'opération, « on a constaté seulement une légère dégénérescence de cellules épithéliales ».

L'atrophie de la glande se constate en clinique de différentes façons : 1° par le *toucher rectal* d'abord et surtout, qui permet de suivre la diminution rapide ou lente du volume de l'organe ; 2° par le cathétérisme qui montre la diminution de longueur de la traversée prostatique, par la moindre distance que la sonde doit franchir pour pénétrer jusque dans la vessie.

[1] *Brit. Med. Journ.*, mars 1895.
[2] *Med. Record*, 1896.
[3] *Union méd. du Nord-Est*, 1895.

Mais l'atrophie de la glande, même l'atrophie réelle, histologique, n'est pas tout ; même en tenant compte de ce fait indiscutable que la prostate diminue bien réellement de volume et beaucoup après la castration, il faudrait mal connaître le mécanisme de la rétention d'origine prostatique pour en induire que cette diminution de volume va dégager forcément l'urèthre prostatique et rendre la voie plus large à l'urine.

Que pourra bien vraiment une diminution générale de volume de la glande contre une hypertrophie occlusive, par exemple? L'atrophie glandulaire n'ira pas porter forcément sur la saillie valvulaire ou le croupion qui ferme l'orifice urétro-vésical. Et même dans les formes constrictives, il n'est pas du tout prouvé que l'atrophie générale de la glande dégage le canal. La diminution de volume peut porter sur la périphérie de la glande, peut arrêter ou diminuer le développement excentrique de celle-ci, mais laisser le canal qui la traverse aussi enserré qu'auparavant; et alors le toucher rectal peut révéler une glande plutôt petite alors que l'urèthre est toujours aussi comprimé qu'auparavant.

C'est également l'avis de Desnos[1].

Quand on constate, dit-il, soit par le cathétérisme, soit par le cystoscope, les obstacles prostatiques saillants du côté du col, les lobes ou lobules obstructeurs plus ou moins isolés des formes occlusives, il ne faut guère compter sur l'orchidectomie ou la vasectomie pour les faire disparaître. Ces opérations ne peuvent guère agir que sur les hypertrophies massives uniformément constrictives, en faisant régresser la masse générale de la prostate.

[1] 2e *Congrès d'urologie*, Paris, 1897.

La castration ne limite pas ses effets à la prostate. Il en résulterait encore d'autres bienfaits, notés par plusieurs observateurs, et qui semblent plus surprenants que l'atrophie, en tous cas moins facilement explicables. Telle est par exemple la *réapparition de la contractilité vésicale* très affaiblie jusque-là, ou même la *récupération de la miction spontanée*. C'est ainsi que White, par exemple, sur 111 observations réunies par lui trouve, dans 66 p. 0/0 des cas, un retour plus ou moins net de la contractilité vésicale et dans 46 p. 0/0 des cas un retour presque entier à la miction normale.

Il faut distinguer ici les différentes variétés de rétention.

Rétention aiguë. — Parfois ici le rétablissement de la miction se montre extraordinairement précoce. Voici un malade de Gavin[1] qui, atteint de rétention aiguë, urinait spontanément 8 heures après l'opération. En voici un autre de Legueu[2], opéré en rétention aiguë également qui urinait seul le soir même de l'opération[3].

Rétention chronique incomplète. — Dans quelques cas de ce genre on a noté des mictions plus faciles après l'opération, et la diminution graduelle du résidu vésical.

Rétention chronique complète. — Ici, on a vu des malades n'urinant pas sans sonde depuis un temps plus ou moins long, récupérer des mictions spontanées. Ainsi le malade de M. Albarran, rétentionniste depuis 6 mois, et qui commençait à uriner un peu 5 heures après la castration. Un mois après il vidait seul sa vessie.

1 *Boston med. and surg. Journal*, mai 1895.

2 *Cinquième Congrès français de chirurgie*, 1895.

3 Voir le rapport très bien fait de Carlier, sur cette question mise à l'ordre du jour au 2e *Congrès d'Urologie*.

Que penser de tous ces faits si heureux, et surtout comment les expliquer ?

Les cas où la castration agit sur la contractilité vésicale peuvent s'expliquer par la simple décongestion des parois de l'organe dont les fibres musculaires débarrassées du sang qui peut gêner leur fonctionnement, recouvrent une partie de leur jeu.

On a voulu aller plus loin et admettre une sorte de *dynamogénie* de la vessie inhibée depuis un temps plus ou moins long. Mais ce sont là des mots plutôt que des faits, et il faut se garder des illusions ici plus qu'ailleurs encore.

Combien de malades qui n'urinent plus sans la sonde depuis quelque temps et qui, sous l'influence d'un petit traitement anodin, ou même sans cela, se remettent pour un moment à uriner quelque peu spontanément, sans qu'on puisse expliquer ce réveil passager d'une contractilité qui semblait disparue !

Après l'atrophie de la glande, après l'influence sur le rétablissement de la miction, on a encore noté comme résultat heureux de l'intervention l'atténuation d'un des symptômes les plus tracassiers de l'hypertrophie prostatique, *la diminution de fréquence des mictions diurnes et surtout nocturnes et la disparition de certains spasmes douloureux et du ténesme.* Beaucoup d'observations ont signalé que tel malade qui était tourmenté par une pollakiurie impérieuse arrive à mieux retenir ses urines, et les mictions nocturnes s'espacent considérablement.

C'est ainsi encore qu'on a signalé la *facilité post-opératoire du cathétérisme.* La décongestion qui suit les opérations dont nous parlons est encore ici bien suffisante à expliquer ces modifications heureuses; cela se conçoit aisément.

Cette décongestion rend encore bien compte de *l'amélioration de la qualité des urines* signalée dans quelques observations, par l'influence qu'elle exerce sur la disparition ou l'atténuation de la cystite proprement dite.

La castration ne paraît pas avoir une influence directe sur la *cystite chronique* des prostatiques. Quand celle-ci est améliorée à la suite de l'opprération, c'est que le résidu vésical a diminué; la castration n'agit favorablement sur la cystite que de façon indirecte, en améliorant la rétention.

La castration chez le vieux prostatique infecté n'est pas une opération innocente. La mortalité est de 19 p. 100 environ. Cela tient sans doute au mauvais état général des malades au moment où on les opère, et surtout à leurs lésions rénales apparentes ou cachées.

Enfin, il y a les faits négatifs.

Si on tient compte de tout ce que nous venons de voir, on peut conclure que la castration double, tout en ayant à son actif des faits cliniques très heureux, a aussi une forte proportion d'insuccès contre elle. D'autre part, ses inconvénients sautent aux yeux.

Il faut, de toute justice, insister sur le *côté barbare* de l'intervention ; c'est là un point de vue sentimental, qu'ont fait ressortir quelques auteurs, mais qui ne serait vraiment pas de mise s'il était prouvé que la castration guérisse les vieux dysuriques ; l'argument garde néanmoins une assez grande valeur, étant donné l'incertitude et même les contradictions observées dans les résultats de la castration.

Jusqu'à ce que celle-ci soit vraiment reconnue curative,

il faut simplemment voir dans ce traitement un traitement d'expérimentation ; il ne pourrait guère être systématiquement demandé au médecin que par un gendre qui craindrait une nouvelle descendance chez un beau-père encore vert.

On ne peut supprimer aussi facilement cette fonction importante chez des malades « demeurés encore suffisamment génitaux bien qu'ils ne soient plus largement urinaires ».

Castration unilatérale. — Elle a été pratiquée plusieurs fois par des chirurgiens étrangers surtout. Mais les observations en sont mal prises en général, très incomplètes, et les résultats en sont très sommairement donnés.

Ici encore nous trouvons d'ailleurs les effets les plus contraires suivant les cas. On ne peut donc guère se prononcer sur son efficacité réelle. Est-elle absolument inefficace comme le veulent quelques-uns ? Est-elle capable de déterminer une atrophie bilatérale de la prostate, comme le veulent d'autres auteurs ? On ne sait rien de précis à ce sujet. Ce qu'on peut dire c'est que parfois elle a semblé exercer une action décongestive sur la prostate et la vessie, tout comme la castration bilatérale.

Les résultats qu'elle donne sont intéressants au point de vue exclusivement physiologique.

Elle n'a pas d'indications pratiques[1].

[1] ALBARRAN et MOTZ, dans un travail récent et très complet sur la question (*Ann. gén. urinaires*, janvier, février, mars 1898), semblent trop favorables à la castration double. Elle peut donner, disent-ils, de bons résultats dans les prostates molles et mêmes dures ; elle peut même « faire revenir la puissance à des vessies dont la déchéance paraissait définitive ». Elle est un puissant moyen pour combattre « les congestions hémorrhagiques, et la fréquente répétition des orchites peut faire désirer dans quelques cas de supprimer les testicules ».

3° VASECTOMIE DOUBLE[1]. — Comprenant les raisons qui font hésiter à employer systématiquement la castration double comme opération trop barbare, et répugnant à s'en servir communément, les chirurgiens ont été heureux de se rabattre sur une autre intervention qui vise le même but, mais qui sauve au moins les apparences ; nous voulons parler de *la résection déférentielle bilatérale* (vasectomie double).

a) *Vasectomie expérimentale.* — Les résultats expérimentaux fournis par la résection des canaux déférents sur les animaux sont encore assez vagues et assez contradictoires.

Pavone[2] a expérimenté sur des chiens, parce que chez ces animaux, la prostate subit quelques altérations pathologiques analogues à celles qu'on rencontre chez l'homme.

La même année que Pavone (1895) White faisait aussi une série d'expériences sur les effets que produisent dans la glande prostatique la ligature ou la section, soit du cordon spermatique en totalité, soit des canaux déférents seulement, soit des vaisseaux seuls du cordon ; ses conclusions étaient à peu près identiques à celles de Pavone c'est-à-dire qu'un certain temps après l'opération la glande prostate présentait une atrophie plus ou moins

1 Voir encore sur cette question CARLIER, *loco citato.*

2 Les expériences furent variées : dans une série, l'auteur fit la castration bilatérale ; dans l'autre, la castration unilatérale ; et enfin, dans une troisième, l'excision des canaux déférents ; les chiens furent sacrifiés à des époques différentes, et les prostates recueillies furent l'objet d'examens histologiques très soignés.

Cette dernière série d'expériences donna des résultats tout à fait probants. Chez un chien sacrifié après 62 jours, la prostate examinée ne pesait que 3 grammes 70.

Dans la partie centrale de la glande, le tissu propre avait disparu, et au milieu du tissu conjonctif, qui le remplaçait, se voyaient quelques traînées cellulaires représentant le tissu prostatique. L'involution de la glande était en général moins avancée dans la partie périphérique.

accusée d'une part et, d'autre part, les testicules étaient restés à peu près normaux comme volume. C'est du reste à la résection déférentielle que White donnait la préférence.

Donc, contrairement à la loi physiologique des glandes, qui veut que celles-ci s'atrophient quand leur canal excréteur est oblitéré ou séparé d'elles, la glande testiculaire ne s'atrophie pas quand elle est séparée de son canal d'excrétion.

Au Congrès de chirurgie français de 1895, MM. Guyon et Legueu communiquaient de nouvelles expériences à ce sujet, en même temps que les observations cliniques de deux malades traités par la vasectomie. Les conclusions de leurs expériences se rapprochaient aussi de celles de Pavone et White. Nous verrons plus tard de quelles réflexions M. Guyon faisait suivre le résumé des observations cliniques mentionnées.

Des recherches analogues ont été faites depuis lors de différents côtés. C'est ainsi que M. Lesine[1] a constaté dans des expériences sur des lapins et des chiens que la vasectomie *unilatérale* ainsi que la ligature des vaisseaux *d'un seul* cordon spermatique, n'exerçent aucune influence sur l'état de la prostate. La section simultanée des canaux déférents, suivie de la ligature de leurs segments, n'amène qu'un certain degré de dilatation des cavités glandulaires, sans aucune modification des cellules épithéliales ni des éléments musculaires de la glande. Par contre, la castration double a toujours provoqué dans la prostate des altérations profondes, qui commençaient à se manifester à partir du douzième jour.

[1] *Med. Obozr.*. XLVI, 14. Analyse in *Sem. Médic.*, 23 septembre 1896, que nous reproduisons ici.

Quelques mois après, les vésicules glandulaires étaient aplaties et séparées l'une de l'autre par des travées de tissu conjonctif. Les conduits éjaculateurs affectaient la forme de fentes étroites, tapissées d'épithélium pavimenteux. Dans les acini, l'épithélium cylindrique se transformait également en un épithélium pavimenteux. Les fibres musculaires lisses et striées présentaient un certain degré d'atrophie. Par contre, le tissu interstitiel était hypertrophié. La glande prise en son ensemble, était diminuée de volume.

La section simultanée des vaisseaux des deux cordons spermatiques — les canaux déférents étant laissés intacts — produisait dans la prostate à peu près les mêmes altérations que l'orchidectomie double. Il faut noter — fait qui peut paraître paradoxal, mais sur lequel l'auteur insiste — que chez les animaux (chiens) soumis à la section des vaisseaux spermatiques, cette opération n'a jamais été suivie de gangrène du testicule.

En somme, la section bilatérale des vaisseaux spermatiques a pour effet de provoquer une atrophie simple de la prostate, atrophie qui porte essentiellement sur le tissu glandulaire, et en seconde ligne seulement sur le tissu musculaire, lesquels sont remplacés par du tisssu conjonctif riche en cellules fusiformes.

Cette atrophie des éléments glandulaires de la prostate est-elle primitive, ou bien secondaire c'est-à-dire due à une prolifération active du tissu conjonctif de l'organe ? Pour résoudre cette question, M. Lesine a étudié toute une série de fragments de prostate provenant d'animaux sacrifiés à divers moments après l'opération et conservés dans la liqueur de Flemming.

Il a pu se convaincre que les modifications de la

prostate consécutives à la castration se montraient tout d'abord dans le protoplasme des cellules épithéliales sous forme de dégénérescence graisseuse, et cela en l'absence de toute trace de kariokinèse des cellules du tissu conjonctif. Donc, il s'agit bien, en l'espèce, d'une atrophie primitive des éléments glandulaires de la prostate.

A Lyon (thèse Lyon, 1896) David de Drézigué arrive aux conclusions suivantes. Après avoir étudié sur les chiens l'action produite par la résection des canaux déférents sur l'hypertrophie de la prostate, il croit pouvoir affirmer que la résection des canaux déférents donne une atrophie assez sensible du testicule, atrophie consistant en une vraie cirrhose sans altération du tissu musculaire ni du tissu glandulaire.

Au contraire, la ligature du cordon lui a toujours donné une atrophie beaucoup plus considérable avec sclérose, dégénérescence épithéliale et diminution du tissu musculaire; elle a provoqué la régression complète d'un testicule et une atrophie aseptique, contrairement à ce qui avait été noté dans certaines expériences, tandis que la résection des canaux déférents n'a entraîné qu'une diminution bien moins marquée du volume du testicule. Ses expériences concordent donc par leurs résultats, avec les expériences faites avant lui. Il en résulte que la ligature du cordon présente les mêmes inconvénients que la castration, ce qui, malgré son action atrophiante plus marquée, doit la faire rejeter de la pratique chirurgicale.

Pour Casper[1], au contraire, les résultats sont différents de ceux qu'on s'était hâté d'annoncer, et pour lui la vasectomie est bien inférieure comme efficacité à la castration double.

[1] *Berlin. klin. Wochenschrift*, 1897, p. 562.

Ses recherches expérimentales faites sur 11 chiens et 10 lapins ont montré que la castration double amène régulièrement l'atrophie de la prostate, tandis que la résection bilatérale des canaux déférents amène cette atrophie une fois seulement sur trois, laquelle atrophie se fait alors plus lentement qu'après la castration. D'ailleurs cette section bilatérale amène l'atrophie de la prostate chez les lapins, mais pas chez les chiens.

b) *Vasectomie en clinique.* — En 1893, Harrison[1] publiait l'observation d'un médecin prostatique à qui il avait fait la section sous-cutanée des deux canaux déférents. Il y eut amélioration.

Plus tard, Lauenstein et Burckhardt avaient cherché à remplacer la castration double par la section bilatérale du cordon spermatique en masse. Chez le malade de Lauenstein, il y avait eu gangrène des testicules.

En France, Chalot[2], en février 1895, pratiquait non plus la ligature, mais *l'excision du canal déférent* (résection d'un centimètre du canal entre deux ligatures). Deux mois après, le malade était très amélioré, et les rapports sexuels avaient lieu comme auparavant. Cependant les testicules étaient sensiblement réduits de volume.

En Italie, la même année, Isnardi, chirurgien de Turin[3], pratiquait sur deux malades la section du cordon spermatique avec ligature du bout central et du bout périphérique[3].

Le premier de ces cas ne permet aucune déduction, attendu qu'il s'agissait, comme le montrait l'autopsie, d'un cancer de la prostate auquel le malade a succombé dans le marasme, deux mois après l'opération.

1 *Brit. Med. Journal*, 23 septembre 1893.
2 *Indépend. médicale*, novembre 1895.
3 Voir *Semaine médicale*, 17 juillet et 25 décembre 1895.

Mais la seconde observation paraît plus concluante. Elle a trait à un homme de 72 ans, atteint depuis un an de troubles graves liés à l'hypertrophie prostatique et ayant résisté à tous les traitements antérieurs. Il fut opéré le 1er mai de l'année 1895 et, le 14 juin, M. Isnardi a pu le présenter à l'Académie de médecine de Turin comme étant complètement guéri. En effet, la rétention et l'incontinence avaient tout à fait disparu. La nuit, le malade reste facilement sans uriner pendant six ou sept heures. Les urines étaient limpides et normales à tous les points de vue, tandis qu'auparavant elles contenaient du pus et parfois du sang. La prostate ne put plus être sentie à l'examen rectal ; le cordon spermatique présentait des nodosités au niveau de la petite cicatrice opératoire ; l'épididyme, diminué de volume, était de consistance cartilagineuse ; enfin le testicule offrait la moitié de son volume normal. Ces altérations anatomiques sont, comme on le voit, analogues à celles qui surviennent dans l'épididymite blennorrhagique chronique à la suite de l'oblitération inflammatoire du cordon spermatique.

Ainsi donc, dans le cas présent, la section et la ligature du cordon spermatique ont amené rapidement l'atrophie de la prostate hypertrophiée et la disparition des troubles graves dont le malade souffrait avant l'opération.

Depuis lors, Isnardi a répété un assez grand nombre de fois cette opération, et avec succès, dit-il.

David de Drésigué[1] rapporte plusieurs opérations ayant trait à la résection des canaux déférents.

[1] *Loc. citato.*

Dans toutes il s'est produit une amélioration en moyenne de huit à quinze jours après l'opération.

Ces malades étaient tous des prostatiques à peu près exclusivement mécaniques, sans accidents d'empoisonnement urinaire. Dans seize cas, des malades qui ne pouvaient uriner qu'avec la sonde ont uriné spontanément après l'opération, et la miction est redevenue facile dans six cas.

La résection des canaux déférents est, dit-il, indiquée chez les sujets atteints de prostatisme, son action paraissant d'autant plus marquée que les troubles fonctionnels sont plus récents et qu'ils se rattachent à une hypertrophie prostatique caractérisée par une certaine consistance élastique dûe à des phénomènes congestifs plus ou moins marqués du côté de l'organe.

Guelliot[1] a fait la double vasectomie chez un vieux prostatique de 74 ans qui est mort trois semaines après l'opération, et dont on a pu examiner la prostate. Celle-ci était toujours volumineuse ; il y avait beaucoup de tissu prostatique en avant de l'urèthre ; à l'intérieur de chaque lobe latéral se voyait un abcès de la grosseur d'une noisette et plein de pus épais. Les testicules étaient mous et atrophiés : le cordon était infiltré de graisse.

Histologiquement, la prostate présentait des lésions d'hypertrophie conjonctive, et en même temps de prostatite subaiguë, avec acini dilatés, irréguliers, et à revêtement épithélial proliféré ou même détruit par la suppuration sur certains points.

Sur la résection des canaux déférents, Derujinsky qui croit fermement à la valeur de la castration double n'a

[1] *Union médicale du nord-est*, 1896.

pas d'expérience ; mais il fait remarquer que si ce procédé amène vraiment l'atrophie de la prostate, tout en n'amenant pas celle des testicules, il doit remplacer la castration double dans la pratique courante. Jusqu'à ce qu'il ait fait dûment ses preuves toutefois, la castration reste le mode de traitement le meilleur et le plus sûr des formes graves de l'hypertrophie prostatique.

Le Dr Lennander[1] a fait sept fois la castration bilatérale, et onze fois la résection du cordon. Les résultats fournis par la castration ont été franchement mauvais. Par contre, les onze résections ont donné des résultats très satisfaisants (*Il est vrai que dans ces cas l'opération a été suivie par des séances régulières de cathétérisme*).

Vautrin[2] accorde moins de confiance à la vasectomie qu'à la castration. Cependant, il cite, deux observations personnelles dans lesquelles l'atténuation de la dysurie d'origine prostatique fut indéniable après la résection des canaux déférents, et il considère que la méthode peut être efficace dans bon nombre de cas.

Helferich[3] a vu que la résection des canaux déférents amène la guérison dans un certain nombre de cas, et une amélioration seulement dans d'autres ; mais, ajoute-t-il, il est des opérés qui n'en retirent aucun bénéfice.

Au même congrès, Socin ne se déclare nullement convaincu de l'efficacité de la résection des canaux déférents, pas même de la castration contre les accidents du prostatisme. La diminution de volume observée souvent à la suite n'est qu'une *déturgescence ;* il s'agit vraisemblablement de simples modifications vaso-motrices.

1 *Cent. bl. f. Chirur.*, 1887, N° 22, p. 617.
2 *Ann. gén. urin.*, mars 1896.
3 *26e Congrès de la Soc. allemande de chirurgie*, Berlin, 23 avril 1897.

Mêmes conclusions, peut-être plus pessimistes encore pour Borelius, dans la même assemblée.

Au premier Congrès d'urologie[1], Bousquet (de Clermont-Ferrand), apporte un cas à l'actif de la méthode. Carlier (de Lille), au contraire, se basant sur 7 faits tirés de sa pratique personnelle, émet des doutes sérieux sur l'efficacité de ce traitement. Loumeau (de Bordeaux) a fait 4 fois la vasectomie, sans aucun résultat heureux.

Nové-Josserand a observé trois cas dans lesquels la diminution de volume de la prostate après la résection des canaux déférents ne fut bien nette qu'une seule fois.

Mais il ajoute que constamment il a vu les troubles fonctionnels amendés par cette intervention. Dernièrement, à la Société de chirurgie de Lyon, il a encore produit de nouveaux cas qui lui semblent favorables[2].

Flœrsheim[3], dans son relevé de 56 observations, trouve l'atrophie réelle dans 16 cas seulement.

Au deuxième Congrès d'urologie, Carlier[4], rapporteur de la question, se prononce cette fois nettement contre la réelle efficacité de la vasectomie; ou tout au moins, après l'analyse consciencieuse des principales observations publiées à ce sujet, il arrive à conclure que cette efficacité n'est rien moins que démontrée à l'heure actuelle.

Au même Congrès, Nicolich, de Trieste[5], annonce qu'il a pratiqué 27 fois la vasectomie avec 8 guérisons, 14 améliorations; dans 5 cas seulement il n'y a eu aucun changement.

Loumeau[6] conclut de 21 vasectomies doubles chez des

[1] Octobre, 1896. Paris.
[2] *Lyon médical*, 4 octobre 1896; et *Soc. chir. de Lyon*, décembre 1897.
[3] Th. Paris, 1896.
[4] *Congrès d'urologie*, Paris, octobre 1897.
[5] *Ibidem.*
[6] *Ibidem.*

prostatiques en rétention chronique (complète ou incomplète), que *la résection des canaux déférents n'a procuré d'autres bénéfices à ses opérés que de prémunir pour l'avenir leurs testicules contre les orchites du cathétérisme, antérieurement constatées chez quelques-uns d'entre eux.*

B. Motz donne les résultats de trois résections déférentielles pratiquées à l'hôpital Necker. Après la résection on a constaté dans un cas une guérison complète ; dans l'autre, l'état de l'appareil urinaire resta le même qu'avant l'opération et il n'urinait pas sans sonde. Le troisième cas, qui s'est terminé par la mort, était trop récent pour poser une conclusion quelconque.

c) Appréciation des résultats. — Pour le dire très franchement, les résultats ne semblent pas valoir ceux de l'ablation du testicule. Entre les mains de plusieurs chirurgiens, ces opérations sont restées sans influence aucune sur le volume de la prostate, comme nous allons le voir. Mais l'opération est plus simple, plus innocente encore que la castration, et elle a le mérite sur cette dernière de sauvegarder les apparences, si importantes en l'espèce. C'est ce que M. Guyon a appelé « la castration physiologique ».

La proportion d'insuccès complets paraît considérable, plus considérable même qu'il ne le semble par les observations publiées. Comme le fait très bien remarquer Carlier dans le rapport dont nous parlions, le chiffre des insuccès serait véritablement très élevé « si nous voulions tenir compte des faits qui sont parvenus à notre connaissance et que leurs auteurs n'ont pas encore publiés ». Nous sommes tout à fait de son avis, et les cas que nous avons pu observer, ou qui nous ont été communiqués oralement par quelques-uns de nos collègues de Lyon, viennent tout à fait à l'appui de cette façon de voir. Personnellement, nous n'avons pratiqué l'opération qu'une fois, sans le moindre résultat.

D'ailleurs on pourrait répéter, à propos de la vasectomie et de son influence heureuse dans certains cas bien observés et non douteux, tout ce que nous avons déjà dit de la castration double. Le plus souvent l'amélioration observée tient à la *disparition des phénomènes congestifs* qui peuvent bien sans doute être amendés par l'opération elle-même, mais qui peuvent aussi rétrocéder sans opération, et comme cela se voit tous les jours, sous l'influence du repos, du cathétérisme régulier, etc. C'est assez dire qu'il ne faut pas se hâter de mettre au profit de la vasectomie tous les faits d'amélioration survenus plus ou moins longtemps après elle. Quant à l'atrophie vraie de la glande, atrophie tardive, survenant longtemps après l'opération et analogue à celle qu'on a notée dans plusieurs cas de castration, on ne peut pas encore se prononcer sur sa réalité ; en clinique humaine tout au moins, car nous avons vu que les expérimentateurs disent l'avoir obtenue chez le chien.

Une atrophie tardive, lointaine, de la glande est bien notée dans plusieurs observations, mais ici encore rien ne vient démontrer qu'il s'agit d'une atrophie véritablement *tissulaire*. Griffiths et White ont publié des examens histologiques de la prostate après la vasectomie, mais les résultats n'en sont pas très probants.

Au point de vue fonctionnel, ce qui paraît ressortir d'un assez grand nombre d'observations de vasectomie, c'est la *diminution du nombre de mictions* après l'opération.

Dans d'autres, on note la *miction plus facile*, *avec moins d'efforts*.

Dans d'autres enfin, c'est la *diminution progressive du résidu urinaire*, coïncidant avec la *réapparition de la contractilité vésicale*.

Quant à la *prostate elle-même*, elle est rarement notée comme ayant subi une atrophie aussi marquée qu'après la castration double.

Les opérés de vasectomie conservent des érections et peuvent même pratiquer le coït (Chalot, Helferich).

La vasectomie s'accompagne à la longue, assez fréquemment, d'une *certaine altération des facultés mentales*, de certains accidents de *marasme* et de *mélancolie*. Et cependant, ainsi que l'a fait observer Schede l'influence psychique est nulle en pareil cas, puisque les patients ne se rendent pas du tout compte de la castration physïologique qu'on leur a faite. Il y a là des accidents analogues à ceux qui suivent l'extirpation de la thyroïde, par exemple, et qui peuvent s'améliorer par les injections de suc testiculaire.

Les avantages de cette opération, qui font que l'emploi s'en est généralisé beaucoup plus que celui de la castration double, sont :

1° La simplicité de l'acte opératoire, qui peut se faire au besoin sans anesthésie générale chez un vieillard à sensibilité un peu éteinte déjà, ou après simple insensibilisation de la peau pour l'incision cutanée ;

2° La conservation apparente de la fonction génitale qui la fera aisément accepter du malade soucieux encore de ses attributs virils.

Mais nous craignons bien que ce soit là souvent une opération bien infidèle au point de vue des résultats[1].

d) Manuel opératoire. — Le manuel opératoire de la vasectomie est très simple ; il a été compris de façons différentes du reste suivant les auteurs.

Voici le procédé le plus expéditif. L'anesthésie locale à la cocaïne, ou l'insensibilisation de la peau seulement, sont suffisantes. A travers la peau du scrotum, le chirurgien cherche à reconnaître le canal déférent (sensation dite du *fil à fouet* sous le doigt).

Puis il l'attire dans un pli cutané, en l'y maintenant solidement fixé entre le pouce et l'index gauche. De la main droite il fait une incision sur ce pli et, déposant le bistouri, va chercher à soulever le canal déférent (toujours maintenu entre les doigts gauches) sur une sonde cannelée et à l'amener hors de la plaie. Il est alors très facile de l'isoler de sa gaine, et d'en réséquer une portion entre deux ligatures.

La vasectomie une fois faite d'un côté, on la répète de l'autre côté. On peut même faire la vasectomie double avec une seule incision cutanée, comme l'a conseillé Carlier, de Lille.

4° Angio-névrectomie. — D'ailleurs, il semble, d'après les expériences de M. Przewalski[1], que la résection des nerfs du cordon chez le chien agisse pour amener l'atrophie de la prostate, tout autant que la résection déférentielle elle-même ; ce qu'il importerait dans cette dernière opération, ce serait la section des nerfs qui

très rarement trouvé une atrophie prostatique notable après leurs vasectomies expérimentales. Après avoir critiqué soigneusement les faits heureux publiés en clinique humaine, ils arrivent à conclure que « la vasectomie ne paraît donner de bons résultats que dans les accidents congestifs ; il n'est pas démontré qu'elle agisse sur la contractilité de la vessie ; il n'est pas démontré qu'elle détermine l'atrophie de la prostate hypertrophiée ».

[1] Recherc. expér. sur castration, *Wratch*, octobre 1895.

suivent le canal déférent. Ainsi s'expliqueraient peut-être : 1° la grande variabilité des résultats de la vasectomie, suivant qu'un plus ou moins grand nombre de nerfs auraient été compris dans la résection ; 2° les effets rapides de l'opération au point de vue de la décongestion prostatique, effets qui seraient des effets vaso-moteurs.

C'est en s'appuyant sur ces faits, et sur d'autres analogues fournis par ses expérimentations personnelles, qu'Albarran a proposé, à la place de la résection du canal déférent, ce qu'il appelle *l'angio-névrectomie*, c'est-à-dire la résection des vaisseaux et nerfs du cordon, sauf l'artère déférentielle et une ou deux veines satellites, sauf aussi le canal déférent. Chez le chien, elle amène l'atrophie de la prostate en même temps que celle du testicule. Chez l'homme, on ne peut encore rien dire de son effet[1].

Enfin, tout récemment, Gross (de Nancy) a conseillé des *injections sclérogènes dans l'épididyme*, pour essayer de faire régresser la prostate ; il les a pratiquées sur deux prostatiques, dont l'un aurait eu un résultat excellent. C'est tout ce qu'on sait, jusqu'à présent, sur ce procédé.

B. — Méthodes dérivatives de l'urine.

I. Ouvertures temporaires ou permanentes de la vessie. — 1° Taille sus-pubienne. — Dans certains cas de prostate infranchissable, de douleurs vésicales ou vésico-uréthrales intenses et rebelles à toute médication ou traitement, d'infection vésicale profonde,

[1] Ceci était vrai quand Albarran a proposé ce procédé au 2e Congrès d'urologie ; mais depuis lors, il a opéré quelques malades (V. *Ann. gén. urin.*,

ou encore quand on se trouve en face de calculs vésicaux compliquant le prostatisme, on a ouvert délibérément la vessie au-dessus du pubis. C'est ainsi qu'ont agi autrefois Sédillot, Rohmer (de Nancy), et plus récemment Forgue, Tédenat (de Montpellier), etc. ; l'incision vésicale a sauvé les malades. Tous les chirurgiens peuvent observer de ces cas, que nous aurons encore l'occasion d'étudier plus longuement tout à l'heure, et M. Guyon lui-même, tout en avouant qu'il ne l'a jamais rencontrée, ne fait aucune difficulté à admettre l'indication possible de la taille haute chez le prostatique rétentionniste.

2° Cystostomie sus-pubienne. — Poncet (de Lyon) a été plus loin et a proposé[1] dans certaines complications du prostatisme, non plus la simple taille sus-pubienne, mais ce qu'il a appelé la *cystostomie*, c'est-à-dire l'ouverture permanente de la vessie au-dessus du pubis.

Les premiers temps de la cystostomie sus-pubienne sont les mêmes que ceux d'une cystostomie hypogastrique ordinaire.

Le quatrième temps consiste simplement dans la *suture de la boutonnière vésicale avec les bords de la plaie cutanée* (fig. 54).

La partie supérieure de l'incision des parties molles extra-vésicales est suturée comme à l'ordinaire. Dans la partie inférieure, celle qui répond à l'incision vésicale, on passe à gauche et à droite 3 ou 4 fils qui embrochent

mars 1898) qui lui permettent de penser que les résultats immédiats de cette opération semblent analogues à ceux de la castration (diminution de volume de la prostate, amélioration des troubles fonctionnels, par action décongestive). D'autre part, l'expérimentation animale lui a montré que cette opération avait une action atrophiante très supérieure à celle de la vasectomie.

[1] Thèse de Bonan, Lyon, 1892.

pour chaque côté : 1° d'une part la lèvre correspondante de l'incision vésicale ; 2° d'autre part le muscle droit correspondant et la peau qui le couvre.

Poncet fait actuellement l'incision vésicale aussi petite que possible.

Voici *les indications* que posait Poncet lui-même pour la cystostomie sus-pubienne (Gaz, hebdom., juin 1894). Il faut cystostomiser :

1° Tous les prostatiques infectés, avec fièvre et symptômes généraux d'empoisonnement urinaire ;

2° Les prostatiques rétentionnistes aseptiques, lorsque le cathétérisme est : ou absolument impossible, ou particulièrement douloureux, ou enfin dangereux à cause des occasions répétées d'infection quand on doit trop renouveler ce cathétérisme.

Voici, d'autre part, ce qu'il disait à la même époque des *résultats* de l'opération (Soc. chirurgie, novembre 1894). « J'ai pratiqué actuellement la cystostomie sus-pubienne chez 63 prostatiques, et la plupart de ces opérations sont assez anciennes pour qu'il soit intéressant d'en signaler les résultats éloignés.

Ces malades doivent être réunis en deux groupes différents, suivant qu'il s'agit de prostatiques aseptiques atteints seulement d'accidents de rétention, ou, au contraire, de prostatiques infectés à un degré plus ou moins accentué.

Ce sont naturellement les malades de la première catégorie qui m'ont donné les meilleurs résultats, et sur 21 opérations, j'ai eu 21 guérisons. Chez tous les sujets que je range dans ce groupe, la cystostomie était indiquée, sinon par l'impossibilité réelle du cathétérisme, au moins par les difficultés de ce cathétérisme et les accidents qu'il provoquait

Je considère, en effet, que bien souvent l'emploi de la sonde à demeure offre de graves inconvénients, et je vois dans les ponctions répétées un danger plus grand que dans la cystostomie ; j'ajouterai que onze de ces malades sont vivants, leur opération datant de six mois à quatre ans et demi.

Les malades de la deuxième catégorie, c'est-à-dire les malades infectés sont au nombre de 42, et, parmi eux,

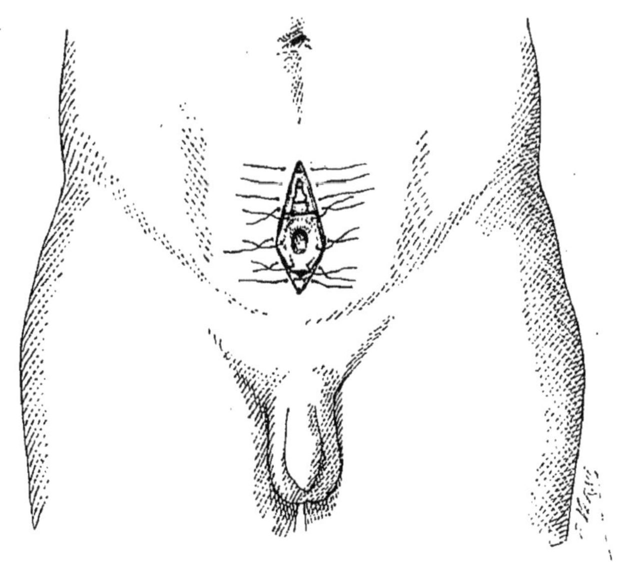

FIG. 54. — La cystostomie sus-pubienne.

il faut distinguer les cas de septicémie suraiguë, les cas de septicémie aiguë, et enfin les cas de septicémie chronique.

Pour les premiers, la mort s'est généralement produite dans les deux ou trois jours qui ont suivi la cystostomie, mais cette opération n'en constitue pas moins la seule ressource à laquelle on puisse recourir en pareille circonstance. Sur 12 malades atteints de septicémie aiguë, 4 sont morts dans la première semaine, et les autres ont eu une survie de six mois et demi à deux ans et demi.

Enfin, sur 24 malades qui présentaient des accidents de septicémie chronique, 7 sont morts dans les huit premiers jours, 10 ont vécu moins d'un an, et les 7 autres sont actuellement en bonne santé et cela un an et demi, deux ans et trois ans après l'opération.

Au point de vue fonctionnel, 12 fois la miction a été rétablie par les voies naturelles, et la cystostomie, par conséquent, n'a été que temporaire. Quant aux malades qui ont continué à uriner par leur méat hypogastrique, on peut les diviser en trois groupes, suivant qu'il y avait continence complète, continence partielle ou incontinence absolue. Or, sur 22 malades dont l'opération remontait à six mois au moins, j'en note 7 urinant à volonté, c'est-à-dire présentant une continence parfaite, 3 n'ayant qu'une continence partielle dans la station horizontale par exemple, et, enfin 12 incontinents d'une façon complète. Je dois dire, d'ailleurs, que certains malades, les tuberculeux notamment, ont tout avantage à rester incontinents, et j'ai quelquefois été obligé, devant de nouveaux accidents de rétention, d'agrandir l'orifice hypogastrique devenu trop étroit ».

Il y a d'abord un gros point noir à ce tableau séduisant des avantages de la cystostomie dans les cas de prostatisme compliqué et grave que nous avons passé en revue. C'est *l'inconvénient de la fistulisation elle-même.*

L'urine parfois très irritante de ces vieux urinaires s'écoule sur les téguments de l'hypogastre, tombe dans les rigoles formées par les plis génito-cruraux, baigne la verge et les parties latérales du scrotum, produit à la longue de l'erythème, des excoriations douloureuses, et cela malgré tous les topiques gras ou pulvérulents généralement conseillés.

On a inventé, il est vrai, nombre d'appareils collecteurs, mais on n'en avait pas encore trouvé qui récoltent bien l'urine et empêchent le suintement autour du tube qui va recueillir le liquide dans la vessie même. Parmi les meilleurs étaient celui de Collin, ou encore celui que M. Gangolphe, avait présenté au Congrès de chirurgie de 1893. Mais encore une fois, cependant, il semblait que de tous les appareils conseillés jusqu'à présent le meilleur ne valait pas grand'chose. C'est aussi ce que disait très justement Segond à la Société de chirurgie (14 novembre 1894). Le champ était donc ouvert aux inventeurs, et les recherches en valent la peine, car le jour où l'appareil collecteur parfait sera trouvé, la cystostomie sera bien plus souvent acceptée de la part du malade, de la part aussi du chirurgien.

Dans ces derniers temps, Delore[1] après avoir étudié en détail les appareils destinés à remédier à l'incontinence chez certains cystostomisés, donne la préférence à un urinal particulier fabriqué par M. Lafay-Souël (de Lyon). Il retient pafaitement les urines, dit-il, et remplit son but de façon très satisfaisante, à condition toutefois de l'appliquer soigneusement et de bien l'entretenir. Trois fois environ par 24 heures, on enlèvera l'appareil et on le nettoiera dans l'eau boriquée. Sur la peau du pubis, on mettra une poudre inerte quelconque. Enfin, on maintiendra rasée la périphérie du méat hypogastrique ; on évitera ainsi les érythèmes de la région. Delore décrit aussi une sonde hypogastrique à double courant, destinée

[1] *Archives provinciales de chirurgie*, avril 1898.

à laver la vessie de temps en temps, si les urines restent purulentes et très irritantes.

La fonction de la « bouche vésicale » est variable suivant les cas. Elle est parfois continente, et certains opérés retiennent leurs urines dans l'intervalle des mictions et urinent à volonté par l'orifice sus-pubien. Tel était Diday qui avait décrit son « méat hypogastrique ». D'autres conservent encore leurs urines, mais ne peuvent pas uriner quand ils veulent ; ils sont obligés de se passer une petite sonde courte dans leur canal fistuleux[1]. D'autres enfin ne retiennent qu'une partie de leur urine, quand ils sont couchés par exemple, ou même ne retiennent rien du tout, et restent tout à fait incontinents.

On a bien proposé différents artifices pour essayer de donner à l'orifice sus-pubien des conditions anatomiques favorables à la continence. Les avantages qui paraissent en résulter sont jusqu'à présent tout à fait théoriques. Le plus séduisant est celui qu'a proposé M. Wassilief, sous le nom de *cystostomie idéale.* Il consiste à décoller l'une de l'autre la muqueuse et la musculeuse de la boutonnière vésicale, puis à suturer directement la muqueuse sur la peau, en laissant glisser en arrière la couche musculaire. De cette façon, on aura plus tard deux sphincters, le sphincter interne, profond, formé par la musculeuse vésicale ; entre les deux sphincters se trouve le néo-canal.

Certains opérateurs (Jaboulay) ont proposé la taille en passant à travers le muscle droit lui-même, pour tâcher de créer une bouche entourée d'une boutonnière musculaire contractile.

[1] C'est parfois un trajet long de 2 à 4 centimètres qui va de la peau à la vessie.

Bien d'autres tentatives ont été faites; nous ne pouvons y insister davantage. Ceux qui voudront de plus amples renseignements sur le mode de formation et le fonctionnement du méat sus-pubien se reporteront au travail de Lagoutte[1].

Ce qu'il faut surtout retenir, c'est qu'au point de vue opératoire la constitution voulue d'un méat continent est encore à l'état de projet[2].

La *cystostomie sus-pubienne* nous semble une opération de *nécessité* qui peut donner des résultats inespérés, alors que toutes les autres méthodes seraient impuissantes. C'est le cas de ces vessies anciennement infectées, pleines de pus, distendues et fermées, qu'on ouvre comme un abcès, ou une cavité putride qui ne se vide pas aisément et qu'on maintient ouverte ; c'est une opération d'urgence qui peut sauver le malade et seule peut le sauver dans certains cas; ceci ne peut se contester, et c'est un vrai mérite.

Veut-on, au contraire, en faire une *opération de choix*, ou plutôt une *opération précoce* à appliquer dès que le cathétérisme répété ne semble plus bien toléré, et de préférence non seulement aux autres tentatives opératoires, mais même au cathétérisme aidé de la ponction

[1] Résultats éloignés de la cystostomie, *Gaz. hebd.*, nov. 1894.

[2] CHANDELUX a proposé tout récemment (Soc. chir. de Lyon, 7 juillet 1898) un nouvel artifice opératoire pour entourer d'un sphincter actif le méat hypogastrique. Les résultats lointains n'en sont pas encore connus mais il semble qu'il y ait là un bon moyen de clore l'orifice fistuleux par la contraction musculaire. L'opérateur, dans ce procédé, détache sur le bord interne de chaque droit de l'abdomen, une lame musculaire « en pont » laissée adhérente à ses deux extrémités supérieure et inférieure; puis il prend ces deux lames mobilisées et vient les faire chevaucher l'une sur l'autre sur la ligne médiane, de façon à comprendre la boutonnière vésicale dans l'orifice qui résulte de leur entrecroisement réciproque. Cet orifice est, par exemple, comme celui qui résulterait du chevauchement et de l'entrecroisement de deux parenthèses du côté de leur convexité.

ou aux essais de cathétérisme permanent? La question n'est plus aussi claire pour tout le monde et l'accord cesse entre les différents chirurgiens. Nous pensons, pour notre part, que ce n'est pas une opération de choix à proposer de bonne heure aux prostatiques, et la raison en est dans l'infirmité qui en résulte. Les espérances du méat hypogastrique continent ne paraissent pas encore s'être réalisées ou se sont réalisées sur un trop petit nombre de malades encore.

La thèse récente de Delore[1] sur la fonction de *l'urèthre sus-pubien* après la cystostomie montre que, dans quelques cas rares, on a pu obtenir un orifice hypogastrique partiellement continent. Mais ce n'est là qu'une continence relative et qui paraît simplement tenir à l'atrésie de l'orifice cutané ; les malades sont parfois obligés de se sonder par cet orifice pour faire écouler l'urine. Il y a donc loin de ce résultat à celui d'un urèthre sus-pubien véritable. D'ailleurs, dans l'immense majorité des cas, c'est une simple fistule qu'on obtient ; et jusqu'à nouvel ordre, il n'est pas du pouvoir du chirurgien d'obtenir autre chose que cette fistulisation. Il y a des sujets qui retiennent mieux leurs urines que d'autres, mais c'est là, semble-t-il jusqu'à présent, un résultat de hasard que ni le manuel opératoire, ni le niveau de la vessie où on place la fistule, etc., etc., ne permettent de produire à volonté.

Certains opérés, sauvés mais fistulisés, sont venus demander ensuite à ce qu'on les débarrasse de leur fistule. C'est l'histoire de certains anus contre nature ; ils sauvent la vie, mais souvent les malades ne veulent plus de la vie ainsi comprise.

[1] Thèse de Lyon 1897.

D'ailleurs, il faut bien l'avouer, la cystostomie sus-pubienne n'est pas une opération aussi bénigne qu'on a voulu le dire. Ce qui peut tromper, c'est que les statistiques en sont faites avec des sujets très différents d'âge, de gravité, de lésions, etc. Les chirurgiens qui pratiquent par exemple la cystostomie de bonne heure, sur des malades pas encore débilités, et, à plus forte raison, sur des sujets qui ne sont qu'au début des complications de l'hypertrophie prostatique, auront des résultats tout différents au point de vue de la gravité opératoire, de ceux qui réservent l'ouverture hypogastrique pour *ultima ratio*. Aussi, *comprise comme opération de nécessité*, l'opération en question a-t-elle une mortalité assez élevée.

Sur huit cystostomies que nous avons cru devoir pratiquer, trois malades ont succombé plus ou moins rapidement après elle. L'un est mort 24 heures après avec la continuation de la fièvre urinaire, l'autre est mort deux jours après sans que l'infection ait pu être enrayée, et même avec production d'un coma rapide ; le dernier enfin, a succombé trois jours après l'intervention avec des accidents hémorrhagiques du côté de la cavité vésicale sur lesquels nous allons revenir bientôt. Plusieurs de nos collègues de Lyon nous ont dit avoir eu aussi une mortalité assez élevée après l'opération de M. Poncet, ou malgré elle.

Cette mortalité peut s'interpréter de différentes façons suivant les cas. Dans beaucoup de circonstances, ce n'est pas évidemment l'opération elle-même qui est la cause directe de la mort, et sur des sujets plus vigoureux, moins avancés dans leurs accidents urinaires, elle eût probablement fort bien été supportée. L'ouverture hypogastrique de la vessie, en effet, peut se faire très rapidement, en l'espace de quelques minutes, sans perte de sang, sans difficulté de recherche de la vessie, précisément quand on a affaire à ces vessies très distendues des prostatiques ; la vessie bombe nettement à l'hypogastre, sous la peau pour ainsi dire, et se présente d'elle-même dès que les plans cutané et musculaire ont été incisés ; son ouverture est alors chose très aisée, surtout pour un chirurgien exercé à faire la taille dans des conditions beaucoup moins favorables.

Ce n'est pas notion nouvelle que celle de la gravité des interventions, si légères qu'elles soient, chez les vieux urinaires. Il y a là des facteurs multiples, difficiles parfois à analyser, mais dont l'influence est néfaste pour les malades. Tels d'entre eux qui vivotaient tant bien que mal, succombent rapidement dans le coma et l'urémie, quand on vient à leur faire quelque chose d'un peu actif. Ceci n'est pas spécial à la cystostomie, mais il apparaît bien que ce large drainage vésical ne peut pas conjurer toujours et dans tous les cas les accidents graves du prostatisme et, parfois, il ne fait pas mieux que ne le ferait une autre opération amenant une détente générale de l'arbre urinaire moins rapide.

C'est même peut-être, suivant nous, cette évacuation large que crée la cystostomie, et la décompression trop brusque qui en est la conséquence, qui peuvent expliquer l'aggravation subite des accidents chez les malades dont nous parlions plus haut. Ce qui nous le fait dire, c'est le cas de ce malade que nous avons perdu d'hémorrhagie intra-vésicale. Il s'était senti très soulagé après l'opération et tout paraissait bien aller, quand il fut pris d'hémorrhagies subites, répétées dans la vessie, avec production même de caillots bouchant par moments l'orifice vésical hypogastrique, hémorrhagies dûes vraisemblablement à une congestion intense *ex vacuo*[1].

Ces hémorrhagies vésicales sont rares il est vrai après l'intervention en question ; mais qui dit que par suite de la décompression immédiate que produit la cystostomie sur tout l'arbre urinaire supérieur, une congestion grave ne puisse pas se produire du côté du rein et achever de fermer un filtre qui fonctionnait encore tant bien que mal ? Ainsi s'expliqueraient les faits de coma survenus promptement après la cystostomie.

3° CYSTOSTOMIE PÉRINÉALE. — DRAINAGE DU BAS-FOND PAR LE PÉRINÉE. — Nous avons, avec notre collègue Durand[2], proposé de faire dans certains cas de vieilles vessies infectées et surtout à bas-fond très marqué, le drainage direct de ce bas-fond par le périnée.

Nos recherches anatomiques nous avaient, en effet, montré qu'on peut assez facilement, en passant par le périnée, atteindre la vessie dans sa portion interdéférentielle, tout en ménageant la musculature périnéale en côtoyant les organes sans les blesser et en ne coupant aucun nerf ou vaisseaux importants.

Voici le *manuel opératoire* que nous avions proposé pour faire une véritable *cystostomie périnéale* (c'est-à-dire ouvrir la vessie et amener à la peau du périnée les lèvres de l'orifice ainsi obtenu).

a) Incision cutanée. — Après avoir essayé un certain nombre d'incisions, nous nous sommes arrêtés à une

[1] Cette influence néfaste de la congestion *ex vacuo* a été mise depuis longtemps en lumière par M. Guyon qui a tracé les règles de l'évacuation *lente*, *progressive* et *incomplète* dans le cathétérisme des rétentions.

[2] ROCHET et DURAND. Cystostomie périnéale. *Arch. prov. de chirurgie*, août 1896.

incision en ⊢⊣. Ce tracé comprend deux branches antéro-postérieures et une transversale (fig. 55).

Les premières commencent en avant sur les côtés du scrotum intéressant ce dernier, et doivent être, dans toute leur étendue, en dedans du pli génito-crural, en plein périnée, pour que les lèvres puissent être facilement mobilisables.

Elles s'écartent un peu en arrière, en arrivant au voisinage de l'anus, pour mieux préserver la musculature de l'orifice. Elles sont distantes à leur partie moyenne de 5 centimètres environ. Elles s'arrêtent en arrière au niveau de l'anus ou un peu en avant de cet orifice.

L'épaisseur et la constitution du périnée peuvent faire varier un peu les dimensions de ces incisions qui devront être d'autant plus longues que les tissus superficiels sont moins mobilisables.

L'incision transversale réunira les deux précédentes à 5 centimètres environ en avant de l'anus. Elle correspond à peu près au point où s'unissent les muscles transverses superficiels. Ce tracé, dessiné au bistouri, intéresse à la fois tous les tissus jusque et y compris le tissu sous-cutané.

b) Traversée du périnée. — Libérant un peu les deux volets antérieur et postérieur qu'il vient ainsi de déterminer, l'opérateur cherche le bord postérieur des transverses, et, au bistouri, le sépare du sphincter anal qui va désormais rester uni au lambeau postérieur avec lequel il sera recliné. Alors commence le temps un peu délicat de l'intervention.

Par précaution, un cathéter sera introduit dans l'urèthre pour éviter la blessure de ce canal et en repérer constamment la position. L'index gauche, introduit dans le rectum, évitera aussi l'ouverture du réservoir fécal. Le chirurgien, se dirigeant sur ces deux guides, disséquera le périnée au bistouri, par petits coups menés transver-

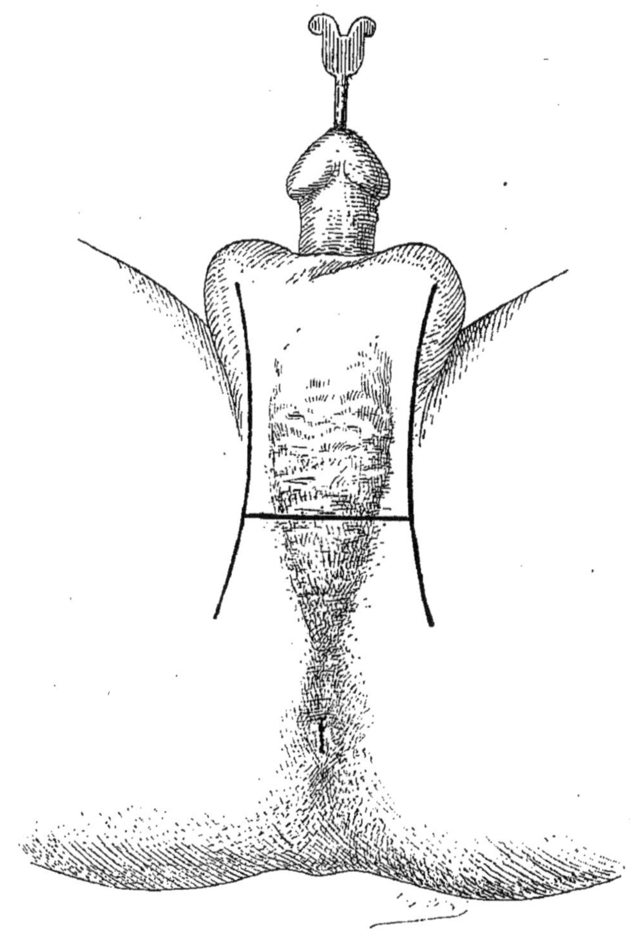

FIG. 55. — Tracé de l'incision pour la cystostomie périnéale, ou pour le drainage périnéal de la vessie.

salement, au milieu de la masse musculaire et fibreuse du triangle recto-uréthral. Il ira lentement, prudemment, recherchant toujours la prostate. Après un certain temps donné à ce travail minutieux, il trouvera un plan aponévrotique masquant la prostate, et, après l'avoir incisé, il se trouvera à la face postérieure de la prostate.

Ce deuxième temps est à surveiller. L'urèthre d'un côté, le rectum de l'autre s'offrent facilement, surtout le dernier, au bistouri de l'opérateur. Il faut avoir bien soin de creuser en tenant l'instrument bien horizontal, et de n'en pas relever le manche, car la pointe aurait grandes chances d'aller intéresser l'ampoule rectale. En allant plutôt vers l'urèthre, on a le double avantage de craindre moins de dangers et encore de ménager mieux les annexes contractiles ou vasculaires de l'anus et n'en pas compromettre les fonctions.

Il ne faut pourtant pas non plus s'égarer dans le périnée génital car on irait blesser les glandes de Cowper et surtout le bulbe uréthral, ce qui amènerait une hémorrhagie tout au moins ennuyeuse. Il faut constamment penser au bulbe et même le découvrir, en disséquer un peu le bord postérieur, afin de le confier à l'écarteur d'un aide qui le mettra à l'abri.

En reconnaissant du doigt la partie postérieure de l'urèthre membraneux, en se guidant sur l'index rectal qui lui montre la prostate, le chirurgien atteindra sûrement la pointe de cet organe et, l'ayant dégagé des tissus qui l'environnent, déposera le bistouri pour passer au troisième temps.

c) Isolement du rectum. — A ce moment, la plaie montre en avant les transverses, le bulbe uréthral, la fin de la portion membraneuse, et le bec de la prostate ; en arrière le volet cutanéo-sphinctérien et la fin du rectum ; de chaque côté, au fond de l'incision, les bords internes de chacun des releveurs. Entre ces deux bords musculaires, à l'aide d'une sonde cannelée, on décolle, en contrôlant ce travail par le doigt rectal, la face antérieure de l'ampoule.

Les adhérences sont faibles, et la sonde cannelée,

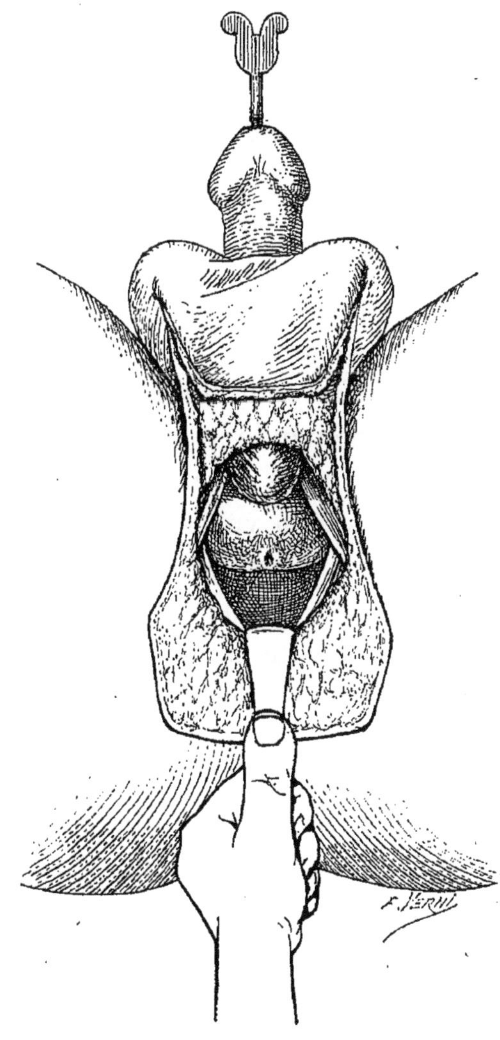

Fig. 56. — Le rectum a été décollé jusque derrière la vessie. On voit l'ouverture vésicale pratiquée un peu au-dessus de la base de la prostate.

moins dangereuse que le bistouri, suffit largement à les rompre. Assez rapidement la prostate est entièrement isolée, et le doigt sent la barre transversale qui en marque la limite supérieure. La plaie est assez profonde en ce moment, mais une petite valve, celle de Bazy par exemple, déprimant le rectum, met bien à portée de l'instrument le champ opératoire. Le doigt glissé derrière la prostate sent la paroi vésicale qu'on isole en s'aidant de la sonde cannelée.

Bientôt on voit apparaître, tout au fond, le cul-de-sac péritonéal. S'il est trop près de la prostate, l'index le décolle et le rejette en arrière du côté du rectum, offrant ainsi une plus large surface vésicale à découvert (fig. 56).

Quand on juge que celle-ci est suffisamment large, on procède à son ouverture.

d) Incision et abaissement de la vessie. — La ponction du réservoir demande quelques précautions. En effet, elle doit ménager les organes génitaux, qui, cependant, ne s'offrent pas à la vue et sont difficilement perceptibles au toucher. Nous devons insister sur ce fait que le rectum est isolé et que la paroi antérieure de la plaie est formée par cette lame épaisse de tissu fibromusculaire qui réunit les vésicules et que Denonvilliers a décrite comme une aponévrose. Il ne faut donc pas compter apercevoir à travers elle le relief du canal déférent; on ne voit qu'un plan uniforme et le triangle interdéférentiel n'est pas appréciable. Mais, si on ne le voit pas, on peut facilement se le représenter en prenant pour guide la base de la prostate. L'aide qui tient le cathéter déprime le bas-fond en relevant le manche de son instrument, et celui-ci, tenu bien exactement sur la ligne médiane, le chirurgien le sent à travers la paroi vésicale. C'est alors un guide précieux qui va permettre de pénétrer facilement dans la vessie. Après avoir choisi un point situé à trois centimètres environ au-dessus de la prostate, et se tenant bien exactement sur la ligne médiane, l'opérateur incise sur le cathéter. Il faut se défier des vésicules, mais se rappeler que parfois on croit les rencontrer alors que c'est simplement la lame de Denonvilliers que sectionne le bistouri.

Plusieurs fois, nous avons cru avoir blessé le réservoir spermatique sur nos opérés de l'amphithéâtre, alors que la dissection révélait l'absence de toute lésion de ce genre.

Le cathéter vésical paraît d'un grand secours, mais on peut s'en passer, et souvent sur le cadavre les difficultés parfois insurmontables du cathétérisme nous ont contraint à faire autrement. Dans ce cas, nous fixons à l'aide d'une pince hémostatique à griffe la paroi vésicale à l'endroit où nous désirons faire la ponction, et, sur ce guide, nous enfonçons le bistouri.

Cette manière de procéder a deux inconvénients. Elle met moins sûrement à l'abri les vésicules spermatiques, et, en outre, rend plus difficile l'ouverture de la muqueuse qui, une fois les autres tuniques vésicales traversées, tend à fuir devant le bistouri. On est alors obligé de la pincer isolément pour y créer la boutonnière.

L'incision vésicale doit porter un peu haut, pour éviter plus sûrement les organes génitaux ; mais il ne faudrait pas non plus s'élever trop, car la boutonnière ne pourrait ensuite que très difficilement venir s'attacher à la peau.

Dès que la vessie est ouverte, une pince hémostatique à griffe en saisit chaque lèvre. Il faut avoir soin de bien prendre dans les mors toute l'épaisseur du réservoir et veiller surtout à ce que la muqueuse ne s'échappe pas, comme elle a toujours, ainsi que chacun sait, tendance à le faire. La petite boutonnière, toujours créée longitudinale, doit avoir un centimètre environ. Sous les tractions prudentes des pinces, on la voit s'abaisser, pendant

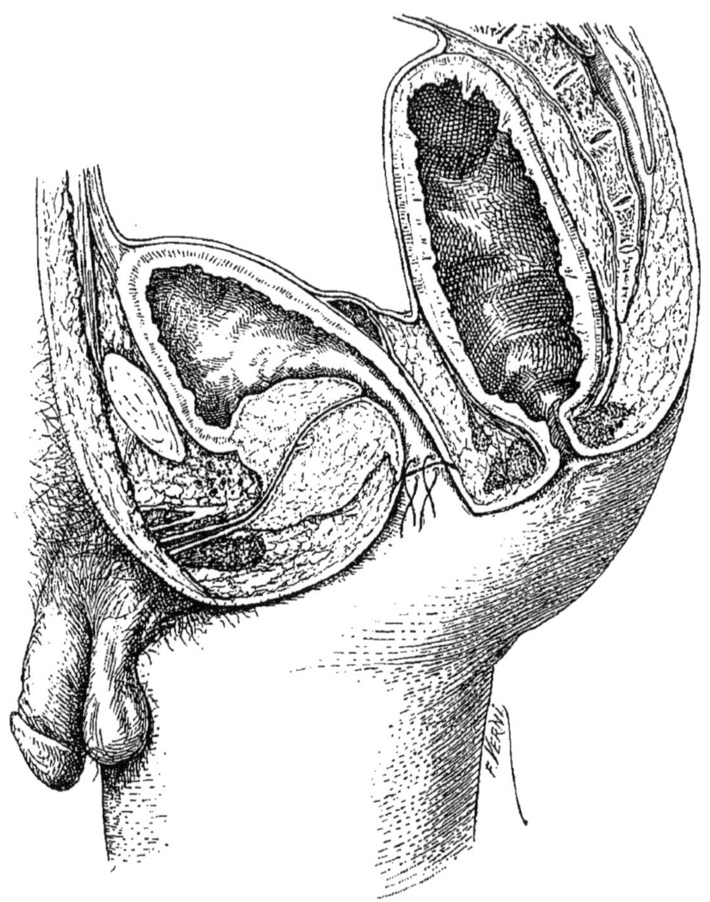

Fig. 57. — Les lèvres de la boutonnière vésicale ont été attirées derrière la prostate et suturées à la peau du périnée.

que la prostate bascule, et à ce moment, pour faciliter le mouvement, il est bon de retirer le conducteur vésical.

Si l'opération a été bien conduite et l'isolement de la vessie bien soigné, l'abaissement se fait sans trop de peine. Il n'est pas nécessaire, du reste, comme on va le voir, que la boutonnière vésicale atteigne la surface périnéale.

e). *Sutures*. — L'incision cutanée que nous avons adoptée permet de modifier au minimum les rapports et la situation de la vessie.

En effet, grâce à elle, on voit très nettement qu'on peut facilement relever contre la paroi rectale, à la rencontre de la vessie, le lambeau cutanéo-sphinctérien compris entre la branche transversale et la moitié postérieure des incisions longitudinales. On peut juxtaposer les lèvres vésicales au bord de ce lambeau.

De même, le siège et la direction donnés au lambeau antérieur permettent de le faire glisser en arrière pour tapisser la paroi antérieure de la plaie. On obtient un glissement considérable, si on a eu soin de donner aux incisions la direction décrite plus haut. De quelques coups de bistouri on libère complètement ce lambeau, et le scrotum fournit assez de téguments pour qu'on obtienne une lame cutanée très satisfaisante. Quatre ou cinq points de suture vont terminer cette autoplastie périnéale.

Si, au lieu de faire une cystostomie, on se borne à vouloir un simple *drainage vésical*, les choses sont bien simplifiées ; le dernier temps des sutures n'existe plus, pour ainsi dire. Une fois la boutonnière vésicale pratiquée, on y glisse un drain qu'on assujettit, si l'on veut, par un ou deux fils de soie aux lèvres de l'ouverture vésicale et tout est dit[1]. Dans ce simple drainage, en outre, on n'a besoin de tailler aucun lambeau ni de faire aucune autoplastie du périnée. L'ouverture périnéale

[1] Avec un trocart porte-drain courbe, l'introduction du drain serait très aisée, et suivrait tout naturellement la ponction pratiquée à la vessie.

bourgeonnera plus tard, peu à peu, autour du drain placé.

Indications. — Voyons quels sont les avantages et les indications de notre opération.

La périnéo-cystostomie a surtout l'avantage, comme on le conçoit aisément, de porter immédiatement sur le bas-fond vésical, et de pouvoir drainer très efficacement ce bas-fond. *C'est la voie de choix pour un drainage vésical idéal.*

Avec les autres procédés d'ouverture vésicale, le bas-fond, surtout dans certaines conditions pathologiques où il est très développé, reste toujours comme une sorte de clapier où s'accumule et stagne une certaine quantité d'urine et de pus. C'est le cas pour les vieilles vessies infectées des prostatiques et des catarrheux vésicaux. Dans ces conditions, la taille sus-pubienne, par exemple, empêche bien la rétention et assure bien le libre écoulement des urines ; mais elle ne modifie pas, ne supprime pas entièrement le bas-fond vésical ; il persiste toujours, à ce niveau, un clapier qui, n'étant pas bien drainé, entretient les fermentations ammoniacales de l'urine, et, sert d'amorce à des concrétions calculeuses secondaires.

Cette question des calculs secondaires est assez importante dans l'espèce, et certainement la présence du bas-fond, qui continue à retenir et à laisser stagner une partie de l'urine, n'y est pas étrangère. Cette formation souvent abondante de concrétions ou de bouillie phosphatique, même après l'ouverture sus-pubienne permanente, se voit fréquemment en clinique.

Il est arrivé à plusieurs chirurgiens qui avaient extrait des calculs par la taille hypogastrique, de voir ces calculs réapparaître rapidement, peu de temps après l'intervention, et redonner lieu aux mêmes accidents que jadis, une fois la fistule hypogastrique refermée. Bien plus, après des cystostomies sus-pubiennes faites pour d'autres affections que la calculose vésicale, par exemple pour les cystites purulentes d'origine prostatique, on a vu des calculs se faire dans la vessie, plus ou moins tôt après l'intervention, si bien qu'on a pu accuser parfois l'ouverture hypogastrique d'être responsable de ces formations[1]. Encore une fois l'ouverture sus-pubienne assure l'écoulement de l'urine et empêche la *rétention urinaire* ; mais elle n'empêche pas la *rétention purulente* dans les vieilles vessies suppurées et à bas-fonds un peu développés.

L'action nocive de ce clapier, persistant dans les vessies infectées et suppurantes depuis longtemps, peut s'exercer encore d'une autre façon. Malgré le drainage vésical antérieur, malgré le libre écoulement des urines assuré, certains malades conservent de la fièvre, des accidents infectieux. Il n'est pas irrationnel de supposer que, dans certains cas tout au moins, la rétention des urines septiques et purulentes dans le bas-fond ne puisse entretenir l'infection ascendante des voies urinaires supérieures qu'elle avait déjà souvent créée dans le principe.

Au point de vue du fonctionnement de la bouche vésicale périnéale, on ne peut, bien entendu, faire que des hypothèses, puisque nous n'avons que les résultats de l'expérimentation cadavérique et on ne peut établir aucun parallèle à cet égard, entre la cystostomie sus-pubienne et la cystostomie périnéale.

[1] Notre élève Lambroschini (*Thèse Lyon* 1897) a appelé l'attention sur la formation et la récidive des calculs vésicaux après les tailles, et il a montré que la taille hypogastrique, surtout si elle restait longtemps fistuleuse, créait des conditions tout spécialement favorables à ces formations et à ces récidives. Ceci, au point de vue seulement des *calculs phosphatiques*, bien entendu.

A priori, l'ouverture périnéale aurait peut-être l'avantage d'être dissimulée en quelque sorte derrière les bourses au lieu de s'étaler sur le ventre lui-même. En outre, sa situation rendrait peut-être plus facile l'emploi d'un collecteur des urines ; et on sait que c'est là le point faible du méat hypogastrique. Aucun des appareils nombreux proposés pour recueillir les urines qui suintent par ce méat ne paraît remplir son office de façon satisfaisante ; les urines ne se rendent pas dans le collecteur et filtrent autour de lui ; d'autre part, ceux qui s'adaptent trop étroitement au trajet fistuleux sont mal supportés. Au périnée on arriverait peut-être à mieux recueillir l'urine, à en juger par ce qui se passe avec les appareils destinés à recevoir l'urine des femmes incontinentes.

On sait que ces appareils se composent essentiellement d'une sorte de bonnet ovalaire, en caoutchouc, taillé de façon à s'adapter à l'entre-cuisse, emboîtant toute la région vulvaire et restant maintenu en contact avec elle par des liens antérieurs et postérieurs, qui le relient à une ceinture hypogastrique. De la partie inférieure de ce bonnet collecteur se détache un tuyau de caoutchouc qui vient glisser le long d'une des cuisses et conduit dans une poche urinale, en caoutchouc également, et placée contre l'une des cuisses de la malade. Pour les hommes on modifie légèrement cet appareil en donnant au bonnet collecteur la forme d'un suspensoir qui lui permet non seulement de s'adapter sur le périnée du sujet, mais de prendre aussi en avant les bourses, en laissant passer simplement la verge par un orifice particulier.

Nous avons pu observer le fonctionnement de cet appareil chez deux prostatiques traités par la dilatation de l'urèthre prostatique et le drainage périnéal consécutif. Or, ce fonctionnement nous a paru se faire de façon très satisfaisante; l'urine se rendait presque en totalité dans le réservoir couché contre la cuisse du sujet, et le suintement périphérique autour de l'appareil collecteur était insignifiant. En tous cas, les malades n'avaient rien qui rappelât cet érythème étendu, et parfois ces ulcérations si douloureuses, qu'on note à la région hypogastrique, dans les plis génito-cruraux, et sur le scrotum des sujets porteurs de fistules hypogastriques.

Nous n'avons pas encore expérimenté la cystostomie périnéale en clinique, mais nous avons essayé le drainage direct du bas-fond dans un cas, chez un vieux prostatique en rétention complète.

Le malade avait gardé son drain pendant une vingtaine de jours fonctionnant très bien, très bien supporté, et par lequel on faisait des lavages quotidiens dans la vessie. Au bout de ce temps ce drain ne tenait plus aisément, glissait et tombait fréquemment et le bourgeonnement actif de la plaie avait fini par masquer son trajet. Le malade conserva quelque temps encore une fistule périnéale par où coulait l'urine ; puis celle-ci reprit peu à peu son cours par le canal et le malade se croyant guéri ne revint pas nous voir. Nous l'avons perdu de vue et n'avons pu savoir ce qu'il était advenu de lui. Mais, à sa sortie, ses urines, très sales lors de la ponction périnéale, s'étaient tout à fait éclaircies.

II. Anastomose vésico-uréthrale anté-prostatique. — Une méthode palliative, excellente théoriquement, mais bien difficile à rendre pratique, serait de supprimer pour l'urine la traversée prostatique, sans toucher à la prostate, en anastomosant par exemple la face antérieure de la vessie avec l'urèthre, au-devant de la prostate. Nous avons souvent essayé cette opération sur le cadavre et l'avons pratiquée une fois sur le vivant.

Le malade, que j'ai opéré en pleine rétention, est mort 24 heures après d'un fort accès de fièvre urineuse. Voici, brièvement, le procédé que j'ai employé :

1° Incision en λ renversé à branche verticale située sur la ligne médiane et s'étendant jusqu'à 8 ou 10 centimètres au-dessus du pubis, les branches latérales venant contourner la racine de la verge en suivant les branches ischio-pubiennes ;

2° Résection du pubis sur une largeur de 3 centimètres environ ;

3° Décollement sous-péritonéal de la face antérieure, puis du sommet et même d'une partie de la face postérieure de la vessie, pour rendre l'organe bien mobile et facile à attirer en avant ;

4° Incision de la face supérieure de l'urèthre sur conducteur et immédiatement au-devant de la prostate ;

5° Incision analogue sur une partie un peu élevée de de la face antérieure de la vessie ;

6° Anastomose et suture des deux boutonnières ainsi faites comme pour un abouchement inter-intestinal.

Cette opération pourrait s'appeler : « Anastomose vésico-uréthrale anté-prostatique ».

M. Jaboulay (de Lyon) avait, m'a-t-il dit, essayé un procédé analogue, à peu près à la même époque que moi et sans que je connusse son opération, car il ne l'avait pas publiée. Il a opéré ainsi deux malades ; l'un a survécu et pissait par plusieurs fistules sous-pubiennes, les sutures de l'anastomose ayant lâché en partie quelques jours après l'intervention.

§ III. — Traitement des complications générales de la maladie urinaire.

A. — Traitement de l'hématurie.

I. Hématurie uréthrale. — L'hématurie dûe au simple passage de la sonde, sans fausse route, n'est jamais abondante et durable. L'hématurie résultant d'une fausse route n'est que rarement abondante, à moins que la fausse route n'ait été faite avec une grande brutalité, qu'elle ne soit profonde, et que de nombreux essais de calhétérisme infructueux faits après elle ne l'aient fait saigner davantage.

Si le sang remonte dans la vessie et s'y accumule en grande quantité, on pourra avoir les symptômes de l'hémorrhagie vésicale que nous allons envisager tout à l'heure, et le traitement sera celui que nous indiquerons bientôt.

Si l'écoulement de sang force l'urèthre membraneux et se fait à l'extérieur sous forme d'uréthrorrhagie un peu abondante ou trop durable, on pourra donner de petits lavements froids ou même glacés, mettre des compresses froides ou de la glace au périnée ; ou bien on poussera directement dans l'urèthre antérieur des injections froides qui, sans aller jusque sur le point même de l'hémorrhagie, favoriseront néanmoins la formation des caillots dans les parties profondes du canal. Jamais on ne sera autorisé à faire la ligature de la verge, même temporaire, qui peut amener l'infiltration urinaire et ne sert qu'à masquer l'hémorrhagie sans l'arrêter, et à faire refluer le sang du côté de la cavité vésicale.

II. **Hématurie vésicale.** — Quand les signes d'une hémorrhagie abondante intra-vésicale existent, soit que le sang venu de l'urèthre ait reflué dans la vessie, soit que la vessie soit elle-même le siège de l'hématurie, soit enfin que le sang soit descendu des voies urinaires supérieures (ce qui, dans le cas particulier des prostatiques, est infiniment rare et en tout cas ne peut être diagnostiqué), le praticien se comportera différemment, suivant :

1° Que le sang versé peu à peu, en petite quantité à la fois, ne se ramasse pas sous forme de caillots volumineux et se mélange simplement à l'urine en la teintant plus ou moins fortement ;

2° Qu'au contraire il est déversé abondamment et se dépose en caillots plus ou moins abondants dans la vessie, tout en colorant du reste l'urine comme dans le cas précédent.

Dans le premier cas (hémorrhagies bénignes qui se voient dans certaines lésions de cystite chronique) on se contentera des *moyens hémostatiques généraux et locaux ordinaires*. Les moyens généraux, eau de Rabel, potions au tannin, au perchlorure de fer, à l'ergotine, etc., même les injections hypodermiques d'ergotine, ne sont pas très efficaces ; ils peuvent suffire dans des hémorrhagies peu abondantes qui se seraient peut-être arrêtées sans eux, mais il ne faut pas trop compter sur leur action.

Les moyens locaux sont les petits lavements froids ou glacés, les applications de compresses froides ou même de glace sur la région hypogastrique, ou encore les irrigations directes de la vessie, quand le cathétérisme est possible et que l'hémorrhagie ne vient pas de l'urèthre lui-même, avec des solutions froides ou hémostatiques.

Dans le deuxième cas, qui sera diagnostiqué d'après les signes donnés plus haut, la situation sera beaucoup plus sérieuse. Ici, ce n'est plus en effet l'écoulement sanguin qui est tout ; même quand il sera tari spontanément ou sous l'influence des moyens déjà passés en revue pour le cas précédent, la question du débarras des caillots accumulés dans la vessie se pose. On sait que les caillots peuvent donner lieu à de vives douleurs vésicales et surtout empêcher l'urine de sortir de la vessie. S'ils ne sont pas trop abondants et surtout trop volumineux, si la vessie semble les supporter sans trop de réaction, si l'urine continue de sortir, on doit attendre et espérer leur élimination spontanée par l'urèthre ; il ne reste qu'à aider leur sortie et même leur fragmentation par de larges irrigations vésicales.

Dans les conditions inverses, on peut chercher à provoquer la sortie de ces véritables corps étrangers par l'aspiration au moyen de la sonde à gros calibre qu'on emploie après la lithotritie par exemple. On pourra bien essayer de diviser les plus volumineux avec un petit lithotriteur qui ira tâcher de les saisir dans la vessie. Mais ces manœuvres intra-vésicales risqueront de ramener l'hémorrhagie dans le cas où c'est la vessie elle-même qui saigne et où il faut par conséquent s'abstenir de la violenter. L'aspiration elle-même n'est pas innocente à ce point de vue.

Aussi, nous pensons que si la miction est gênée ou *à fortiori* supprimée, si la vessie réagit douloureusement pour l'expulsion de ces caillots et si, surtout, cette expulsion se fait trop attendre, on ne doit pas hésiter à faire la taille sus-pubienne pour nettoyer le réservoir.

La même indication existerait en dehors de la question des caillots eux-mêmes, pour le cas où l'hémorrhagie abondante et tenace ne s'arrêterait pas par les moyens ordinaires ; la taille permettrait alors de tamponner directement la vessie. Mais cette indication est probablement très rare.

Il faut savoir du reste que, dans certains cas spécialement graves, l'hémorrhagie peut persister après la taille et même emporter le malade. Ceci nous est arrivé chez un vieillard à la dernière période, très affaibli il est vrai, et que nous avons perdu, l'hémorrhagie ayant continué même après l'ouverture de la vessie.

§ IV. — Traitement des complications sur les organes.

A. — Traitement des cystites.

I. **Cystite aiguë**. — 1° Traitement médical. — Les crises de cystite aiguë du prostatique seront traitées par les moyens calmants généralement employés chez les malades atteints d'inflammation vésicale aiguë. On administre de préférence *les petits lavements laudanisés frais*, huit à dix gouttes de laudanum par lavement, et celui-ci sera renouvelé deux ou trois fois dans les 24 heures, suivant l'intensité de la douleur et du ténesme. Quand la douleur est surtout marquée à l'hypogastre, ordinairement sous forme de barre ou d'épreinte sus-pubienne, on pourra aussi faire appliquer de grands cataplasmes imbibés d'huile de *jusquiame* ou de *morphine* sur le bas-ventre ; mais ce moyen ne réussit pas quand la douleur est au col vésical lui-même, au fond du périnée, et s'irradie du côté du rectum ou de l'anus. Parfois même, chez les malades que nous envisageons, les prostatiques, le cataplasme hypogastrique nous a paru mal supporté ; il augmentait la pesanteur douloureuse du bas-ventre et poussait davantage aux besoins d'uriner[1].

On a vanté aussi les suppositoires *opiacés, belladonés, cocaïnés, ichtyolés*, etc. Il n'y a aucun inconvénient à user de ces moyens, à condition qu'on n'insiste pas trop longtemps sur leur emploi. Prolongés, ils peuvent intoxiquer petit à petit un malade dont la muqueuse rectale absorbe, mais dont les reins n'éliminent plus qu'imparfaitement ; en outre, ils finissent par irriter le rectum et l'anus, quand on abuse de leur usage, et peuvent ainsi déterminer, par eux-mêmes, un certain degré de ténesme anal qui n'est pas fait pour atténuer les douleurs de la cystite proprement dite ; en tous cas, ils entretiennent localement une congestion dont les voies urinaires inférieures deviennent plus ou moins solidaires. Dans plusieurs cas, du reste, leur emploi est ou devient promptement inefficace.

L'emploi de lavements glacés, ou même de glace, appliqués directement sur le périnée, l'hypogastre ou dans le rectum, doit être repoussé chez nos malades à cause de la réaction congestive qui suit leur emploi.

Quant à l'administration par la bouche des médicaments calmants que nous venons de passer en revue, nous croyons qu'il faut la proscrire d'une façon générale,

[1] Peut-être chez les prostatiques augmente-il encore la congestion de la vessie dilatée sur laquelle il appuie par une large surface, et aggrave-t-il la douleur et la dysurie en entretenant la turgescence des parois du corps et du col.

ou du moins la réserver à des cas très spéciaux. Rien n'est plus funeste que la pratique de certains médecins qui, sous prétexte de débarrasser un des malades que nous envisageons de ses douleurs, l'endort par des potions quotidiennes d'extrait thébaïque, de chloral, de sulfonal, d'hypnal, etc., etc. Le patient, momentanément soulagé, réclame toujours une dose croissante du narcotique pour endormir sa douleur, s'empoisonne peu à peu, compromet les fonctions générales restées intactes jusque là, et la lésion locale n'est pas guérie pour cela; elle progresse sournoisement au contraire, à la faveur de ce calme trompeur de la narcose, et au réveil du malade et de son médecin aussi, on s'aperçoit que la situation locale s'est souvent notablement aggravée. Il faut user très délicatement de cette médication calmante générale, dont il faut savoir faire bénéficier le malade en temps opportun, mais qu'il faut bien se garder d'ériger en thérapeutique systématique.

L'administration du *bromure de potassium* à l'intérieur n'a pas les inconvénients de la médication précédente, sans doute, et on peut toujours l'essayer chez des sujets nerveux, où l'élément douleur est souvent très exagéré par la névropathie ; mais il faut bien savoir que ce remède n'agit guère sur la douleur vésicale proprement dite, même à haute dose.

Les *piqûres de morphine* soulagent rapidement les malades, même atteints de douleurs très aiguës, mais elles sont justiciables des mêmes observations que la médication calmante par la voie stomacale. Il convient de n'y avoir recours que dans des cas *exceptionnellement douloureux* et d'une *façon temporaire* seulement chez nos malades surtout; la morphine, en effet, a une tendance connue à diminuer la sécrétion urinaire et à fermer le rein, quand elle s'accumule dans l'économie. Il faut donc tout particulièrement se méfier de ses effets chez des sujets dont le rein n'est pas très sain.

La *médication balnéaire* doit être proscrite pour les prostatiques. Les grands bains prolongés, ou simplement les bains de siège, font souvent merveille contre le symptôme douleur des cystites autres que celles dont nous nous occupons; chez le prostatique, ils peuvent aussi parfois atténuer les souffrances et les étreintes de la cystite aiguë, mais le plus souvent ils augmentent encore, surtout les bains de siège, la congestion de l'appareil urinaire inférieur, aggravent par suite les phénomènes de rétention et vont, par conséquent, directement à l'encontre du but qu'on se propose. De plus, les grands bains exigent beaucoup de précautions pour éviter le refroidissement qui guette le malade à sa sortie du bain ; les urinaires atteints de lésions rénales commençantes ou déclarées sont particulièrement sensibles au « coup de froid » même léger et qui passerait inaperçu pour d'autres malades; or, nos malades sont le plus souvent dans cette catégorie.

Nous condamnerons aussi, non seulement l'abus, mais l'usage un peu intensif des boissons dites « délayantes » qu'on a coutume de prescrire aux jeunes sujets par exemple, atteints de cystite aiguë ; tels le chiendent, la pariétaire, le pareira-brava, la queue de cerises, la graine de lin, etc., etc. De même encore pour les eaux minérales alcalines (Vichy, Vals), que certains médecins se croient obligés d'administrer *largâ manu* aux malades qui souffrent de la vessie et qui ont des urines sales. Ces moyens peuvent être bons comme « moyens laveurs » chez des malades à voies urinaires momentanément infectées, mais dont les reins fonctionnent bien, peuvent travailler par surcroît, et surtout dont les voies urinaires sont libres. Chez nos vieux prostatiques, ils n'ont souvent pour effet, quand on ne sait pas s'en servir modérément, que d'irriter le rein et distendre la vessie davantage; or, les malades eux-mêmes sont tout disposés à en exagérer l'emploi, car ils rendent évidemment les urines plus claires, par dilution, et moins douloureuses au passage dans les voies urinaires; c'est au médecin à les avertir qu'il y a là un trompe-l'œil et que l'usage excessif de ces diurétiques ou boissons abondantes ne peut qu'aggraver bientôt leur situation.

Ce qu'on doit donner aux prostatiques atteints de cystite aiguë, quand ils le digèrent bien et qu'il ne provoque pas chez eux d'intolérance gastrique ou intestinale, c'est le *lait,* et surtout à l'état de régime lacté absolu.

Outre son action lénitive sur les voies urinaires, le rein, en particulier, il peut remplacer l'alimentation solide toujours irritante, et fait tomber l'inflammation vésicale plus rapidement que n'importe quel autre régime. C'est l'opinion nettement émise par le professeur Soulier (de Lyon) notamment, et qui se trouve vérifiée par l'observation de tous les jours. A l'état de régime alimentaire exclusif pendant quelques jours, le lait peut d'ailleurs être pris en grande quantité, et comme dans ces conditions, il est pris à l'exclusion de toute autre boisson liquide, il ne peut guère surmener le rein ou la vessie; même à la dose de deux ou trois litres par jour, il surcharge moins les voies urinaires que les nombreuses tisanes qu'on associe encore à des eaux minérales, sans compter en plus la boisson qui accompagne les repas solides.

La seule contre-indication à l'emploi du régime lacté (et malheureusement en pratique cette contre-indication se rencontre assez souvent) c'est l'intolérance indéniable que présentent certains sujets vis-à-vis de ce liquide ; et il ne faut pas parler ici d'accoutumance progressive possible : il y a des gens qui ne supportent et ne supporteront jamais le lait. Dans ces conditions, on prescrira une alimentation douce, tempérante, sur la nature de laquelle tous les médecins s'entendent et que nous n'avons pas à détailler ici.

Les médicaments internes (balsamiques, antiseptiques, alcalins) trouvent de préférence leur emploi dans les formes chroniques de la cystite, et nous étudierons bientôt longuement leurs effets. Mais souvent on les prescrit dans la forme aiguë de la cystite, et certains d'entre eux ont une action favorable, même dans cette forme. Le médecin les prescrit trop souvent à tort et à travers, sitôt que la cystite apparaît et sans se demander quels sont ceux qui sont inutiles ou même nuisibles, quels sont ceux qui sont efficaces dans l'inflammation vésicale aiguë. Les médicaments qui nous ont paru inutiles, ce sont les sels de soude, souvent employés cependant dans ces conditions, chlorate de soude, bicarbonate de soude, biborate, benzoate de soude, et encore le salol.

Ceux qui nous ont semblé plutôt nuisibles sont *l'acide salicylique, la piperazine, le santal* ; avec eux, nous avons observé des signes d'irritation rénale, coïncidant tout au moins avec leur administration.

L'albuminurie légère apparut dans deux cas à la suite

de l'acide salicylique et de la piperazine ; douleurs de rein vives et même hématurie temporaire se montrèrent aussi chez un de nos malades après l'absorption du santal pendant plusieurs jours, et cela sans amélioration bien nette du côté de la vessie.

Ceux qui nous ont paru utiles pour atténuer la douleur et la fréquence des mictions et rendre l'urine moins sale, sont la *térébenthine*, particulièrement l'*essence de térébenthine*, beaucoup plus active que la *térébenthine cuite* et pas plus irritante pour le rein, mais difficilement supportée quand les malades sont dyspeptiques ; on la prescrit sous forme de capsules ou sous forme de sirop de térébenthine au citron.

Ce sont encore le *goudron* (5 ou 6 capsules de goudron par jour ou deux cuillerées à café de goudron de Norwège liquide dans un peu de lait, matin et soir) ; le *buchu*, les *bourgeons de sapins* (sirop ou tisane).

2° Traitement topique et modificateur direct. — Faut-il intervenir localement sur la vessie du prostatique à l'état d'inflammation aiguë, par des lavages ou des agents topiques déposés sur la muqueuse malade par l'intermédiaire de la sonde ? Quelques distinctions sont à établir ici.

D'une façon générale, il ne faut pas se presser d'intervenir de cette façon, si l'on a affaire à un malade qui ne se sonde pas habituellement, qui pisse seul sans rétention proprement dite, et qui a été atteint de cystite aiguë à l'occasion d'une cause forfuite (cathétérisme explorateur mal fait ou infectant, écart de régime, refroidissement, etc.).

Il est préférable d'attendre quelque temps les effets du traitement interne ; si la cystite traîne, si les symptômes douloureux persistent, on recourt alors à la médication intra-vésicale, portée au moyen de la sonde. Dans ces cas, il sera aussi préférable, quand on aura décidé l'emploi de la médication topique, de commencer par les *instillations* intra-vésicales plutôt que par les *grands lavages* proprement dits. La vessie n'est pas distendue par les premières et ne réagit pas douloureusement après elles, comme elle le fait assez souvent après les lavages, même les mieux faits. Or, ce qu'il faut éviter en pareil cas, c'est la douleur qui d'abord peut dégoûter le malade du traitement, et qui ensuite, par les contractions vésicales qu'elle entraîne, peut aggraver la cystite elle-même.

Chez plusieurs de ces malades, du reste, pas n'est besoin de lavages ou d'instillations pour améliorer leur état et faire disparaître la poussée inflammatoire du côté de leur vessie. Le simple cathétérisme, ainsi que l'a bien montré M. Guyon, suffit pour ce résultat, en évacuant une vessie, pas encore distendue sans doute, sans rétention caractérisée, mais ne se vidant qu'avec peine, au prix d'efforts toujours croissants et de mictions de plus en plus répétées, et que le sondage vient mettre au repos, calmer et décongestionner. La cystite aiguë n'est souvent chez ces malades que l'avertissement du début prochain de la rétention et traduit l'état de fatigue et de surmenage d'un organe qui n'a besoin que d'être aidé dans sa fonction par le cathétérisme pour être guéri de son inflammation.

Quand, au contraire, on se trouve en face d'un malade qui vit depuis longtemps de la vie cathétérienne, qui est habitué au passage de la sonde, dont la vessie distendue et peu « réactive » peut supporter aisément les instillations, et même les lavages et les grandes irrigations, la médication vésicale peut être mise en œuvre de suite, et on profite de l'usage nécessaire de la sonde en pareil cas pour tâcher d'enrayer l'infection et l'inflammation vésicales, plus rapidement qu'on ne pourrait le faire par des remèdes généraux.

Dans ces cas, d'ailleurs, qui ont trait aux prostatiques rétentionnistes, il est rare que la vessie ne soit pas déjà atteinte d'un certain degré de cystite chronique et l'inflammation aiguë n'en est généralement pas à sa première apparition ; on a donc tout intérêt alors à mettre de bonne heure en œuvre un traitement un peu actif qui puisse arrêter promptement l'inflammation et prévenir l'installation facile en pareil cas d'une véritable cystite chronique.

Les *instillations* utiles dans les cas que nous étudions nous paraissent être des solutions *très légèrement* argentiques, à 0,20 ou 0,25 centigrammes pour 100, pas davantage, déposées dans la vessie même, et en ayant soin que le liquide ne touche pas l'urèthre prostatique, très sensible au nitrate d'argent chez nos malades et qui réagirait très fâcheusement en aggravant la dysurie et les épreintes du col vésical. Pour éviter que le liquide demeuré dans la sonde ne s'égoutte dans l'urèthre au sortir de la vessie, il suffit, sitôt l'instillation intra-vésicale terminée, de mettre le doigt sur le pavillon de la sonde pour la boucher et empêcher la pression atmosphérique de faire échapper le long de l'urèthre la colonne de liquide contenue dans l'intérieur de la sonde.

On peut encore se servir avec avantage de solutions *d'antipyrine* à 1 pour 20, ou *d'ichtyol* très faible à 0,10 ou 0,20 centigrammes pour 100, par exemple. Les premières nous ont paru vraiment utiles dans certaines formes très douloureuses et aussi parfois pour diminuer les hémorrhagies[1]. On peut du reste les associer, si l'on veut obtenir certains effets modificateurs sur la muqueuse vésicale enflammée, avec une dose légère de *sulfate de zinc* ou *d'acétate de plomb*. Le *gaïacol* est pour certains auteurs (Picot, Collin, Noguès) le meilleur analgésique de la vessie. Nous n'avons pas d'expérience à son sujet.

Quant à l'*orthoforme*, s'il faut en croire Noguès (*Ann. gén. urin.*, avril 1898), il ne représente pas encore l'anesthésique rêvé pour la vessie, et ne semble pas valoir ni l'antipyrine, ni l'huile gaïacolée dans les cystites douloureuses.

Les instillations de nitrate d'argent plus fortes que celles que nous avons indiquées plus haut, celles de *sublimé*, d'acide *salicylique*, de *créoline*, nous ont donné de mauvais résultats. Le sublimé, particulièrement, nous a semblé augmenter les douleurs, le ténesme et amener du sang facilement après lui. Le nitrate d'argent à 1 p. 100 seulement donne une sensation de brûlure, de cuisson persistante, augmente encore le poids qui pèse sur la prostate et le périnée.

Les *instillations cocaïnées* peuvent sûrement produire un effet calmant momentané; elles diminuent même beaucoup, mais toujours pour peu de temps, une demi-journée au plus, les épreintes douloureuses, le ténesme chez certains malades. Malheureusement, elles sont dangereuses. Pour être vraiment efficaces contre le ténesme, il nous a paru qu'il fallait : 1° qu'elles fussent

[1] L'antipyrine a des propriétés multiples ; elle est surtout analgésique, mais elle est aussi hémostatique et antiseptique. Pousson (de Bordeaux) a bien étudié le parti qu'on peut en tirer, en *instillations* ou en *lavages* dans les voies urinaires. Il faut restreindre sa dose à 1 ou 2 p. 100, pour les lavages vésicaux.

portées sur l'orifice uréthro-vésical lui-même et même dans l'urèthre prostatique ; déposées dans la vessie, loin de l'urèthre, elles perdent beaucoup de leur action calmante; 2° qu'elles fussent assez fortes (1 p. 10); or, à cette dose, on peut avoir des accidents ennuyeux.

Les *grands lavages* classiques se font à l'*acide borique* (30 à 40 p. 1,000) et au *nitrate d'argent* (1 p. 500 — 1 p. 1,000). Nous n'hésitons pas à dire que les lavages au nitrate d'argent, d'une efficacité si merveilleuse ordinairement contre les autres cystites, la cystite blennorrhagique, en particulier, doivent être employés chez nos malades avec la plus grande réserve pour les formes un peu aiguës de la cystite. Dans plusieurs cas où nous avions cru devoir l'employer, nous avons été obligé de suspendre rapidement son usage, qui aggravait véritablement l'état des malades.

Les *lavages boriqués* sont excellents au contraire, toujours inoffensifs et actifs auxiliaires de la médication générale pour faire tomber l'inflammation aiguë de l'organe. Ils agissent d'abord *mécaniquement*, comme peuvent le faire aussi des lavages d'eau bouillie simplement[1], en détachant et entraînant au-dehors les sécrétions qui se font sur les parois vésicales, et outre qu'ils aident la vessie pour leur expulsion, ils agissent encore, ce que les lavages d'eau simple ne peuvent réaliser, comme *agents antiseptiques* de la cavité vésicale infectée, et peuvent prévenir les nouvelles fermentations, la décomposition alcaline de l'urine que favorisent l'inflammation de la muqueuse et les exsudats inflammatoires qu'elle produit.

1 Les anciens se servaient souvent avec avantage de ces lavages à l'eau simple. Civiale les recommandait tout particulièrement.

Nous avons obtenu aussi d'excellents résultats avec le *bi-borate de soude*, à la dose de 15 à 20 pour 1,000. Cet agent est peut-être un peu moins bien toléré par certaines vessies; il ne détermine pas de douleurs à proprement parler et ne peut avoir aucun inconvénient, mais il passe moins « inaperçu » de la vessie, en quelque sorte, il est senti. En revanche, il nous a semblé être plus énergiquement antiseptique que l'acide borique et amener plus promptement la clarté de l'urine. On peut, du reste, fort bien l'associer à l'acide borique dans une formule comme la suivante, par exemple :

Acide borique	40
Bi-borate de soude	10
Eau distillée	1000

Schaltz, Lavaux et d'autres encore ont proposé des solutions très concentrées d'acide borique à 15 p. 100, par exemple, en ajoutant de la magnésie calcinée à la dose de 1 gr. pour 100.

C'est dans les formes aiguës de la cystite qu'on s'attachera surtout à *bien faire* ces lavages, c'est-à-dire à proportionner la quantité de liquide injecté à la sensibilité de la vessie, à ne jamais mettre les parois de celle-ci en trop forte tension, à ne jamais pousser trop fortement le liquide, à arrêter l'injection et à la laisser ressortir dès que le malade accuse de la douleur, etc., etc.

3° TRAITEMENT CHIRURGICAL. — La question de l'*intervention chirurgicale* par la *taille* ne se pose pas pour la cystite aiguë à proprement parler; pour qu'on soit autorisé à y recourir, il faut que les symptômes aigus de la cystite, et en particulier la douleur, durent déjà un certain temps et aient résisté à tous les moyens thérapeutiques précédents. Mais alors ce n'est plus, à proprement parler, une cystite aiguë à laquelle on a affaire, c'est à une véritable cystite traînante chronique, qui n'a d'acuité que les symptômes et non la durée, ou encore une cystite chronique sur laquelle viennent se greffer trop souvent, à des intervalles très rapprochés, des poussées aiguës de cystite rebelle à toute médication, et dont le retour ne peut pas être empêché, malgré tous les soins. C'est donc à propos de la cystite chronique que nous discuterons ces indications et le choix des opérations chirurgicales à mettre en œuvre.

II. Traitement de la cystite chronique. —

Quand la cystite est vraiment passée à l'état chronique, il ne faut plus guère compter sur la plupart des moyens précédemment invoqués pour la guérir ou même la pallier. Tout au plus peut-on compter sur eux pour espacer ou calmer les poussées aiguës qui viennent se greffer momentanément sur l'inflammation chronique.

1° Traitement modificateur direct. — C'est la *médication directe topique* sur la muqueuse vésicale qui s'impose, et tous les autres moyens ne peuvent plus être qu'accessoires, alors que précédemment, au contraire, nous avons vu qu'ils devaient faire la base essentielle du traitement [1].

Ici, les *instillations* ne peuvent rien donner non plus, l'inflammation est trop étendue, trop diffusée à tous les

[1] Nous laissons sous-entendre dans les cas où, comme c'est l'ordinaire, la cystite chronique est associée à la rétention et à l'impossibilité de vider complètement la vessie, que le cathétérisme évacuateur régulier est le complément indispensable du traitement que nous allons étudier, et qu'on doit le mettre en œuvre avant toute médication chez les malades où il n'a pas été employé encore.

coins et recoins de la vessie pour que le dépôt de quelques gouttes ou même d'une seringue de liquide modificateur aux environs du col de la vessie puisse désinfecter suffisamment la cavité vésicale. On n'a plus du tout ici les mêmes conditions que dans certaines cystites, les cystites blennorrhagiques par exemple, qui sont plutôt ou des uréthro-cystites, ou de vraies prostatites, et que la modification de l'urtèhre profond ou du pourtour de l'orifice uréthro-vésical autour duquel elles restent plus ou moins localisées peut suffire à modifier. Ici la cystite est générale, c'est la vraie cystite totale.

Les grands lavages au *nitrate d'argent* sont mieux supportés dans la cystite chronique que dans la cystite aiguë des prostatiques, surtout si on ne les fait pas avec des solutions trop concentrées. Des solutions à 1 pour 2000, 1 pour 1000 sont les seules à employer.

Il ne faut pas non plus y avoir recours trop fréquemment : un lavage tous les jours régulièrement serait trop ; on peut faire un lavage quotidien pendant trois ou quatre jours de suite, puis on doit cesser et espacer ensuite davantage les injections argentiques.

Chez les prostatiques qu'on soumet à des doses trop élevées, ou à des lavages trop fréquents avec cet agent, on peut éveiller l'inflammation aiguë ou déterminer des douleurs, la réapparition des épreintes et des besoins trop fréquents d'uriner ; on recule au lieu d'avancer.

Les prostatiques sont très sensibles aux solutions argentiques, et parfois très fâcheusement impressionnés par elles. Elles ne peuvent être qu'un moyen d'exception, temporaire, de traitement, mais il faut savoir en manier délicatement l'emploi.

C'est ainsi qu'il ne faudra jamais, sous prétexte de

mieux désinfecter la vessie, laisser une certaine quantité de nitrate dans le réservoir, en retirant la sonde avant son évacuation complète.

Le liquide argentique s'accumule dans le bas-fond vésical constant chez nos prostatiques; peu à peu une brûlure sourde travaille le sujet de ce côté, le pousse à faire des efforts pour uriner, l'oblige à renouveler souvent le cathétérisme, et souvent des hématuries, des douleurs vives, viennent démontrer les fâcheux effets de cette manière d'agir.

C'est pour les mêmes raisons qu'il convient, par prudence, chez la plupart des malades, de faire suivre le lavage argentique d'un grand lavage tiède qui entraînera le reste du nitrate ou diluera celui qui reste dans la vessie, le bas-fond en particulier [1].

Les lavages d'*eau bouillie*, d'*eau boriquée* ou de *bi-borate de soude* devront seuls former la base de la médication locale de nos malades. On a essayé et nous avons essayé nous-mêmes d'autres agents dont les uns ne sont pas plus efficaces, dont les autres sont même nuisibles [2]. Nous ne citerons que les principaux : lavages *ichthyolés* (2 à 4 centig. p. 100), à la *microcidine* (2 gr. à 5 gr. p. 100), *naphtolés* (0,20 centig. à 0,30 centig.

[1] Nous pensons que si le nitrate est pénible et dangereux même, pour notre catégorie de malades, c'est précisément à cause de la présence chez eux de ce bas-fond qui ne se vide que difficilement, même par le cathétérisme aidé de douces pressions; c'est dans ce cul-de-sac que le liquide continue sournoisement son œuvre irritative, tout près justement du col, du rectum, et amène aisément la contracture réactionnelle de ces mêmes parties sous forme de ténesme vésico-anal.

[2] Chez plusieurs de nos malades, choisis parmi les plus intelligents, nous avons conseillé d'essayer sur eux-mêmes des lavages avec les solutions diverses que nous énumérons et de noter les impressions qu'ils en ressentaient, les résultats favorables ou défavorables qu'ils en retiraient; tous après essai, ont déclaré que c'était encore l'acide borique ou l'eau bi-boratée qui leur réussissait le mieux.

p. 1000), *borosalicylés* (0,50 centig. acide salicyl. p. 1000), etc.

Ceux-là ne sont pas nuisibles aux doses indiquées ; les suivants au contraire sont souvent très mal supportés. Tels sont les lavages au *bi-iodure* et au *bichlorure de mercure* à 5 p. 1000 sans alcool ; à la *créoline* (0,20 gr. p. 1000). Les lavages au *permanganate de potasse* (0,20 à 0,50 p. 1000) ne réussissent pas davantage. Ce dernier agent qui, *a priori*, paraît un réducteur et un microbicide énergique est tout à fait inefficace chez nos malades, et en outre il est très mal supporté par leur vessie ; comme les solutions argentiques, à toute dose il détermine chez plusieurs d'entre eux des douleurs cuisantes persistant longtemps après l'injection, et parfois même amène l'apparition du sang dans les urines.

On a encore essayé des injections *intra-vésicales acides* ou *acidulées*, sous l'empire de ce raisonnement que l'*alcalinité de l'urine* est la pire conséquence de la cystite chronique ; c'est d'elle que procèdent les accidents d'intoxication ; c'est elle qui amène la précipitation des sels de l'urine sous forme de calculs.

On n'a guère expérimenté, que nous sachions du moins, des solutions de ce genre autres qu'avec l'acide borique. Nous avons essayé pour notre part des solutions très diluées d'*acide chlorhydrique* (1 à 2 gr. p. 1000), mais sans résultat, quoiqu'elles fussent bien supportées à cette dose. Et ceci n'a rien qui doive surprendre. On peut encore employer l'*acide citrique* qui est moins dangereux, et qui dissout très bien, concentré et *in vitro*, les pierres phosphatiques. Mais, à dose un peu diluée, il n'est pas très efficace.

Thompson a cependant une certaine confiance dans les

injections acides répétées ; elles empêchent tout au moins, dit-il, l'*agrégation* des éléments lithogènes formés dans la vessie.

Pour être véritablement actives, c'est-à-dire pour changer le chimisme pathologique du milieu vésical, pour le rendre ou le maintenir acide malgré les influences qui font son alcalinisation, il faudrait des injections trop répétées avec un acide énergique, et suffisamment concentré comme titre de solution, ce que la vessie ne saurait supporter. Il faudrait surtout une dose très forte d'acide pour dissoudre les précipitations calcaires en train de se former, ce qu'on peut vérifier du reste par des expériences *in vitro*, et les parois vésicales ne peuvent supporter, sans arriver à la cautérisation destructive avec toutes ses conséquences, pareilles manœuvres. Comme le fait du reste excellemment remarquer Guyon, « *ce n'est pas la modification directe et chimique de l'urine que vous avez à poursuivre, c'est sa modification indirecte et clinique ; c'est le traitement de la cause et non des effets* ».

2° Traitement médical. — Pour l'usage un peu intensif des eaux dites détersives, « clarifiantes » de l'urine, ayant même, sinon le pouvoir lithontriptique admis par les anciens, au moins certaines propriétés « dissolvantes » luttant dans une certaine mesure contre la tendance calculo-formative du catarrhe lithogène, nous dirons ce que nous avons dit déjà à propos de la cystite aiguë, c'est que chez les malades rétentionnistes ou dont le rein est touché, il faut proscrire ou restreindre beaucoup l'emploi de ces grands lavages internes dont on retire souvent de grands bénéfices chez d'autres urinaires infectés, mais à voie de sécrétion et d'excrétion intactes. Rovsing rejette les alcalins, et même le lait, dans les infections urinaires ; il les accuse de créer un milieu *alcalin* favorisant, ainsi que l'enseigne la bactériologie, le développement des colonies microbiennes ; mais il recommande beaucoup l'eau bouillie ou même distillée, administrée à la dose de deux litres par jour, et pendant longtemps. De cette façon, les voies urinaires sont largement irriguées de dedans en dehors, et les microbes sont éliminés. Malheureusement, chez nos malades, c'est l'eau elle-même qui risque de ne pas être éliminée du tout.

C'est dire que les eaux de *Contrexéville*, de *Vittel*, d'*Evian* prises à la source ou à domicile ne seront guère à conseiller chez les prostatiques que comme eau de table remplaçant la boisson ordinaire, ou à doses laxatives d'un grand verre le matin, au lever par exemple ; on ne permettra pas au malade d'en boire deux litres et plus dans la journée.

Les eaux fortement alcalines (Vichy, Vals, etc.), ou *minérales ordinaires* (Couzan, César, Saint-Romain, etc.), n'ont aucune action spécifique sur le catarrhe vésical, ni sur l'infection urinaire comme le croient volontiers certains malades et même certains médecins. Elles sont aussi contre-indiquées que les précédentes comme usage trop intensif, et d'ailleurs le médecin ne doit guère les conseiller de préférence aux précédentes dont l'emploi a des indications bien plus générales, que dans les cas où certains troubles digestifs, la constitution du sujet, ses antécédents pathologiques spéciaux, etc., engagent à y recourir.

Quant aux *tisanes* et mêmes aux *médicaments* administrés par la voie stomacale, leur liste est indéfinie si on veut énumérer tous ceux qu'on a préconisés contre le catarrhe de la vessie. Aucun n'a d'influence vraiment *curative* contre cette complication si commune de la maladie urinaire des vieillards ; plusieurs en sont de très bons palliatifs, rendent journellement les plus grands services et, concurremment avec les moyens précédents, permettent à nos malades, incurables dans le sens vrai du mot, de vivre en paix avec leur ennemi et de vivre même dans beaucoup de cas très longtemps avec lui. Ceux qui sont employés avec le plus de fruit sont les balsamiques d'abord, la *térébenthine* et le *goudron* dont nous avons déjà parlé pour la cystite aiguë ; *eucalyptus* et *bourgeons de sapins* (tisane ou sirop).

Le *santal*, trop irritant pour les reins, ne doit être employé ici qu'avec réserve, il ne paraît pas, du reste, agir ici aussi bien, à beaucoup près, que dans les formes blennorrhagiques par exemple.

Ce sont ensuite les *alcalins : borate de soude* (2 à 4 gr. par jour dans du lait ou une tisane) ; *benzoate de soude* (même emploi). Le *bicarbonate de soude*, remarquable parfois pour les formes aiguës de certaines cystites (la cystite blennorrhagique) ne nous a jamais donné de résultat bien net pour les cas qui nous occupent.

Ce sont enfin les *antiseptiques internes ;* salol (1 à 2 gr. par jour en cachets à cause de son insolubilité dans l'eau) ; naphtol (mêmes doses et même emploi).

Les antiseptiques internes que M. Bouchard a intronisés en médecine, dont on a beaucoup parlé dans ces dernières années et qui semblent avoir donné de très bons résultats pour les infections intestinales et stomacales en particulier, ne semblent pas aussi actifs dans l'infection qui nous occupe ; après les avoir bien expérimentés, après en avoir largement usé dans la pratique, on s'est aperçu que, somme toute, ils étaient peut-être moins efficaces que les vieux remèdes ; et le salol en particulier qu'on avait pu considérer un moment comme l'antiseptique spécifique des voies urinaires n'a sûrement pas répondu aux espérances fondées sur lui.

3° Intervention chirurgicale. — La question de l'intervention chirurgicale se pose pour certaines formes de cystite chronique accompagnées de douleurs persistantes, de phénomènes spasmodiques, de ténesme auxquels nul traitement médical, nulle règle de cathétérisme n'apportent de soulagement marqué et qui, par leur durée, leur ténacité, arrivent à rendre l'existence insupportable. Nous avons vu que M. Guyon avait précisément assigné aux prostatiques cette variété de *cystite douloureuse chronique*. Les malheureux malades tourmentés par d'incessants besoins d'uriner que d'ailleurs ils ne peuvent souvent pas satisfaire spontanément et qu'ils sont obligés de tromper par des cathétérismes sans trève renouvelés, en proie à des contractions douloureuses ou à des brûlures intenses dans le fond du périnée, le long du canal uréthral, etc., acceptent eux-mêmes volontiers un traitement opératoire.

Les opérations qu'on peut leur proposer dans ces conditions sont : 1° la *taille haute* de la vessie ; 2° le *drainage périnéal*. Les chirurgiens sont partagés sur les indications à l'emploi de ces opérations ; les uns, les plus nombreux, conseillent de préférence la taille sus-pubienne qui, suivant eux, met mieux la vessie au repos, et qui a d'ailleurs l'avantage de permettre une opération plus radicale, une prostatectomie par exemple, si on tombe sur un obstacle limité favorable à cette intervention. Les autres, tout en reconnaissant que les avantages signalés appartiennent plus volontiers à la taille hypogastrique, font ressortir l'innocuité parfaite du drainage périnéal et sa simplicité opératoire.

Nous avons pratiqué, pour notre part, l'une et l'autre de ces opérations dans les cas où nous les avons dites indiquées ; et nous avançons que les résultats fournis par elles au point de vue de l'influence sur la douleur nous ont paru sensiblement les mêmes pour l'une et pour l'autre. Les malades un peu affaiblis, cachectiques déjà, supportent peut-être mieux la seconde que la première, qui est, somme toute, une laparotomie et qui exige au moins 5 ou 6 jours de repos au lit, tandis que pour la seconde, le malade peut se lever le surlendemain après elle.

Eu égard aussi à certains faits que nous avons été à même d'observer et que nous avons déjà signalés plus haut, le drainage périnéal serait peut-être encore préférable car il paraît favoriser moins que la taille haute la formation de calculs secondaires.

III. Traitement de la cystite membraneuse. — La cystite pseudo-membraneuse, dès que son existence est reconnue, nous semble nettement indiquer la cystotomie sus-pubienne. On a pu avoir des succès par des cathétérismes réguliers et soigneux, dans lesquels on prend soin de déboucher fréquemment la sonde si elle est à demeure (sonde de Pezzer par exemple), ou de faire des lavages répétés pour désinfecter la cavité vésicale et entraîner les membranes fragmentées; mais trop souvent les sondes se bouchent invinciblement, les membranes se reproduisent à l'aise dans la vessie que les plus larges irrigations ne balaient jamais avec une bien grande force, et les accidents d'intoxication suivent leur cours.

Les opérations autres que la taille haute ne sont pas applicables ici. Le cysto-drainage par la voie hypogastrique a les mêmes inconvénients que la sonde, il s'obstrue et nous en avons fait l'expérience dans un cas.

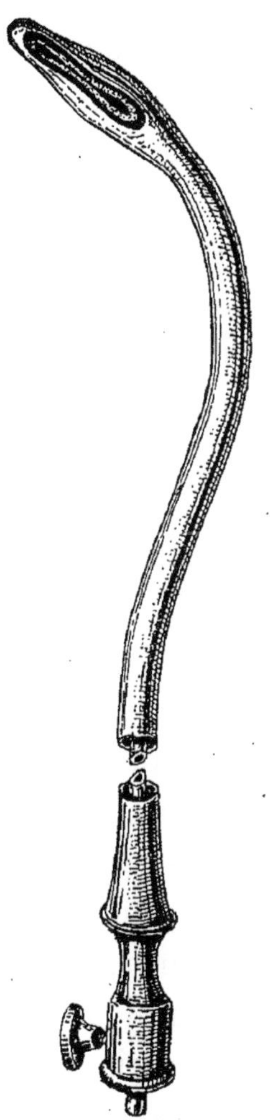

Fig. 59. — Sonde à demeure de Pezzer, pour *introduction directe* (le renflement terminal est effacé pour l'introduction. au moyen d'un mandrin intérieur qui effile l'extrémité vésicale).

Le *drainage périnéal* pourrait mieux permettre, étant plus large, l'évacuation de la vessie et des membranes; mais il risquerait encore de se boucher facilement.

La cystotomie sus-pubienne, avec incision de la vessie sur une assez grande hauteur, favorisera mieux que tout autre intervention le détachement et la sortie des membranes. Cette opération est grave tout particulièrement dans ces cas, a-t-on dit; et certains auteurs ont même prétendu qu'elle avait été jusqu'alors constamment mortelle.

Nous avons cependant été assez heureux pour sauver le malade dont nous avons déjà parlé plus haut[1]. Mais il nous a fallu faire le lendemain de l'intervention, sauter les fils à suture que nous avions mis en haut de la plaie hypogastrique, réouvrir largement toute la hauteur de cette plaie pour arrêter un phlegmon gangreneux déjà en train

[1] Voir page 293 ; voir aussi Grousset, *De la cystite pseudo-membraneuse*, thèse Lyon, 1898.

d'évoluer, panser deux fois par jour le malade dont l'ouverture hypogastrique en même temps que les drains qui y passaient avaient tendance à se boucher sans cesse par l'exsudat, et injecter le malade au chlorhydrate de quinine deux fois par jour, en surveillant de très près son état général.

On pourrait faire, si on le jugeait indiqué pour l'avenir, une *cystostomie sus-pubienne* au lieu d'une simple taille, mais celle-ci est la véritable opération à diriger contre la lésion ; la première vise un point de vue tout différent.

B. — Traitement des péricystites suppurées.

Il ne peut pas s'agir du traitement des *suppurations interstitielles*, puisque, d'une part, nous avons vu que le diagnostic de ces abcès était de ceux qu'on ne peut point faire, et que, d'autre part, ce diagnostic fût-il possible, l'ouverture de ces abcès ne peut pas être réglée. On a signalé des cas où le bec d'une sonde métallique, explorant une vessie, a donné tout d'un coup irruption à un flot de pus pur, soit en perçant la muqueuse, soit en s'engageant dans l'orifice d'une cellule; mais ce sont là des faits de pur hasard et exceptionnels d'ailleurs. C'est tout ce qu'on peut espérer pour la thérapeutique de ces abcès. C'est ainsi encore que, dans certaines cystotomies, il est arrivé à quelques chirurgiens d'ouvrir un abcès vésical en incisant la vessie, ouverture toute fortuite et pas du tout prévue.

Le traitement chirurgical des *péricystites suppurées* peut, au contraire, très bien se régler dans les cas où le diagnostic aura pu être établi. Il convient, du reste, d'établir ici certaines distinctions. Il faut, d'abord, distinguer entre les *degrés* de péricystite au point de vue des indications à l'emploi de ce traitement.

Il est certain que les abcès péri-vésicaux peu volumineux collés contre le viscère, qui sont plutôt des abcès pariétaux très externes que de véritables abcès péri-vésicaux, et qui n'ont aucune tendance à la diffusion, enkystés qu'ils sont dans la gangue scléro-adipeuse qui forme l'atmosphère péri-vésicale des vieilles vessies enflammées, rentrent vraiment dans l'histoire des abcès interstitiels, au point de vue de l'obscurité du diagnostic, au point de vue aussi des difficultés et de la non-urgence du traitement. Ce sont encore là de ces abcès qu'on a ouverts par hasard, en cherchant la vessie au cours d'une opération pratiquée sur elle, et qu'on n'aurait jamais découverts sans cela.

Les *péricystites phlegmoneuses*, au contraire, demandent à être ouvertes dès que la présence du pus est reconnue ou seulement soupçonnée à leur intérieur.

La péricystite des vieilles inflammations vésicales, celles que nous étudions, suppure, en effet, fatalement quand elle commence à devenir phlegmoneuse; on ne lui a jamais décrit une terminaison par résolution; même la terminaison par induration doit être d'une rareté exceptionnelle, et les cas qu'on peut signaler de cette catégorie ne sont jamais bien sûrs, puisque derrière l'induration persistante ou au milieu d'elle, il est très vraisemblable que du pus existe; seulement il a tendance à s'enkyster. Les causes d'infection du foyer sont trop faciles et trop continuelles, dans les cas que nous étudions, le terrain sur lequel elles agissent est trop bien préparé pour perpétuer leurs efforts, pour que le processus, une fois parti vers la suppuration, s'arrête. Ce sont là des conditions très différentes de celles qu'on observe chez les sujets jeunes atteints de péricystite, à la suite de traumatisme par exemple, ou même de certaines cystites, et chez lesquels la résolution a pu être notée.

Mais, pour pouvoir traiter chirurgicalement ces péricystites, il faut encore qu'elles évoluent vers des régions accessibles au diagnostic et favorables au traitement lui-même. On ne peut guère ainsi traiter que celles qui se portent : 1° du côté des plans abdominaux superficiels; 2° du côté du rectum.

Les formes qui évoluent comme des phlegmons de Retzius se font parfois jour spontanément du côté des téguments, et alors ils s'ouvrent généralement par un ou deux points sur la ligne ombilico-pubienne, et tout près d'elle. C'est par ces fistules que le stylet introduit pénètre à une grande profondeur et se promène facilement dans une cavité spacieuse, ce qui montre l'origine profonde de l'abcès. La plupart du temps, du reste, ces fistules sont insuffisantes à évacuer l'abcès.

Insuffisamment ouverts ou pas encore ouverts, ces phlegmons prévésicaux seront traités par l'*incision de la taille hypogastrique*. Certains chirurgiens se sont préoccupés à une certaine époque d'assurer le libre écoulement du pus par une contre-ouverture en un point plus déclive, dans les cas où le phlegmon plonge fortement derrière le pubis, du côté du col vésical. Tout danger de rétention disparaît bien si on a employé une longue incision hypogastrique descendant jusque sur le pubis lui-même. Cependant, si on a affaire à un foyer très plongeant on peut fort bien, avec un trocart courbe de

Chassaignac par exemple, qu'on enfoncerait derrière le pubis et qu'on viendrait faire ressortir en dedans d'une des branches ischio-pubiennes, assurer une contre-ouverture à ce niveau.

Les formes qui se développent en dehors de la ligne médiane, autour d'une cellule ou d'une poche vésicale, et qui viennent faire saillie en des régions éloignées de la vessie, comme la fosse iliaque, le canal inguinal, l'aine, etc., seront, bien entendu, ouvertes par des incisions appropriées à ces régions.

D'une façon générale d'ailleurs, on poursuivra le pus partout où il apparaîtra, et on drainera ses fusées, en recherchant soigneusement celles-ci. Longtemps bridé par les plans superficiels, le pus peut, en effet, décoller les organes abdominaux et fuser très loin de la vessie dans certains cas. Bouilly rapporte une observation de Duplay [1] dans laquelle la suppuration péri-vésicale faite derrière une perforation du viscère avait envahi la cavité prévésicale, avait décollé largement le péritoine sur les faces latérales et en arrière du réservoir, et était remontée jusque dans les régions rénales sous le diaphragme.

L'abcès une fois ouvert, on cherchera à savoir : 1° s'il a bien une origine vésicale ; 2° s'il communique avec la cavité de la vessie.

Pour déterminer le premier point, on explorera le fond de l'abcès avec le doigt, on verra de quel côté se dirige celui-ci et on arrivera ainsi le plus souvent sur la vessie elle-même. Dans la plupart des cas de phlegmon prévésical en effet, la vessie est isolée, disséquée pour ainsi

[1] *Loc. cit.*, observ., XXXVI, p. 124.

dire par la suppuration et on en fait aisément le tour en avant et sur les parties latérales. On pourra en outre s'aider, quand la vessie ne peut pas se sentir ou se voir aisément au fond de la plaie, du *cathétérisme métallique* ou d'une *injection vésicale*. Celle-ci fait bien ressortir le contour de la vessie, et la sonde révèle la situation de la vessie au doigt explorateur et traduit les poches ou prolongements anormaux.

Pour savoir s'il y a ou non communication avec la cavité vésicale, il ne faudra guère se fier à l'*odeur urineuse* du pus, ni compter sur le *mélange de l'urine avec le pus*. On peut avoir la première dans les abcès sans communication réelle avec la vessie, et l'urine peut manquer dans le pus ou ne pas y être apparente alors même qu'une communication existe.

C'est surtout alors que le cathétérisme métallique de la vessie ou une injection poussée dans sa cavité, pourront donner d'utiles renseignements. Le bec du cathéter promené dans la vessie à l'encontre du doigt enfoncé dans la poche de l'abcès péri-vésical pourra s'engager à un certain moment dans une perforation. Dans les cas de larges perforations le doigt qui explore l'abcès peut lui-même pénétrer directement dans la cavité vésicale. Mais c'est l'injection intra-vésicale qui, poussée avec force, pourra, si la vessie n'est pas trop irrégulière, venir ressortir par la plaie extérieure dans le cas d'abcès communiquant.

Cette ressource sera particulièrement précieuse quand l'abcès aura été développé autour d'un diverticule vésical et aura une situation plus ou moins aberrante.

C'est ainsi qu'elle nous a permis de reconnaître l'origine véritable d'un phlegmon iliaque chez un vieux prostatique, atteint depuis longtemps de catarrhe vésical. Le développement de ce phlegmon se fit assez rapidement avec les phénomènes généraux d'une infection aiguë ; nous l'incisâmes à deux travers de doigt au-dessus de l'arcade, sans bien savoir son point de départ, nous méfiant vaguement d'une cause vésicale. Il en sortit une grande quantité de pus d'odeur très urineuse comme celle de l'infiltration urineuse ; mais au fond de la cavité on ne reconnaissait rien. Même on n'arrivait pas à sentir le bec d'un cathéter métallique introduit dans la vessie mais restant caché sous une grande épaisseur de tissu. En faisant une injection sous forte pression dans la vessie, on vit bientôt le liquide sortir par la plaie iliaque, et c'est de ce côté que devait être une poche (ou une cellule) qui s'était perforée et avait été le point de départ de la suppuration.

Une fois la communication avec la vessie reconnue, on se comportera de façon différente, suivant que cette communication paraîtra large, ou au contraire étroite et indirecte. Si la communication large avec la vessie existe, on laissera les choses en l'état, en les abandonnant à la cicatrisation spontanée ; si la communication paraît exister étroite, tortueuse, indirecte, il vaudra mieux, pour éviter la longueur de la fistulisation, les réinfections possibles, les récidives d'abcès, inciser la vessie délibérément au fond de l'abcès prévésical et la drainer pendant quelque temps pour permettre à l'abcès et aux trajets urinaires secondaires de se cicatriser plus rapidement, par une large dérivation du cours de l'urine. Si aucune communication n'existe ou ne semble exister, on ne se préoccupe pas de la vessie, bien entendu.

Les formes qui évoluent franchement du *côté du rectum* pourront être ouvertes par l'intérieur de ce conduit à l'aide d'une *ponction au trocart* ou même d'une *petite incision* faite sur la paroi antérieure du rectum, au besoin en s'éclairant d'un spéculum ou d'un dilatateur anal, tout comme pour l'ouvertnre d'un abcès d'origine prostatique. Mais ne pourront être atteintes ainsi que les suppurations qui ne siègent pas au-dessus de la prostate, qui ne paraissent pas trop étendues, et dont le pus vient nettement bomber du côté de l'intestin.

Pour les péricystites qui paraissent un peu haut placées, à allure diffuse, et dont le pus ne serait pas directement sous le doigt rectal, il vaut mieux suivre la méthode générale d'ouverture des abcès prostatiques, c'est-à-dire l'*incision périnéale* transversale, le décollement du rectum jusqu'au niveau des points enflammés adhérents, et l'incision directe du foyer suppuré au fond de cette brèche périnéale.

C. — Traitement des calculs vésicaux.

Quelle thérapeutique emploierons-nous dans les cas de calculs diagnostiqués ? Tout dépendra d'abord de certaines conditions spéciales qu'il faut bien établir et qui ne permettent pas d'hésiter entre la lithotritie ou une taille. C'est ainsi que si on croit avoir affaire à des calculs enchatonnés, enfouis au fond de cellules ou de diverticules anormaux, ou bien si on soupçonne une vessie tapissée de l'enduit crayeux uniforme que nous avons vu possible dans certains cas, il ne faut pas songer à une lithotritie.

De même si on se trouve en face d'un malade très difficile à sonder, et qui saigne de la vessie ou de son canal, ou encore chez lequel des lithotrities précédentes ont démontré l'impossibilité de nettoyer un bas-fond très développé, défendu par une haute prostate, etc. Dans ces différentes conditions la taille, la taille hypogastrique bien entendu, ne donnera peut-être pas des succès constants, mais doit être seule employée.

De même enfin si on ne s'est jamais exercé à faire la lithrotitie sur des malades moins dangereux à manier. En dehors de ces contre-indications nous croyons que *la lithotritie est le traitement de choix chez le prostatique calculeux*. Quand on s'exerce à bien la pratiquer, quand on sait trouver tous les calculs, quand on s'attache à faire un traitement aussi complet que possible, la litholapaxie n'est pas plus dangereuse que la taille haute, et certainement a des avantages sur elle.

Elle n'immobilise pas un vieillard au lit pendant 5 jours au moins, et ordinairement le malade peut se lever, sans plaie, sans pansement, dès le surlendemain après elle.

C'est en outre le seul traitement qu'on puisse raisonnablement proposer à ces calculeux récidivistes qui refont indéfiniment leurs pierres ; et des cas se sont trouvés de ces vieux à catarrhe lithogène qu'on a lithotritiés 5, 6, 8, 10, 15 fois et plus, avant que les formations calculeuses ne soient arrêtées.

On a accusé précisément la lithotritie de favoriser la récidive des calculs par les débris phosphatiques laissés dans la vessie. C'est là un reproche tout à fait gratuit pour la lithotritie soigneusement faite, et réservée aux indications que nous avons admises, c'est-à-dire aux cas où elle peut se faire complètement. Or, ainsi faite, la lithotritie ne crée pas par elle-même des conditions favorables à la production de calculs. Et nous allons plus loin, pour notre part, et nous serions tenté de renverser la proposition en disant ceci : la taille hypogastrique paraît favoriser non seulement la récidive des calculs phosphatiques mais leur formation directe [1].

Ces conditions favorisantes sont complexes et peuvent varier suivant les cas. Elles nous paraissent être les suivantes :

Si la taille a été faite pour autre chose que des calculs, sur une vessie indemne des lésions qui amènent la précipitation calculeuse de l'urine, on peut supposer :

1° Que la taille, surtout si elle reste longtemps fistuleuse, peut permettre l'infection secondaire de la cavité vésicale et réaliser peu à peu ces conditions de précipitation calculeuse ;

2° Ou bien que la taille a permis l'introduction directe de corps étrangers dans la vessie autour desquels la récidive pourra se former (fils de suture, de ligature, débris de gaze iodoformée, poudre d'iodoforme, salol, etc.).

S'il s'agit de récidive calculeuse dans les vieilles vessies malades, les conditions de récidive sont évidemment les mêmes pour la lithotritie que pour la taille, par la précipitation des phosphates ammoniaco-magnésiens de l'urine alcaline. Mais la taille agit en plus :

1° Par la possibilité de pénétration de ces corps étrangers dont nous parlions ;

2° Par une question de *cicatrice vésicale* encore mal connue, cicatrice plus ou moins saillante du côté de la cavité vésicale et qui peut favoriser le dépôt des sels calcaires.

[1] Voir Lambroschini, Thèse, Lyon, 1897.

D. — Traitement des complications prostatiques.

I. Abcès de la prostate. — Ils seront ouverts suivant les règles générales applicables à toute suppuration prostatique.

On doit rejeter en principe, à l'heure actuelle, les *ouvertures par l'urèthre ou par le rectum.*

L'ouverture par l'*urèthre* est faite à l'aveugle, au petit bonheur, avec le bec d'une sonde; elle peut notamment siéger à la partie supérieure de la poche purulente, qui forme clapier dès lors, et dans laquelle l'urine s'accumulera plus ou moins, d'où des suppurations interminables et des fistules uréthro-prostatiques rebelles.

L'incision par le *rectum* pourrait être réservée à des collections venant bomber d'elles-mêmes du côté du rectum, limitées à la prostate, sans tendance à la diffusion, et pour lesquelles un coup de la pointe du bistouri, enveloppé de diachylum sur le reste de la lame, suffit à évacuer la collection. Et cependant la voie rectale a aussi bien des inconvénients : elle permet l'accès de la poche par les matières fécales, et la production de fistules prostato-rectales, ou même uréthro-rectales, quand l'abcès s'est également ouvert en partie du côté de l'urèthre; elle est souvent insuffisante à drainer efficacement la cavité de l'abcès, d'où des fusées purulentes secondaires; enfin, elle expose à de graves hémorrhagies et plusieurs faits connus dans la science témoignent dans ce sens. Le danger de ces hémorrhagies vient surtout de ce qu'elles ne forcent que tardivement le sphincter et peuvent passer inaperçues, sous forme d'hémorrhagies internes [1].

1. La voie rectale a cependant été trop abandonnée. C'est l'avis de [illegible]

La véritable voie pour aborder et ouvrir les abcès de la région prostatique, qu'ils soient *périprostatiques* ou simplement *limités à la prostate,* quels que soient les points où ils viennent faire de préférence saillie, c'est la *voie périnéale*, dont les avantages ont été mis en lumière par Segond.

Elle permet d'évacuer et de désinfecter aisément tous les points du foyer; elle assure le direct et large écoulement du pus, et, par suite, évite ou guérit les fistules uréthro-rectales ou uréthro-prostatiques; elle est innocente et n'expose pas aux hémorrhagies cachées, comme l'incision par le rectum.

Le *manuel opératoire* est celui de la *taille prérectale* de Nélaton dans ses premiers temps :

1er temps. — A 10 ou 15 millimètres en avant de l'anus on fait une incision transversale de trois centimètres environ ; on prolonge les extrémités droite et gauche de cette incision par deux petites queues, obliques en arrière et en dehors et venant aboutir à deux centimètres des parties latérales de l'anus[1].

2e temps. — La peau étant complètement divisée, le

(*Sem. médicale*, décembre 1894). Les principaux reproches qu'on lui a faits sont peut-être immérités. Et d'abord l'*hémorrhagie* peut être évitée en incisant sur des points dépourvus de battements artériels; si elle se produit quand même, on devra toujours, avec les moyens dont nous disposons aujourd'hui, en venir à bout. D'autre part, si l'incision de l'abcès prostatique est faite de *bonne heure,* dès qu'on peut supposer la présence du pus, il n'y a pas de raison pour que l'incision rectale laisse à des *fusées purulentes* le loisir de se développer derrière elle, comme on l'en a accusé. Enfin, on doit la faire *large* et *à découvert*, le champ opératoire étant bien éclairé par un *speculum ani* et la région à inciser étant bien sous les yeux du chirurgien. De cette façon, l'évacuation du foyer se fera bien librement et on n'aura plus à redouter la production de *fistules interminables,* comme après l'ouverture ancienne, parcimonieuse et aveugle, avec la pointe du bistouri glissée sur le doigt.

[1] Plus simplement, on peut encore faire au-devant de l'anus une incision en croissant ⌒ remplaçant l'incision décrite.

chirurgien introduit son index gauche dans le rectum, et avec le pouce gauche accroche en même temps la lèvre postérieure de l'incision pour l'attirer en arrière, tendre le sphincter et couper les fibres les plus antérieures en s'éloignant du muscle bulbo-uréthral laissé dans la lèvre antérieure.

3e temps. — Ceci fait, et le sphincter incisé, la lèvre postérieure s'abaisse très aisément et découvre les parties profondes. Le chirurgien, quittant alors le bistouri pour la sonde cannelée, achève de décoller le bulbe et de disséquer la paroi antérieure du rectum tendue sur l'index gauche introduit dans sa cavité. Il chemine ainsi progressivement jusqu'au foyer purulent qui se laisse vite atteindre s'il est volumineux; s'il est petit et haut situé, l'extrémité du doigt intra-rectal accroche la prostate et l'abaisse vers le périnée à la rencontre de la sonde cannelée qui la crève.

4e temps. — Le pus une fois trouvé, on élargira l'ouverture du foyer avec le dilatateur à gouttière de L. Tripier, et le doigt introduit dans la cavité purulente ira reconnaître ses diverticules et déchirer les cloisons qui peuvent la séparer d'autres collections latentes. Le foyer étant bien évacué de tous côtés, on y pousse une longue irrigation antiseptique et on y place deux drains debout en canon de fusil, de préférence à la gaze iodoformée qui fait souvent de la rétention derrière elle et risque en se gonflant par imbibition de comprimer l'urèthre ou le rectum ; on ne tamponnera avec elle que si on n'est pas sûr de l'hémostase[1].

[1] ZUCKERKANDL (*Wien. klin. Wochens.*, 1892, 28) dans une très bonne étude sur la chirurgie des abcès de la prostate, arrive aussi à donner la préférence à la voie périnéale, avec décollement du rectum, comme voie d'approche pour

II. Calculs prostatiques. — Nous avons vu qu'il *doit être réservé seulement aux cas des calculs prostatiques* qui peuvent devenir volumineux. D'une façon générale, l'opération doit être proposée :

1° Quand le calcul a amené par sa présence des accidents inflammatoires (abcès ou fistules) ;

2° Quand il détermine du côté de la vessie ou de l'urèthre des accidents de rétention ou de dysurie ;

3° Quand il fait une saillie notable du côté du rectum, amène de la gêne de la défécation, du ténesme rectal, etc.

Il faut du reste éviter de le laisser tomber spontanément dans le rectum, car il peut en résulter des fistules urétro-rectales rebelles.

On peut évidemment chercher à extraire les calculs prostatiques pointés ou tombés du côté de l'urèthre, en se servant des *extracteurs* conseillés pour les corps étrangers de l'urèthre en général, et des brise-pierres uréthraux.

Mais nous n'hésitons pas, sinon à repousser, au moins à restreindre considérablement leur emploi. Chez nos malades, les manœuvres uréthrales ne seraient pas souvent commodes, à cause des difficultés mêmes du cathétérisme. Ce sont en outre là des interventions à l'aveuglette encore, de hasard, surtout dans cette région profonde du canal. On peut réussir, et on a souvent réussi, à extraire ou à fragmenter une pierre logée dans l'urèthre prostatique ; mais on est obligé d'y revenir souvent, à plusieurs reprises, de faire souffrir son malade, de le faire saigner en pinçant la muqueuse en même temps que la pierre ; on risque aussi d'amener des

l'ouverture de ces abcès. Au lieu de l'incision en croissant, il prolonge simplement l'incision médiane sur le raphé-périnéal, jusqu'au voisinage de l'anus.

accidents fébriles ; enfin, la plupart du temps, on n'enlève pas toute la pierre ou toutes les pierres. Après une accalmie passagère, les accidents repiquent et on est forcé d'en venir à la véritable méthode, sûre celle-là et innocente, à *l'extraction directe par la voie périnéale*[1].

Les premiers temps seront les mêmes que pour une taille prérectale.

Une fois la prostate bien dégagée du rectum sur toute l'étendue de sa face postérieure, on incise délibérement son tissu pour en extraire le ou les calculs.

Le calcul peut être senti la plupart du temps par le doigt à travers la prostate non encore incisée. Alors on incisera directement sur lui.

S'il y a des calculs multiples, on débarrasse toutes les loges qu'on sent remplies de concrétions.

Dans les cas d'abcès ou de fistules, on peut se servir de l'exploration de celles-ci avec un stylet pour arriver plus directement sur le calcul; puis on nettoie les trajets et les poches à la curette, et on draine largement par le périnée en le laissant ouvert.

E. — Traitement de l'urétéro-pyélo-néphrite.

I. Rareté des indications d'un traitement chirurgical. — Le traitement chirurgical des complications ascendantes de l'urétéro-pyélo-néphrite ne se pose pour ainsi dire pas chez les malades que nous étudions ici.

[1] Il ne peut s'agir de l'extraction par incision rectale que dans des cas tout à fait exceptionnels, quand le calcul petit pointe nettement de ce côté, et qu'on suppose par exemple pouvoir l'extraire par une toute petite boutonnière, sans risquer trop une fistule rectale secondaire.

Les lésions sont toujours bilatérales, quoique pouvant être inégalement développées des deux côtés, et on n'a guère ici la ressource qu'offre un côté resté sain aux grandes opérations faites sur les voies urinaires supérieures, chez d'autres malades que les vieux urinaires dont nous nous occupons. En outre, ces malades sont des gens âgés, affaiblis, qui ne supportent guère les opérations chirurgicales brillantes, mais graves.

Enfin, nous avons vu que, pour ce qui concerne l'appareil rénal en particulier, on n'a guère que des lésions de néphrite suppurée diffuse ou de pyélite ouverte chez nos malades; on ne trouve pas la tumeur rénale, l'abcès fermé typique de l'hydronéphrose tuberculeuse ou calculeuse, par exemple. Pour ces principales raisons, les opérations comme la néphrotomie ou la néphrectomie, la pyélotomie, l'urétérectomie, etc., ne trouvent pas ici leurs indications, et nous n'avons pas à discuter leur emploi.

II. **Cathétérisme urétéral.** — Pourra-t-on essayer, au moins, dans les cas d'urétéro-pyélite bien confirmés le cathétérisme thérapeutique des urétéres, dont la technique a été considérablement perfectionnée dans ces derniers temps par Albarran? Nous ne pensons pas que cette méthode, qui peut donner ailleurs de si bons résultats, et qui a sûrement de l'avenir, soit bien pratique et bien efficace chez nos malades.

L'introduction et la manœuvre facile des instruments appropriés sera le plus souvent ici rendue très difficile, parfois impossible, à cause des obstacles prostatiques; et, d'autre part, il ne faut pas oublier que ces sujets sont très sensibles aux explorations et aux manœuvres prolongées sur leurs voies urinaires. Ce serait d'ailleurs traiter, en vidant et en lavant simplement les uretères, un tout petit côté de leur affection, ce ne serait pas traiter les causes véritables et primordiales de leur complication ascendante, qui est la maladie vésicale; tant que celle-ci ne sera pas guérie, les lésions ascendantes persisteront ou se reproduiront, même si on aura été assez heureux pour les améliorer directement. Somme toute, ce n'est pas chez les prostatiques que le cathétérisme des uretères donnera des résultats thérapeutiques bien positifs, même si l'instrumentation arrive à être bien perfectionnée et d'emploi bien pratique.

III. **Traitement médical.** — On devra, en dernière analyse, se rabattre sur le traitement de la vessie chez nos malades; si les lésions ne sont pas encore trop anciennes ou trop avancées, si on parvient à désinfecter la vessie et à guérir la cystite, les lésions ascendantes s'amélioreront d'elles-mêmes, d'autant mieux qu'ici, encore une fois, le pus ne reste guère emprisonné dans les urétères ou le bassinet et s'évacue de façon assez régulière par les voies urinaires inférieures.

On devra aussi, bien entendu, dans les cas où les douleurs rénales sourdes, les accidents du côté des voies digestives, etc., indiqueront l'urémie chronique, et *à fortiori* quand l'urémie prend une forme aiguë, agir par tous les moyens médicaux en usage pour les cas semblables ; d'abord les décongestifs et les révulsifs, sangsues dans le triangle de J.-L. Petit (conseillées dans l'urémie aiguë par J. Renaut, de Lyon), ventouses sèches ou même scarifiées, cataplasmes sinapisés, pointes de feu superficielles sur la région lombaire; puis, les dérivatifs sur le tube digestif; enfin, les toniques généraux, alcool, et surtout sulfate de quinine à l'intérieur, ou si les fonctions digestives ne le permettent pas, injections hypodermiques de chlorhydrate de quinine.

F. — Traitement des complications testiculaires.

Il n'offre rien de bien particulier ici ; il variera du reste suivant les formes et les degrés de l'inflammation testiculaire. Dans la forme habituelle, qui est la forme bénigne, torpide, dans laquelle le testicule se prend peu à peu, sans douleurs bien vives, sans gonflement phlegmoneux de la bourse, et dans laquelle celle-ci est simplement un peu plus grosse qu'à l'état normal, un peu empâtée, avec une hydropisie vaginale plus ou moins tendue, le traitement se bornera à assurer une *suspension légère*, avec une *compression ouatée douce* pour les instants où le malade sera debout, et à l'application de compresses fraîches ou de liquides résolutifs *loco dolenti* quand le malade sera au lit.

Si le gonflement est considérable, si surtout la douleur est intense du côté du testicule, s'irradiant aussi sur le trajet du cordon, on appliquera de la *glace* pour diminuer l'inflammation, voire même quelques *sangsues*, et quand l'orage sera un peu apaisé, on conseillera l'*appareil Horand* (de Lyon), dont l'effet suspensif, compressif et sudatif réussit si bien dans les orchites blennorrhagiques communes, et permet aux malades de se tenir levés avec leur orchite, et de vaquer même à leurs occupations.

Le port du suspensoir, et en particulier de celui que

nous venons de signaler, sera très utile aussi dans certains cas pour prévenir des *orchites à répétition* chez les sujets qui se sondent constamment, et dont les cathétérismes répétés entretiennent indéfiniment l'inflammation testiculaire.

Dans les formes suppurées, exceptionnelles et très rares par rapport aux précédentes, les abcès devront être incisés dès qu'on aura reconnu nettement leur formation. On évitera de cette façon les décollements, les clapiers et les fistules intarissables qui correspondent aux foyers mal vidés. Mais il faut être bien prévenu qu'ici le diagnostic exact de la suppuration est parfois difficile, surtout quand celle-ci s'est faite de façon sournoise et sans phénomènes inflammatoires locaux très marqués. On évitera ainsi en particulier l'ouverture d'un épanchement vaginal dont la fluctuation pourrait en imposer pour un véritable abcès.

Ce que nous avons dit de l'obscurité qui environne l'histoire clinique, et surtout le diagnostic des inflammations vésiculaires chez nos malades, expliquera que nous ne nous attardions pas à étudier la thérapeutique qui leur est applicable. Dans presque tous les cas, en effet, la lésion passe même inaperçue du malade, qui ne s'en plaint pas d'une façon précise, et ce sont là des complications qui ont en somme un intérêt presque purement anatomo-pathologique.

D'ailleurs, même en supposant fait le diagnostic d'infection des voies spermatiques, de spermatocystite catarrhale, etc., comment agir sur ces organes pour les désinfecter et empêcher qu'ils ne déversent leurs produits septiques dans l'urèthre prostatique et de là dans la vessie ?

Enfin, nous rappellerons seulement ce que nous disions au sujet de la possibilité de certaines spermatocystites suppurées, c'est-à-dire que nous n'en connaissons pas encore d'exemples bien nets en dehors de la blennorrhagie ou de la tuberculose. C'est donc là une thérapeutique dont nous n'avons pas à nous préoccuper chez nos malades.

G. — Traitement des cas associés aux rétrécissements de l'urèthre, ou au cancer de la prostate.

I. Rétrécissements. — Les anciens auteurs, Home en particulier, insistaient sur la gravité de la coïncidence des rétrécissements de l'urèthre avec ce qu'ils appelaient « les engorgements de la prostate », au point de vue de la thérapeutique du rétrécissement lui-même. La dilatation employée pour la cure de ce dernier « irritait le col vésical » disaient-ils (traduisez : congestionnait la prostate et augmentait encore la dysurie). Civiale, tout en reconnaissant l'exactitude du fait, croyait possible cependant la cure du rétrécissement ; mais il fallait, selon lui, procéder alors avec une douceur toute spéciale, ne jamais aller trop vite, ne pas employer de caustiques, et au besoin ne pas pousser les instruments destinés à agir contre le rétrécissement jusque dans la portion prostatique de l'urèthre.

A l'heure actuelle, on se préoccupe moins des dangers signalés par les vieux cliniciens. Le cas échéant, on traitera le rétrécissement associé à la maladie urinaire sénile comme on l'aurait traité isolé, et en se servant des procédés que commandent telle ou telle variété de cas en face desquels on se trouve.

Mais, bien entendu, il ne faudra pas compter ici sur des résultats aussi immédiatement satisfaisants que chez des sujets jeunes, derrière le rétrécissement desquels il n'y a pas d'obstacle prostatique et se trouve en outre une vessie très énergique. D'autre part, les opérations sur les voies urinaires sont à surveiller tout particulièrement chez nos sujets à cause de leurs lésions ascendantes si fréquentes.

Nous avons eu l'occasion de traiter deux malades présentant cette association du rétrécissement et du prostatisme. L'un d'eux, âgé de 80 ans, porteur de son rétrécissement bulbaire depuis 50 ans, ayant subi d'innombrables séances de dilatation, ayant été uréthrotomisé plusieurs fois par la voie interne et par la voie externe, a fini par succomber à des accidents urémiques. L'autre, âgé de 63 ans seulement, porteur d'un rétrécissement pénien très serré, et qui se dilatait tant bien que mal lui-même depuis de longues années, a paru retirer grand bénéfice d'une uréthrotomie interne que nous lui avons faite. Non seulement la miction devint beaucoup plus facile pendant de longs mois après l'opération, mais en outre les urines qui étaient très sales auparavant s'étaient considérablement éclaircies après l'uréthrotomie ; celle-ci du reste ne s'était accompagné d'aucune réaction générale ou locale.

II. Cancer. — En étudiant plus haut les rapports du cancer avec l'hypertrophie prostatique, nous avions fait remarquer que depuis longtemps les auteurs avaient soupçonné une sorte de corrélation entre les deux affections, autre chose en somme qu'une simple coïncidence.

Depuis que nous écrivions ces lignes, les idées se sont

encore affirmées à ce sujet, et tout dernièrement Albarran et Hallé d'une part[1], Guépin[2] de l'autre, arrivaient à conclure de leurs recherches histologiques sur l'hypertrophie prostatique et le cancer de la prostate, qu'il y avait bien une relation directe entre les deux affections. Le cancer de la prostate ne serait qu'une déviation de la néoformation glandulaire qui envahit la prostate à un certain âge.

S'il est vraiment démontré que le cancer prostatique ne représente en réalité qu'un mode particulier de l'évolution de l'hypertrophie sénile, la question thérapeutique ne fait qu'une pour les deux affections et nous devons par conséquent ici, très naturellement, étudier le traitement du cancer comme forme spéciale de la maladie urinaire sénile ; et même, dans cet ordre d'idées, on doit se demander si certaines opérations dites « radicales » de l'hypertrophie (les prostatectomies par exemple), quand elles seront rendues pratiques et seront définitivement réglées, ne sont pas appelées à prendre une importance énorme, non seulement pour guérir les accidents de l'hypertrophie agissant comme obstacle au cours de l'urine, mais pour prévenir aussi la dégénérescence maligne possible.

Pour le moment, nous envisagerons seulement la thérapeutique du cancer déjà formé. Deux cas sont tout de

[1] De l'examen de 86 prostates hypertrophiées, Albarran et Hallé concluent que la lésion primitive est une altération glandulaire ; le stroma fibro-musculaire n'est pris que secondairement. Au milieu des lobules simplement adénomateux, ces auteurs ont trouvé dans 12 cas des lobules d'épithélioma adénoïde, des infiltrations épithéliales diffuses, et des ilôts de cancer alvéolaire (*Soc. de Biologie*, 2 juillet, 1898).

[2] Pour Guépin, l'hypertrophie sénile de la prostate évolue dans son deuxième stade soit vers la sclérose péri-glandulaire totale, soit vers la prolifération épithéliale des culs-de-sac (GUÉPIN, *Acad. de Médec.*, 26 juillet 1898).

suite à distinguer : 1° ceux qui correspondent à un *cancer circonscrit*, non sorti encore de la loge prostatique ; 2° ceux qui visent la *carcinose prostato-pelvienne* diffuse.

Dans le premier cas, la meilleure thérapeutique pour combattre les douleurs si vives de la dysurie due au cancer de la prostate, les accidents du cathétérisme (difficultés parfois très grande au passage de la sonde, fausses routes, hémorragies), les infiltrations d'urine faciles dans la masse néoplasique, etc., nous paraît être la *taille hypogastrique* pratiquée de bonne heure, ou si l'on veut la cystostomie, comme l'a conseillé aussi pour ces malades, M. Poncet[1]. Il ne faudra donc pas s'attarder longtemps à l'emploi de la sonde dans ces cas de cancer bien diagnostiqués ; à moins qu'elle ne passe très facilement en assurant l'évacuation régulière de l'urine, à moins aussi que son emploi soit facilement supporté par le malade. La taille hypogastrique évitera au malade les souffrances du ténesme, les efforts répétés et vains, les sondages souvent renouvelés et parfois très difficiles, car la sonde peut facilement s'égarer dans le tissu ramolli du néoplasme.

C'est dans ces conditions de cancer circonscrit qu'on a proposé et tenté même, mais dans des cas très rares encore, une opération curative, l'ablation de la prostate cancéreuse. Billroth a le premier proposé cette *prostatectomie totale*, et il en existe quelques observations. Les résultats en sont mauvais, nous parlons seulement des résultats immédiats bien entendu. Les difficultés opératoires sont considérables et certains opérateurs ont dû

[1] Paul, Thèse Lyon, 1895, n° 1075.

laisser l'extirpation inachevée ; la mortalité opératoire est énorme aussi, 80 p. 100 environ[1].

Quant aux cancers qui ont dépassé la prostate et la loge prostatique, et qui se sont plus ou moins diffusés dans le bassin, il est bien entendu qu'ils contre-indiquent toute tentative d'opération radicale. Ici encore, c'est à la taille hypogastrique qu'on aura recours, et si en outre le cancer produit certains accidents d'*occlusion intestinale* (par compression du rectum par exemple) on proposera l'*anus contre nature iliaque* comme autre opération palliative.

[1] Pour les procédés opératoires, voir notre *Manuel sur la Chirurgie de l'urèthre, de la vessie, de la prostate*, G. Steinheil, Paris 1895,

CONCLUSIONS THÉRAPEUTIQUES

Maintenant que nous voilà parvenus au terme de cette longue étude thérapeutique — longue parce que les accidents engendrés par la dysurie sénile sont multiples et variés, et frappent, comme nous l'avons vu, non seulement le système urinaire en entier, mais aussi l'appareil génital lui-même ; longue aussi, il faut bien le dire, parce que les difficultés si grandes dans certains cas d'un traitement efficace ont sollicité l'imagination inventive des chirurgiens et ont fait naître, faute de trouver le moyen curatif vainement cherché, une foule de méthodes palliatives tout d'abord prônées puis abandonnées ensuite — il faut nous résumer brièvement et dire quelles sont, à l'heure actuelle, et jusqu'à plus ample informé, nos préférences personnelles sur tels ou tels modes de traitement, et nos idées générales sur la thérapeutique de la maladie urinaire sénile.

Et d'abord, l'homme arrivé vers la cinquantaine doit déjà songer à sauvegarder sa fonction urinaire ; nous croyons qu'il peut beaucoup pour cela par une vie sobre et régulière, par une hygiène générale bien comprise, par une série de précautions que nous avons étudiées en détail et sur lesquelles nous ne reviendrons pas.

Parvenu ensuite à un âge plus avancé et au moment non plus seulement de prévoir, mais de ressentir déjà, certains signes avants-coureurs de la dysurie sénile, il devra redoubler de sévérité pour les précautions indiquées, et au besoin recourir à quelques petits moyens médicaux sur lesquels nous avons bien insisté aussi. Ce faisant, il pourra le plus souvent vivre une vie tranquille et sans crainte d'aggravation sérieuse.

La vessie suffira lentement peut-être, mais suffisamment à sa fonction.

Mais, s'il n'a pas su se prémunir contre les accidents congestifs vésicaux et prostatiques qui créent les orages redoutables de la rétention aigüe ou qui l'installent de façon chronique ; ou bien, s'il a eu la malechance de tomber sur une forme anatomique fâcheuse de l'hypertrophie (formes constrictive et surtout occlusive de l'hypertrophie) ; ou bien encore, si sa musculature vésicale a trop faibli à sa tâche, il devra recourir à la sonde. Celle-ci sera employée suivant les doses, les modes divers, et surtout les précautions que nous avons envisagées ; et même à cette période de la dysurie le malade peut éviter les complications graves de la rétention et vivre en bonne intelligence avec l'ennemi qu'il portera toujours en lui.

Pour nous, le cathétérisme sous quelque forme qu'on l'emploie (interrompu et repris au moment seulement des crises de rétention ; ou bien régulier et répété aussi souvent que l'indiquent les circonstances ; ou encore à demeure pendant certaines périodes, etc.), est la base du traitement de tout prostatique rétentionniste.

C'est à cette période que nous utiliserions volontiers la *Méthode de Bottini*. Pratiquée de bonne heure, elle est absolument innocente ; les malades l'accepteront toujours aisément ; et, pour son auteur, elle pourrait même éviter l'emploi régulier du cathétérisme, et épargner à beaucoup d'entre eux les ennuis de la vie cathétérienne.

Si elle ne réussit pas, on sera toujours à temps de recourir à la sonde, ou même aux moyens que nous allons maintenant passer en revue.

Le *traitement chirurgical proprement dit (interventions sanglantes)* ne sera mis en œuvre que dans les principales conditions suivantes :

Quand le cathétérisme (répété ou à demeure) est devenu trop difficile ou pas assez régulièrement facile pour assurer l'évacuation ;

Ou bien quand il est décidément mal supporté, détermine de la fièvre, des douleurs vives, des hémorrhagies ;

Quand enfin, malgré sa bonne tolérance apparente vis-à-vis de ce cathétérisme, le malade continue à péricliter, dépérit, « va du mauvais côté » et surtout réclame lui-même autre chose que la sonde pour le tirer d'affaire.

Plusieurs catégories sont alors à distinguer au point de vue de l'emploi de telle ou telle méthode chirurgicale.

Il y a tout d'abord une première catégorie de cas. Supposons celui d'un prostatique rétentionniste, difficile à sonder mais pas anciennement rétentionniste, et qui en est par exemple à ses premières atteintes de rétention, chez lequel on peut encore espérer beaucoup avec de l'hygiène, des soins bien entendus, etc. ; chez lequel, en somme, le cathétérisme n'a pas beaucoup été employé ou n'a pas dit son dernier mot, et qu'une cause fortuite a rendu, momentanément seulement, difficile ou insuffisant. A ce malade, l'indication classique est de faire une ou plusieurs *ponctions*, en attendant que le cathétérisme redevienne facile, ou même que la miction spontanée réapparaisse, dans les cas les plus favorables. Mais, si la ponction doit être trop souvent renouvelée, si les phénomènes congestifs persistent trop et perpétuent la rétention, nous ferions le *cysto-drainage temporaire*, de préférence aux ponctions répétées et pendant tout le temps qu'il faudra pour rétablir la perméabilité du canal.

Voici maintenant des malades d'une catégorie plus avancée que les précédents. Ceux-ci n'en sont plus à leur première rétention ; il y a longtemps qu'ils vivent « de la vie cathétérienne » et celle-ci a déjà été souvent traversée par des crises d'aggravation qui vont toujours en se rapprochant ; malades chez lesquels aussi des essais déjà faits de ponction ou cysto-drainage temporaire, dont nous venons de parler, n'ont pu enrayer les accidents.

Chez ces malades, nous proposons la *dilatation périnéale*, pratiquée ainsi que nous l'avons décrite ; elle peut, comme nous l'avons vu, permettre des opérations curatives, comme dans certains cas d'obstacles limités du genre de ceux dont nous avons parlé et que nous avons dit être justiciables d'une véritable *prostatectomie périnéale*.

Si enfin, on se trouve en présence de ces vieux urinaires à vessie infectée depuis longtemps, obstinément fermée, et *surtout souffrant malgré tout ce qu'on fait et réclamant autre chose que ce qu'on leur fait*, il n'y a guère d'autre solution que l'ouverture de cette vessie. Certains chirurgiens se contentent alors de faire simplement la taille sus-pubienne, comptant pouvoir revenir au cathétérisme par les voies naturelles, plus tard ; d'autres font l'opération de Poncet et cherchent la fistulisation hypogastrique définitive.

Nous pensons pour notre part que la taille sus-pubienne ordinaire doit rester la méthode générale. Si plus tard le *cathétérisme*, une fois la plaie hypogastrique refermée, *reste dangereux* ou *difficile ;* si, d'autre part, *des douleurs vives réapparaissent*, on cherchera alors la dérivation définitive par l'hypogastre.

C'est dans ces conditions, quand on est amené à faire la taille hypogastrique, que le chirurgien pourra parfois pratiquer d'heureuses *prostatectomies par la voie sus-pubienne*. Nous avons vu que ces opérations ne pouvaient guère se proposer d'*emblée*, dans l'incertitude où on est (malgré l'examen uréthro-vésical soigneux, malgré le cystoscope lui-même) des conditions favorables à leur réussite. Mais, il faut bien savoir qu'une fois la vessie ouverte pour d'autres indications, on pourra quelquefois retirer d'immenses avantages de la prostatectomie ; c'est par exemple ce qui arrivera si on tombe sur un obstacle circonscrit et d'exérèse facile.

LA DYSURIE PSEUDO-SÉNILE

---

§ Ier. — Dysurie liée aux affections du système nerveux.

A côté de la dysurie qui relève uniquement de la sénilité, précoce ou tardive, que nous avons étudiée, il y en a une autre qui n'est pas spéciale du tout aux gens âgés et qui est sous la dépendance de lésions nerveuses, cérébrales ou médullaires. Quand elle survient chez des sujets très jeunes, elle ne prête à aucune confusion, mais quand elle frappe des sujets d'âge mûr ou à plus forte raison des vieux, elle peut tromper le clinicien et lui faire croire qu'il se trouve en présence de la maladie urinaire sénile, alors qu'il s'agit le plus souvent de myélites, dans le tableau clinique desquelles les accidents urinaires ne constituent qu'un des côtés. Ce qui contribue encore à l'erreur, c'est que assez souvent ces accidents urinaires devancent les autres accidents de la myélite, ou les dominent en importance clinique. Le médecin non prévenu ne voit qu'eux et se méprend sur leur véritable origine.

Il est donc d'un intérêt capital de connaître ces dysuries pseudo-séniles qui constituent du reste un chapitre tout à fait médical, et que nous n'avons pas la prétention de traiter en détail. Nous devons simplement ici rappeler :
1° Les principales maladies du système nerveux qui peu-

vent les produire ; 2° les signes spéciaux qui peuvent servir à distinguer leur origine très spéciale.

Certaines affections cérébrales d'une part, presque toutes les maladies de la moëlle d'autre part, peuvent se compliquer à un moment donné de leur évolution de troubles urinaires, rétention ou incontinence. Plus ou moins rapidement aussi la vessie s'enflamme ou s'infecte, et la cystite chronique s'installe avec les mêmes symptômes et les mêmes complications que chez les malades que nous avons étudiés.

Le tableau clinique de la rétention chez ces cérébro-médullaires est donc en beaucoup de points semblable à celui que nous connaissons, et chez un sujet âgé il peut très aisément prêter à la confusion si les autres signes de l'affection nerveuse qu'ils traduisent ne sont pas bien nets, ou passent inaperçus.

Il est une affection qui prête tout particulièrement à l'erreur, car les troubles urinaires en peuvent devancer longtemps l'apparition, et en constituer les tout premiers et même pendant longtemps les exclusifs symptômes. Cette affection c'est le *tabes dorsalis*.

Les difficultés mictionnelles observées dans l'ataxie peuvent recevoir diverses explications théoriques et peuvent aussi reconnaître des mécanismes différents suivant les cas. Parfois, c'est une anesthésie absolue de la muqueuse vésicale et de l'urèthre lui-même ; les malades ont alors perdu la sensation, le besoin d'uriner. D'autres fois, au contraire, on note de l'hyperesthésie, et alors une pollakiurie pouvant aller jusqu'à l'incontinence. Dans d'autres cas, le sphincter uréthral est le siège de spasmes, de contractures douloureuses qui ferment la voie aux mictions régulières et complètes. Enfin, il arrive aussi que le corps même de la vessie est paralysé, d'où la rétention véritable. On connaît bien maintenant ces troubles fonctionnels réels de la période préataxique, alors qu'autrefois on ne prêtait attention qu'aux crises douloureuses du côté de la vessie. Si ces troubles frappent un individu jeune, l'erreur n'est pas possible avec la maladie urinaire sénile ; s'ils surviennent chez un homme déjà âgé, elle est très aisée au contraire.

Dans beaucoup de cas, le diagnostic de la maladie nerveuse causale sera possible pour le clinicien prévenu. Ce sera à lui à rechercher soigneusement les antécédents du malade, à dépister notamment la syphilis qui est la vraie cause du tabes et d'un si grand nombre d'affections nerveuses. Il s'attachera aussi à retrouver un ancien traumatisme du crâne ou de la colonne vertébrale, un vieux mal de Pott, etc. Il devra enfin et surtout chercher les troubles nerveux autres que les troubles urinaires, du côté de la sensibilité générale, ou des sensibilités spéciales, du côté de la motilité, etc. S'il n'y a pas encore de troubles nerveux autres que les troubles urinaires, le diagnostic sera parfois très délicat.

C'est alors à l'étude soigneuse des symptômes urinaires observés qu'il demandera ces renseignements.

Le cathétérisme, les injections vésicales légèrement excitantes apprendront si on a affaire aux cas signalés d'anesthésie uréthro-vésicale. Dans cette forme clinique, les malades ne sentent pas leur rétention pour ainsi dire, et leur vessie, quoique très distendue, ne leur donne pas le besoin pressant d'uriner. Dans les cas de contracture uréthrale, le cathétérisme révèlera l'obstacle spasmodique ; et alors le malade est tourmenté au contraire par des besoins fréquents d'uriner ; sa miction ne s'accomplit qu'en plusieurs actes douloureux et répétés. Quant à la paralysie vésicale vraie, elle se présente avec des signes identiques à ceux de l'atonie que nous avons décrite, et c'est elle qui prêtera le plus à confusion avec la maladie urinaire sénile.

Guyon a tenté le diagnostic différentiel des faux urinaires par maladie nerveuse d'avec les urinaires vrais. La douleur, dit-il, est spontanée chez les faux urinaires, et le besoin d'uriner ne l'exaspère pas; la miction la soulage mais ne la fait pas cesser. La nuit, le muscle vésical n'étant plus vigilant, la douleur cesse. Chez les urinaires vrais, les prostatiques en particulier, la douleur revêt surtout le besoin intense d'uriner, et momentanément la miction soulage le malade. La nuit, la douleur ne cesse pas; elle est même généralement bien plus marquée et plus insupportable que le jour.

Les symptômes finement analysés peuvent donc conduire parfois au diagnostic de la vraie cause des troubles mictionnels. Mais que de difficultés même pour les cliniciens les mieux exercés ! Nous allons voir du reste que certains auteurs ont même cru que les deux sortes de dysuries que nous cherchons à différencier ne faisaient qu'une parfois chez les vieux urinaires, et que chez eux l'affection purement urinaire d'abord, pouvait se compliquer de myélite vraie à un moment donné.

§ II. — **Les paraplégies urinaires.**

Il y a en effet une autre question à envisager et qui vient encore embrouiller le diagnostic différentiel que nous avons essayé d'établir. C'est celle des accidents classés autrefois sous la rubrique de *paraplégies urinaires*, et dont on parlait tant il y a une trentaine d'années.

On désignait sous ce nom *les accidents parétiques ou paralytiques des membres inférieurs qu'on voit survenir quelquefois au cours d'une maladie des voies urinaires*, et qui paraissent devoir être rattachés à celle-ci à titre d'effet direct.

Charcot divisait ces malades en trois groupes. Les uns ne présentent que des phénomènes de paraplégie légère et fugace, sans signes médullaires graves ; et ces formes bénignes s'amendent spontanément et peuvent même complètement guérir. Dans ces cas, on ne trouve pas de lésion matérielle appréciable à l'autopsie des centres nerveux, et ces accidents s'expliqueraient par une ischémie des vaisseaux de la moelle, réfléchie sur eux à la suite de l'irritation périphérique ; ou bien il s'agirait d'une influence inhibitrice partie de l'appareil urinaire (paraplégie reflexe de Brown-Séquard). Dans une seconde catégorie de cas, les malades offrent des signes très nets de myélite diffuse, et à l'autopsie on retrouve des lésions médullaires indiscutables. La myélite serait alors secondaire à une névrite ascendante partie de l'appareil urinaire. Enfin, dans une dernière catégorie de malades, la paraplégie est en outre douloureuse et s'accompagne de douleurs parfois très vives le long des sciatiques ou de douleurs en ceinture. Chez eux, on trouve des lésions névritiques descendantes du plexus sacré et du plexus lombaire, et cette névrite est partie secondairement de la moelle malade.

Dans ces dernières années, la question a été reprise au point de vue bactériologique et on a fait de ces paraplégies des lésions infectieuses. Par l'expérimentation animale, plusieurs auteurs sont arrivés à reproduire ces paraplégies. Roger les a reproduites par des injections intraveineuses de cultures de streptocoques. Gilbert et Lion ont inoculé du coli-bacille dans les veines du lapin et provoqué des paralysies atrophiques du train de derrière. Thoinot et Masselin enfin ont obtenu aussi les mêmes paraplégies, et Gombault qui a fait des examens histologiques de ces lésions n'a jamais trouvé d'altérations matérielles bien nettes ; il a seulement noté quelques modifications des cellules des cornes antérieures, avec hypertrophie des cylindres axes et thrombose des capillaires. Chez nos vieux urinaires on aurait par conséquent des conditions tout spécialement favorables à la production de ces paraplégies, en raison de la multiplicité des lésions qui s'échelonnent tout le long de leurs voies urinaires, et des sources actives d'infection qui y sont établies en permanence. De fait, on a pu observer des malades soignés pour des accidents de prostatisme et qui, d'abord simplement dysuriques, ont présenté ensuite des symptômes de paralysie et sont devenus nettement médullaires.

On devrait donc décrire peut-être ces accidents paralytiques comme complication de la dysurie sénile. Nous ne l'avons pas fait parce que nous ne sommes pas bien convaincus encore, sinon de la réalité de ces complications, du moins de la possibilité de pouvoir affirmer leur cause urinaire. Comment savoir si la lésion médullaire observée est secondaire, ou si elle est primitive chez les malades qui évoluent à un moment donné vers des accidents de myélite typique ? Comment savoir si ce n'est pas l'affection médullaire commençante qui a déterminé, bien avant les troubles moteurs et sensitifs des membres inférieurs par exemple, l'atonie vésicale puis la rétention chronique ? Il nous est arrivé d'observer un cas pouvant rentrer dans ce groupe des paraplégiés urinaires, et nous avions cru ce cas bien convaincant. C'était un malade de 60 ans, vivant avec la sonde depuis quelques années et qui, dans ces derniers temps seulement, avait été pris des symptômes de paraplégie devenue même douloureuse à la fin de sa vie. Or, à ce moment, pensant que cette révélation lui servirait pour le traitement de ces accidents qui empiraient tous les jours, il nous fit la confidence d'une syphilis ancienne qu'il avait toujours tenue soigneusement cachée, et dont il ne portait d'ailleurs nulle trace. Qui nous prouvait alors que nous n'avions pas eu à faire à une myélite syphilitique dont les accidents urinaires étaient restés longtemps les seuls symptômes ?

Et ce sera là souvent le point d'interrogation auquel il sera bien difficile de répondre. Est-ce l'affection urinaire qui a commencé, et qui a produit la myélite ? Est-ce la myélite qui a révélé son début par la seule affection urinaire ?

Nous n'insisterons pas sur *la thérapeutique* de la dysurie d'origine nerveuse. Le traitement de la maladie nerveuse causale ressort de la médecine pure ; le traitement des accidents vésicaux et rénaux n'est pas différent de celui que nous avons étudié pour les lésions vésicales et ascendantes de nos vieux urinaires.

TABLE DES MATIÈRES

Pages.

CHAPITRE PREMIER

LÉSIONS PROSTATIQUES ET VÉSICALES DE LA MALADIE URINAIRE

CHAPITRE II

SYMPTOMATOLOGIE GÉNÉRALE. — VARIÉTÉS CLINIQUES

CHAPITRE III

LES FACTEURS ADJUVANTS DES LÉSIONS PROSTATIQUES ET VÉSICALES

CHAPITRE IV

LES COMPLICATIONS

CHAPITRE V

ÉTIOLOGIE

CHAPITRE VI

DIAGNOSTIC

CHAPITRE VII

LA THÉRAPEUTIQUE

LA DYSURIE PSEUDO-SÉNILE

Saint-Brieuc. — Typographie Francisque Guyon, rue Saint-Gilles.

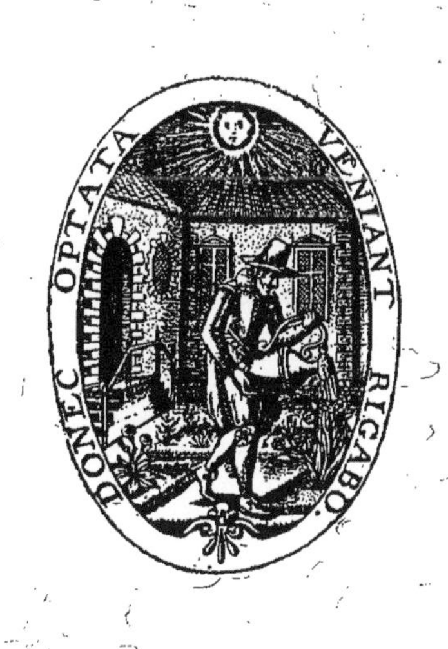
DONEC OPTATA VENIANT RIGABO

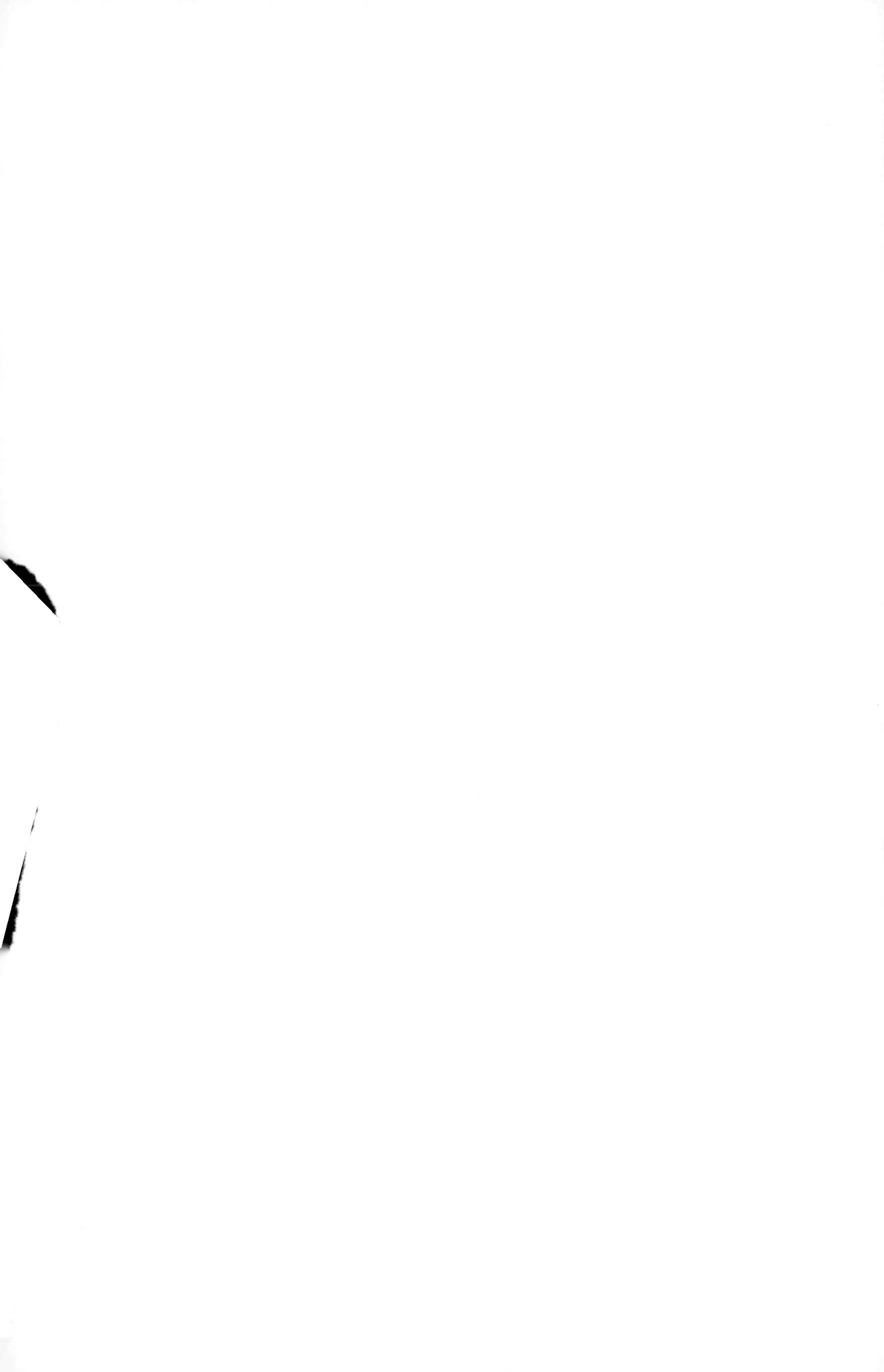

www.ingramcontent.com/pod-product-compliance
Ingram Content Group UK Ltd.
Pitfield, Milton Keynes, MK11 3LW, UK
UKHW012144240726
13966UKWH00001B/145

9 782012 460898